TRAITÉ PRATIQUE

D'HYGIÈNE OCULAIRE

DU MÊME AUTEUR

Du Rétablissement de la Vision Binoculaire dans le traitement du strabisme, avec un test coloré de vision binoculaire et une échelle d'acuité de vision binoculaire.............................. 5 fr. »

(Vigot frères, éditeurs. — Feret et fils, éditeurs à Bordeaux)

Des Droits de timbre et d'enregistrement en matière de certificats médicaux (en collaboration avec M. Gaston Ginestous). — Brochure in-8°, 1904 .... 1 fr. 25

(Vigot frères, éditeurs)

Hygiène des Accidents oculaires du travail. — In-8°, 1911..... 1 fr. 25

(J.-B. Baillère et fils, éditeurs)

Hygiène oculaire de la Première Enfance. — Ouvrage couronné par l'Académie de Médecine, médaille de vermeil de l'hygiène de l'enfance, 1908, et par la Société protectrice de l'Enfance de Paris, un volume in-16, 1909................................... 2 fr. »

(Vigot frères, éditeurs)

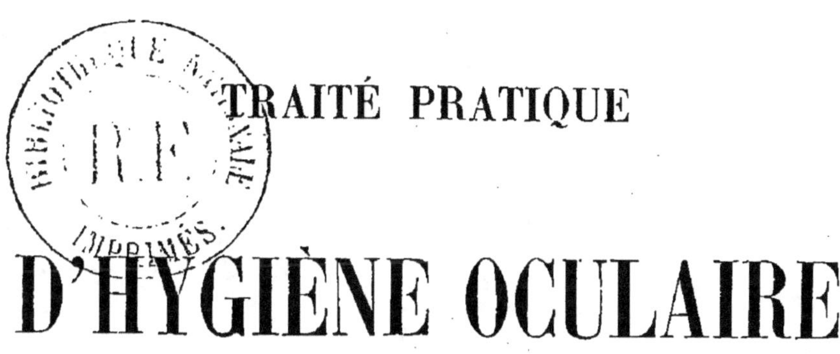

TRAITÉ PRATIQUE

D'HYGIÈNE OCULAIRE

PAR

LE DR ETIENNE GINESTOUS

OPHTALMOLOGISTE DE L'HOPITAL SUBURBAIN DE BORDEAUX
LAURÉAT DE L'INSTITUT (ACADÉMIE DES SCIENCES)
LAURÉAT DE L'ACADÉMIE DE MÉDECINE
MÉDECIN DES ÉPIDÉMIES
MEMBRE DU CONSEIL DÉPARTEMENTAL D'HYGIÈNE DE LA GIRONDE

Préface de M. le Professeur BADAL

62 figures dans le texte

PARIS

VIGOT FRÈRES, ÉDITEURS

23, RUE DE L'ÉCOLE-DE-MÉDECINE

1920

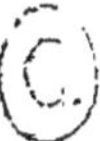

gresse le plus rapidement. Il est probable qu'avant longtemps une nouvelle édition sera nécessaire.

Si l'on se reporte à cinquante ans en arrière, que de chemin parcouru! A cette époque l'oculistique, en France, n'était enseignée à peu près nulle part, ou si peu. Les tentatives faites pour lui ouvrir une place dans nos écoles, se heurtaient à des résistances dédaigneuses. Chose incroyable, c'est surtout dans le haut personnel de nos Facultés que se montrait le plus profond dédain pour cette science dont on n'avait d'ailleurs pas la moindre idée. Ce qu'avait dit CARON DE VILLARS *en* 1838 *était encore vrai :* « Il faut en France un certain courage pour se dire oculiste. »

Il fallut que des étrangers de nationalités diverses vinssent ouvrir à Paris des dispensaires et des cliniques particulières, pour qu'enfin on se décidât à faire quelque chose en faveur de l'ophtalmologie. Ce ne fut pas une petite affaire, et les oculistes de la génération actuelle, peu au courant des difficultés qu'ont rencontrées leurs anciens, n'apprendront pas sans quelque surprise qu'il ne fallut pas moins de deux anciens polytechniciens, le professeur GAVARRET *et* GIRAUD-TEULON, *devenus membres influents de l'Académie de Médecine, pour vaincre les dernières résistances. La Faculté de Paris ne se tint pas pour complètement battue, et ce ne fut pas à un oculiste, mais bien à un chirurgien, d'ailleurs de très grand mérite, que fut confiée la nouvelle chaire.*

C'est en 1878 *que je fus appelé à inaugurer à Bordeaux l'enseignement des maladies des yeux. Dans ma leçon d'ouverture, je ne cachai pas à mes auditeurs, assez surpris d'entendre ce langage, qu'il me serait bien difficile de les familiariser en quelques mois avec une science « qui touche, d'un côté à la physique et aux « mathématiques, de l'autre à la médecine et à la chi- « rurgie générales ; pour laquelle l'optique doit être « aussi familière à l'oculiste que la pathologie du sys- « tème nerveux et les finesses de la médecine opératoire. »*

Si j'avais omis de mentionner l'hygiène, je ne l'ai pas oubliée dans mon enseignement, et c'est à ma clinique de l'hôpital Saint-André que germa dans l'esprit de M. GINESTOUS alors mon élève, l'idée de ce livre. En comparant les statistiques du début avec celles qui suivirent quelques années plus tard, il avait constaté que depuis la création d'un service de consultations publiques auxquelles les malades de la région se rendaient de plus en plus nombreux, certaines affections oculaires, jusque-là en quelque sorte endémiques, et qui souvent conduisaient à la cécité, avaient, sinon disparu, du moins considérablement diminué de fréquence et de gravité : conjonctivites granuleuses, ophtalmies des nouveau-nés, blépharo-conjonctivites lacrymales, autrefois interminables, etc...

Le même fait s'est produit partout où ont été créés des services de ce genre. Les dispensaires n'ont pas tardé à être envahis par les consultants, à leur grand profit, et aussi au grand bénéfice de l'État, des municipalités, et des œuvres d'assistance aux aveugles, dont le budget s'est trouvé allégé d'autant.

Ce beau côté de la médaille a bien son revers. Il arrive forcément que le professeur, submergé sous le flot des consultants, pris par les exigences croissantes d'un service hospitalier, ne peut plus consacrer qu'un temps assez restreint à l'enseignement proprement dit.

C'est déjà regrettable pour la généralité des étudiants, mais c'est bien autrement fâcheux pour les fidèles, ceux qui sentent venir la vocation, et qui désireraient avec raison un enseignement plus complet. D'ailleurs, comment un seul professeur, en eut-il le temps, pourrait-il embrasser dans son enseignement, à la fois : l'histologie, la bactériologie, l'anatomie pathologique, l'optique physiologique, l'optométrie, la pathologie, la médecine opératoire, l'hygiène, que sais-je encore ?

La vérité est que, proportions gardées, nous sommes presque aussi en retard aujourd'hui qu'il y a un demi-siècle, sur ce que devrait être l'enseignement de l'ophtalmologie. Cette partie des sciences médicales a poussé dans toutes les directions des branches nouvelles, et n'a fait que suivre ce magnifique épanouissement de l'activité humaine qui aboutit à des spécialisations de plus en plus nombreuses.

Il serait grand temps d'en finir avec cette tradition surannée des cliniques dites « magistrales », à professeur unique et presque sans coadjuteurs, étant donné le rôle actuel des agrégés ; assisté d'aides inexpérimentés qui se renouvellent continuellement, et dont quelques-uns parfois sont placés là d'office, comme cela peut arriver pour les internes.

INTRODUCTION

DÉFINITION ET LIMITES
DE L'HYGIÈNE OCULAIRE

Quelles sont les limites de l'hygiène oculaire ?

D'après Rochard [1], *l'hygiène est l'art de conserver la santé.*

Arnould [2] donne de l'hygiène une définition autre : *La science des rapports sanitaires de l'homme avec le monde extérieur et des moyens de faire contribuer ces rapports à la viabilité et au perfectionnement de l'individu et de l'espèce.* Et Bouchardat la définit ainsi : *Celle partie des sciences médicales qui a pour but d'étudier les moyens de conserver et de perfectionner la santé de l'homme.*

Si nous nous en tenions à ces définitions très générales il suffirait de remplacer le mot *santé* par le mot *vue* pour obtenir une définition de *l'hygiène oculaire.*

Mais, ce serait assigner à l'hygiène en général et à l'hygiène oculaire en particulier des limites trop restreintes.

---

1. ROCHARD. *Traité d'Hygiène publique et privée*, 1897. Préface.
2. ARNOULD. *Nouveaux éléments d'Hygiène*, p. 1.

Proust [1] accorde à l'hygiène un domaine beaucoup plus vaste. Pour lui « tout ce qui peut conduire à *l'amélioration de l'homme à l'accroissement de son bien-être physique et moral, de son activité somatique et intellectuelle, devient du ressort direct et légitime de l'hygiène... Tout ce qui touche à l'homme appartient à l'hygiéniste ; il n'a le droit de se désintéresser de rien, et il peut s'appliquer la pensée du poète : Nil humani a me alienum puto.* »

Ce sont également ces limites très étendues et très vastes que nous assignerons à *l'hygiène oculaire.*

Nous ne considérerons pas uniquement la prophylaxie et la prévention des maladies et des accidents oculaires. Nous considérerons *l'œil* comme un organe essentiel pouvant accroître le bien-être physique et moral de l'individu, son activité somatique et intellectuelle. La sensation visuelle, la perception de cette sensation visuelle entrent ainsi dans notre cadre ; et sociologie-psychologie sont même comprises dans ses vastes limites.

Les maladies oculaires évitables. — M. le professeur Brouardel disait en 1890 dans une communication à l'Académie de Médecine [2] : « Chaque année plus de 30.000 Fran-« çais succombent à des maladies évitables ; avec les « mesures nécessaires, on peut presque faire disparaître « cette mortalité. »

Et en 1902, dans un rapport à la Société française d'ophtalmologie, le Dr A. Trousseau [3] écrivait : « Quand en 1892 « (*Archives d'ophtalmologie*), j'étudiai les causes de la cécité « sur les pensionnaires des Quinze-Vingts, je fus rapidement

---

1. Proust. *Traité d'Hygiène.* 3e édition revue et augmentée par Netter et Bourges. Préface, p. 5-6.

2. Brouardel. Les maladies évitables, variole, fièvre typhoïde (*Académie de Médecine*, 11 novembre 1890, et *Annales d'Hygiène*, 1891, t. XXV, p. 43.

3. Trousseau. La cécité et les aveugles en France (*Société française d'Ophtalmologie*, 6 mai 1902).

« convaincu que la moitié des individus pensionnés par
« l'État, condamnés à la stérilité, auraient pu, avec des
« précautions hygiéniques, ou des soins appropriés, ne rien
« coûter à leurs concitoyens, se suffire à eux-mêmes, faire
« vivre leurs familles, rapporter à leur patrie... »

Du rapprochement de ces deux citations, il résulte que
de même qu'il existe des maladies générales évitables, il
existe aussi des maladies oculaires et des cécités évitables.

Mais qu'entend-on par maladies évitables ?

Le terme a été créé par le professeur Brouardel. Il
semble surtout s'appliquer aux maladies microbiennes
dont on connaît aujourd'hui les causes, dont on peut,
semble-t-il, se préserver au moyen de précautions individuelles et empêcher la propagation par des mesures sanitaires. Appliqué exclusivement aux affections microbiennes,
le terme « Maladies évitables » nous paraît cependant trop
exclusif. Il est des affections non microbiennes justiciables
de l'hygiène préventive, celles par exemple qui sont la conséquence des intoxications professionnelles. C'est dans ce sens
très général que nous prendrons le terme « Maladies évitables ». Leur nombre ira toujours décroissant à mesure que
des maux qui nous frappent, nous connaîtrons mieux la
réalité des causes ; car la médication étiologique est l'idéal
et il doit être plus facile de prévenir une maladie que de
la guérir.

C'est d'après ce plan très général qu'a été conçu ce traité
d'hygiène oculaire. Nous remercions très sincèrement tous
ceux qui nous ont aidé de leurs encouragements et de leurs
conseils. Notre maître, M. le Professeur Badal, le chef
vénéré de l'École bordelaise, en nous accordant le bienveil-
lant appui de sa haute autorité scientifique, nous donne
une marque nouvelle de son affectueuse sympathie ; nous
ne saurions trop lui exprimer notre respectueuse reconnais-

sance. Nous adressons enfin l'expression de notre gratitude à nos éditeurs, MM. Vigot frères, qui, malgré les difficultés de l'heure présente, ont réussi à assurer la publication de cet ouvrage.

PREMIÈRE PARTIE

CONDITIONS GÉNÉRALES DE L'HYGIÈNE OCULAIRE

CHAPITRE I

ANTHROPOLOGIE OCULAIRE
INFLUENCE DES RACES SUR LES AFFECTIONS OCULAIRES

D'où est venue l'humanité ? Comment se sont formées les diverses races qui la composent ? Telles sont les graves questions que soulèvent, dès les premiers chapitres de leur étude, les traités modernes d'hygiène générale.

Dans ce travail d'hygiène spéciale, il ne nous appartient pas d'engager la discussion de ce redoutable et ardent problème ; mais, nous devons cependant débuter par l'étude de l'anthropologie oculaire, c'est-à-dire par la détermination des caractères différentiels de l'appareil visuel dans les races humaines ; car, les races, est-il affirmé, dans les observations de la pathologie, ont une influence directement étiologique ou simplement adjuvante sur le développement des affections oculaires.

L'œil — et nous entendons par œil non seulement le globe oculaire mais encore ses annexes, plus particulièrement l'orbite et les paupières — constitue un des éléments les plus importants des différenciations ethniques ; à tel point que les anthropologistes le considèrent comme une des bases essentielles de classification des races. L'anthropométrie a même voulu bénéficier de la constatation méthodique des différences oculaires individuelles, et c'est ainsi que le Dr J.-M. Capdevielle [1] sur le conseil du Professeur Badal a proposé de choisir l'œil comme base d'un système d'identification.

Quels sont les caractères différentiels oculaires des races humaines ?

Frœhlicher [2] a écrit une excellente thèse sur l'œil en anthropologie dans laquelle il complète et précise les mémorables recherches de Broca [3] et de Topinard [4]. Avec ces auteurs, nous passerons successivement en revue l'orbite, les paupières, les différentes parties constituantes du globe de l'œil, ses fonctions physiologiques, l'acuité visuelle et la réfraction.

Orbite. — Les *mensurations de l'orbite* fournissent des données ethniques d'une incontestable et précise valeur ; et sur le crâne osseux, par le simple examen des dimensions orbitaires, il est le plus souvent possible de déterminer la variété de race du sujet.

La direction naturelle du regard vers l'horizon est un fait constant qui se rencontre chez tous les mammifères. « Laissons dire au poète, dit Broca, que l'homme regarde le ciel et que l'animal regarde humblement la terre. Tous regardent l'horizon, et c'est précisément ce qu'il y a de commun entre eux. » Mais, le grand axe de l'orbite est

---

1. J.-M. CAPDEVIELLE, L'œil, base d'un système d'identification anthropométrique (*Thèse de doctorat*, Bordeaux, 1902-1903, n° 116).

2. FRŒHLICHER, Considérations sur l'œil en anthropologie (*Thèse de doctorat*, Montpellier, 1893).

3. BROCA, *Bulletins de la Société d'anthropologie*, 1873-1875. *Revue d'anthropologie*, 1877.

4. TOPINARD, *Éléments d'anthropologie générale*, ch. XVII, p. 594.

dirigé plus ou moins transversalement en dehors ou en dedans, même quelquefois un peu plus en arrière et latéralement (yeux latéraux). Broca et après lui Topinard ont indiqué les mensurations qui devaient être pratiquées pour déterminer les caractéristiques orbitaires.

Broca s'est servi, pour obtenir ses mensurations, de son *cranioslat*, des *orbitoslats* et des *aiguilles orbilaires*.

La première notion qui nous est ainsi fournie est celle de *l'angle alvéolo-condylien* qui nous est donnée par la formule de Broca.

$$\text{Angle alvéolo-condylien (sin } \alpha) = \frac{\text{Angle d'inclinaison de l'aiguille orbitaire } 0}{\text{Cosin-Angle bi-orbitaire (cosin } \rho)}.$$

Les résultats obtenus par Broca sont les suivants :

TYPE CAUCASIQUE.

Moyenne de 16 Européens............................ 1,79

— de 4 Caucasiens d'Afrique............... 1,98

— de 26 crânes caucasiques............... 1,83

TYPE MONGOLIQUE.

Moyenne de 6 crânes mongoliques 3,31

TYPE ÉTHIOPIQUE.

Moyenne de 14 crânes éthiopiques............... 1,04

Goldstein [1] a repris ces recherches et est arrivé à des résultats sensiblement concordants.

Un fait digne de remarque, c'est que les crânes du type éthiopique ne diffèrent que très peu de ceux du type caucasique. La seule différence ethnique qui paraisse se dégager est relative aux crânes du type mongolique qui donnent une moyenne de $+ 3^\circ,31$. La différence entre cette moyenne et les autres serait donc de 4 à 5°.

---

1. GOLDSTEIN, *Revue d'anthropologie*, octobre 1884.

L'angle biorbitaire a également une grande importance. Tous les animaux ont les axes orbitaires plus ou moins divergents ; leur rencontre forme un angle qui est l'angle biorbitaire. La valeur de cet angle a été mesurée par Broca dans les différentes races humaines. Il a trouvé :

TYPE CAUCASIQUE.

Moyenne de 16 Européens 46,56
   —   de 4 Caucasiens d'Afrique............ 46,22
   —   de 20 Caucasiques.................... 46,49

TYPE MONGOLIQUE.

Moyenne de 6 crânes mongoliques 46,15

TYPE ÉTHIOPIQUE.

Moyenne de 14 crânes éthiopiques 49,06

Les dimensions de l'orbite ont été, de la part de Broca, l'objet de mensurations nombreuses dont la précision a depuis lors été généralement vérifiée. *L'aire de la base de l'orbite* nous est fournie suivant la formule géométrique $S = L \times H$. Les aires orbitaires présentent des différences extrêmement grandes ; les types s'entre-croisent sans aucun ordre. Entre la plus grande moyenne, celle des Esquimaux (1.456 millimètres carrés), et la plus petite, celle des Parias de Calcutta (1.095 millimètres carrés), l'écart est de 361 millimètres carrés ; c'est-à-dire de plus d'un tiers. L'aire orbitaire n'est donc pas un élément important de différenciation ethnique.

Il n'en est pas de même de l'*indice orbitaire* [1], c'est-à-dire du rapport centésimal entre le diamètre horizontal et le diamètre vertical de la grande ouverture orbitaire. La détermination de cet indice a une importance considérable en an-

---

1. BROCA, L'indice orbitaire (Association française pour l'avancement des sciences. Congrès de Lille, 1874, p. 686). Recherches sur l'indice orbitaire, *Revue d'anthropologie*, t. IV, 1875, p. 577-649.

thropologie et les mensurations obtenues ont servi de caractères distinctifs des différentes races humaines. Broca a créé une nomenclature générale des indices orbitaires afin de pouvoir désigner par des épithètes « plus commodes que les chiffres, les différences morphologiques ». Il a ainsi établi la démarcation de trois groupes, de manière à leur donner une étendue à peu près égale. Cette nomenclature comprend trois termes :

1º Groupe Mégasème (grands indices) 89 p. 100 et au delà.

2º Groupe Mésosème (indices intermédiaires) de 83 p. 100 à 88,99.

3º Groupe Microsème (petits indices), au-dessous de 83 p. 100.

Broca a fourni dans chacune de ces classes des statistiques considérables. Flower a également poursuivi ces recherches. Il serait hors de notre sujet de reproduire ici tous ces chiffres. Nous nous contenterons de faire connaître les conclusions qui s'en dégagent. Au premier abord, on est étonné de voir le faisceau des races caucasiques entièrement rompu et éparpillé presque à tous les degrés de l'indice, depuis le chiffre de 77,01 qui est le minimum jusqu'au chiffre de 90,93. On est donc tenté de croire que l'indice orbitaire n'a aucune valeur comme caractère typique ; mais l'impression change lorsqu'on y regarde de près. On reconnaît alors que cette confusion apparente résulte exclusivement de la dissémination des races caucasiques. Si l'on fait abstraction de ces races, si l'on élimine du tableau les nombreuses séries qui les représentent, on voit aussitôt que les séries mongoliques et les séries éthiopiques forment des groupes absolument distincts, et le plus fort indice éthiopique est inférieur de plusieurs unités au plus faible indice mongolique. Ce résultat est très important : il établit une séparation très marquée entre les races de ce type et celles du type éthiopique.

Les autres mensurations ont une bien moins grande importance. La *profondeur de l'orbite* serait, d'après Broca, de 57,7 chez les Esquimaux, de 55,6 chez les Chinois, de 50,9 seulement chez les Parisiens. L'angle *naso-malaire*, c'est-à-dire l'angle formé par la jonction du plan médian antéropostérieur de la face, et le plan compris entre le bord externe de l'ouverture orbitaire et son bord interne, est très ouvert chez la race jaune (142°) ; il l'est moins chez les races blanche et nègre (131° et 134°). Enfin Welcker [1] a indiqué que le nombre des porosités siégeant à la face inférieure de la lame orbitaire du frontal, immédiatement derrière l'arcade orbitaire, serait variable suivant les races.

Paupières. — Les paupières et l'ouverture qu'elles circonscrivent offrent des différences ethniques marquées.

D'après Ivanowsky [2], chez les peuplades de l'extrême-nord (Echoutkes, Ostiaks, Lapons, Esquimaux), l'orifice palpébral serait beaucoup plus petit que dans les autres races humaines ; il atteindrait par contre ses plus grandes dimensions chez les habitants des pays chauds voisins de l'équateur. Mais, il n'existe guère que deux formes d'yeux bien connus : l'*œil européen* et l'*œil mongol*. Celui-ci présente un aspect tout particulier. Testut [3] en donne une description parfaite : « L'œil mongol, dit-il, diffère de l'œil euro-« péen par les quatre caractères suivants : il est *petit, oblique,* « *boursouflé, bridé.* »

1° Au premier abord, l'*œil mongol* est tout petit ; il paraît être dans un état de clignement permanent, comme s'il voulait éviter une lumière trop vive. Toutefois, cette petitesse

---

1. WELCKER, Porosités orbitaires (*Arch. d'anthropologie*, juillet 1887).

2. IVANOWSKY, Congrès des naturalistes, Moscou, 1899, vol. XCV, sect. d'Anthropologie, vol. XIX.

3. TESTUT, *Traité d'anatomie humaine.* Organes des sens. Annexes de l'œil, p. 227.

est simplement apparente. Elle dépend en effet, non pas
d'une diminution volumétrique de l'œil lui-même, mais de
l'étroitesse relative de l'ouverture palpébrale qui, comme
nous le verrons tout à l'heure, est rétrécie dans le sens de la
largeur et dans le sens de la hauteur ;

2º Dans les races mongoliques, le grand axe de l'ouverture palpébrale se dirige obliquement de haut en bas et
de dehors en dedans. Son obliquité est donc de même sens
que chez l'européen ; elle est seulement plus prononcée ;

3º Le troisième caractère de l'œil mongol est une espèce
de boursouflure des paupières, laquelle a pour effet de ren-
verser en dedans leur bord libre et de les rapprocher l'une
de l'autre du centre de la cornée. La boursouflure en question s'observe sur les deux
paupières, mais elle est
surtout plus prononcée
sur la supérieure ;

4º La bride qui cons-
titue le trait le plus caractéristique de l'œil mongol est un repli cutané ;
de forme semi-lunaireet à
direction verticale, qui occupe l'angle interne de
l'œil.

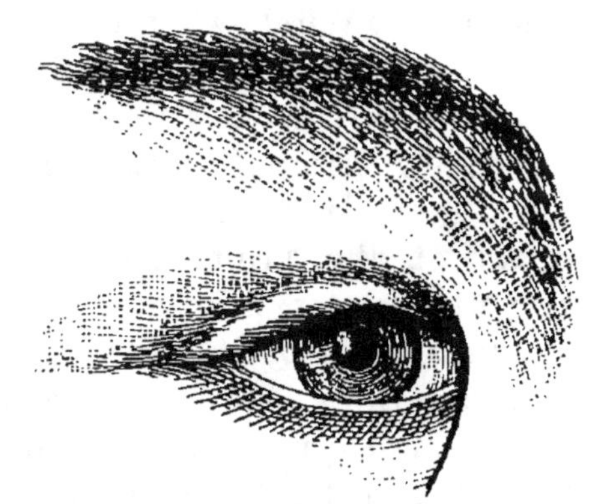

FIG. 1.

C'est l'épicanthus que
l'on rencontre parfois, mais rarement dans nos races
européennes où il constitue une anomalie congénitale. L'œil
mongol est un caractère anatomoethnique de premier
ordre, se rencontrant à des degrés de développement divers
sur la plupart des races altaïques (*fig.* 1).

Conjonctive. — Cornée. — Steiner a décrit chez les
Malais des taches noires et brunes siégeant sur la conjonctive

palpébrale. Mais c'est surtout chez les nègres que l'on rencontre une pigmentation spéciale de la conjonctive. On rencontre chez eux des taches au niveau du limbe scléro-cornéen, et ce qui les rend encore plus évidentes c'est que la cornée présente au niveau de son bord supérieur une opacité blanchâtre de forme semi-lunaire simulant le gerontoxon.

Iris. — La couleur des yeux qui présente des variations individuelles si tranchées, ne possède pas, par elle-même, une valeur ethnique suffisante pour permettre une classification des races humaines. Mais associée à la couleur de la peau; elle devient au contraire un important élément de différenciation. Wirchow [1] a publié sur ce sujet une importante statistique sur 10.077.635 individus de l'Europe centrale. Mais c'est surtout Topinard [2] qui a fait une étude très précise de la question. On distingue trois nuances fondamentales de l'iris : *claire* (yeux bleus ou gris), *foncée* (yeux d'un brun clair ou d'un brun foncé, dits noirs), et intermédiaire (yeux verts, jaunes, gris jaunâtres, etc.). En outre de ces types fondamentaux, il existe un certain nombre de types secondaires. Dans leur ensemble, ils forment une .échelle graduée commençant par le blond et se continuant par le châtain, le brun et enfin le noir, le roux étant mis à part.

Dans le type fondamental *clair*, le premier est le type *blond*. Il est constitué par l'association des yeux *bleus* ou *clairs*, des cheveux blonds et d'une peau rosée ou fleurie. Il se rencontre dans toute l'Europe même parmi les peuples les plus bruns ; mais il prédomine en Irlande et en Écosse, dans les Iles Britanniques, en Scandinavie, en Allemagne, dans le nord et l'est de la France. Le second type blanc est le

---

1. WIRCHOW, Rapport d'ensemble sur le recensement de la couleur de la peau, des cheveux et des écoliers en Allemagne (*Revue d'anthropologie*, 1886, p. 698).

2. TOPINARD, Carte de la couleur des yeux et des cheveux en France (*Revue d'anthropologie*, 1889, p. 513).

roux caractérisé par des yeux gris ou verts, des cheveux roux ardents ou jaunes rougeâtres et par atténuation châtain cendré sale, et une peau souvent chargée de taches de rousseur. C'est le type des Finnois ; mais il se rencontre partout, surtout en Allemagne et en Angleterre. Il est rare en France.

Le type *châtain* est mal caractérisé ; il se reconnaît surtout par exclusion des autres et tend à envahir les pays où dominent les bruns.

Le quatrième type est le *brun.* Il est caractérisé par les yeux bruns et les cheveux noirs, et par ce genre de peau dite brune. Il existe chez les Aïnos du Japon, les Dzouganes, les Arabes, les Marocains, les Basques, les Maltais, les Italiens, les Hispano-Portugais.

Le type fondamental *jaune* comprend deux sous-types, olivâtre et rougeâtre. Les yeux bruns clairs se rencontrent quelquefois chez les Chinois, mais les cheveux sont invariablement noirs.

En résumé, d'après Deniker [1], ce n'est que dans les races blondes européennes qu'on constate les yeux clairs bleus ou gris ; les yeux bruns clairs se rencontrent chez quelques mongoloïdes ; dans le reste des populations de la terre, les yeux sont bruns foncés ou noirs.

André Bertillon [2] a également choisi la couleur de l'iris comme élément important de signalement dans son système d'identification anthropométrique. Il a établi pour permettre une différenciation rapide une échelle de pigmentation en sept groupes principaux :

1° Iris *impigmentés* (c'est-à-dire dépourvus de matière jaune orange).

---

1. DENIKER, Races et peuples de la terre. Essai d'une classification des races humaines (*Bulletin de la Société d'anthropologie*, t. XI, p. 320).

2. André BERTILLON, Identification anthropométrique. Instructions signalétiques. Melun, Imprimerie administrative, 1893.

2° Iris pigmenté de *jaune*;
3°   —   *orange*;
4°   —   *châtain*;
5°   —   *marron groupé en cercle*;
6°   —   *marron rayé de verdâtre*;
7°   —   *marron pourpre*.

L'acuité visuelle et la réfraction. — Les races infé-rieures ont, à défaut d'autre, le précieux privilège de posséder une bonne vision. Leur acuité dépasse souvent l'unité. Seggel a observé que chez les Lapons, l'acuité visuelle dépassait, dans la majorité des cas, de près du double l'acuité normale. L'hypermétropie est la réfraction normale du nouveau-né et de la première enfance ; elle se rencontre généralement aussi dans les races inférieures qui, par leurs habitudes et leur vie au grand air, sont soustraites aux efforts exagérés de l'accommodation visuelle. Par contre, la myopie se rencontre surtout dans certaines races. Éperon de Lausanne a établi des statistiques à ce sujet. Le Dr Georges Martin (de Bordeaux) [1] a complété cette statistique par une plus générale résumée dans le tableau suivant :

1. Georges MARTIN, *Myopie, hypermétropie, astigmatisme.* Paris, Rueff et Cie, 1895.

RÉPARTITION DE LA MYOPIE SUIVANT LES RACES
D'APRÈS GEORGES MARTIN

		I	II	III
GERMAINS	Allemagne	1,4 %	9,0 %	3,5 %
	Autriche-Hongrie	3,8 %	9,4 %	37,0
	Suisse-Allemande	—	6,0	36,0
	Suède, Norvège	—	6,0	21,0
	Danemark	3,0	—	24,0
	Hollande	—	8,0	—
ANGLO-SAXONS	États-Unis	—	7,0	24,0
	Angleterre	—	5,0	20,0
	Nouvelle-Zélande	—	8,0	—
SLAVES	Russie	—	13,0	27,0
LATINS	France	—	8,0	24,2
	Italie	—	—	22,0
	Belgique	—	2,0	—
	Roumanie	—	3,0	—
	Suisse romande	—	5,1	16,3

Il résulte des recherches de Pflüger (de Berne), de Loring
que la race germanique est particulièrement prédisposée à
contracter la myopie. D'autre part, Nicati, Stephenson,
Menzies [1] ont trouvé une proportion beaucoup plus grande
de myopes chez les Israélites que dans la population autoch-
tone.

Ainsi que le fait très justement remarquer Sulzer [2] « l'in-
« fluence de la race sur la myopie ne ressort pas seulement
« quand on compare le nombre relatif des myopes des diffé-

1. MENZIES, La vision des écoliers (British Medical Journal, 14 janvier 1899,
p. 77).

2. SULZER, Les amétropies focales. Myopie et hypermétropie (in Encyclopédie
française d'ophtalmologie, t. III, p. 319).

« rentes nations, elle se manifeste dans la répartition géo-
« graphique de la myopie dans un même pays, dont la popu-
« lation provient de souches différentes ». Cela ressort des
recherches qui ont été faites en France par Devot [1], Nimier [2]
et qui ont été complétées par Sulzer. D'une manière générale, la myopie paraît beaucoup plus fréquente dans la partie de la France située au sud de la Durance, du Tarn et de la
Gironde, vaste région principalement occupée par les descendants des Ligures et par les Aquitains de race Ibérienne, que
dans les régions plus septentrionales anciennement habitées
par les Celtes. De 1837 à 1887 la myopie a nettement augmenté en France ; sa répartition est restée la même. Ce sont
toujours les départements du Midi et du Sud-Est qui présentent la proportion la plus élevée de myopes. La proportion la moins forte se rencontre dans les départements
armorico-bretons de l'Ouest et les départements auvergnats
du Centre, peuplés de Celtes.

Le classement établi par Lagneau [3] est toujours exact.
Les quatre groupes peuvent être rangés dans l'ordre suivant selon la fréquence croissante de la myopie :

1º Armorico-bretons du Nord-Ouest ;
2º Celtiques du Centre ;
3º Belges, Normands du Nord-Est ;
3º Aquitains-Ligures.

Cependant, de 1887 à 1889, la proportion des myopes
s'est surtout accrue dans les départements pauvres en

---

1. DEVOT, Essai de statistique médicale sur les principales causes d'exemption du service militaire et recherches sur leur fréquence et leur distribution
(*Thèse de Paris*, 1855).

2. NIMIER, Remarque sur la répartition géographique de la myopie en France
(*Soc. française d'ophtalmologie*, 1892, p. 1).

3. LAGNEAU, *Dictionnaire de Dechambre* (Art. France, t. V, 4ᵉ série, p. 26).

myopes. Il semblerait se produire un nivellement des différences de races.

Javal[1], dans son histoire de l'astigmatisme, a signalé la
fréquence de l'astigmatisme dans la race juive. Il existerait
un rapport entre l'écriture hébraïque et l'état astigmique.
Dans les lettres hébraïques les traits horizontaux dominent.
L'hérédité individuelle conduit à l'hérédité de race. Les
Juifs d'autrefois étaient probablement des astigmates horizontaux.

INFLUENCE DES RACES SUR LES AFFECTIONS OCULAIRES. —
Les races exerceraient, d'après quelques auteurs, une action
favorisante sur certaines affections oculaires, immunisante
pour d'autres.

D'après Steiner les *affections des voies lacrymales* seraient
très rares chez les *Malais*, malgré la forme écrasée de leur
nez. Mais ce sont surtout le *glaucome* et le *trachome* qui
paraissent avoir un rapport plus manifeste avec la race.

Le *glaucome* se rencontre dans les statistiques avec une
prédominance marquée chez les Juifs. Arlt a constaté,
sur 110 glaucomateux, 11 Israélites, soit 10 p. 100 ce qui est
considérable par rapport à la proportion de sa clientèle
juive. Rydel arrive à une proportion de 23 p. 100 de glaucomateux juifs, alors que le nombre total des Israélites fréquentant sa consultation, ne dépasse pas 11,5 p. 100. Wa-
gner est arrivé à une proportion sensiblement concordante.

Mais, ainsi que le fait très judicieusement remarquer Arlt,
faut-il réellement incriminer la race, et ne faudrait-il pas
plutôt accuser l'hérédité et la consanguinité si fréquentes par
le fait des mariages entre Israélites ?

D'après Chibret[2] «la race constitue de la façon la plus cer-

1. JAVAL, Sur l'astigmatisme (*Bulletin de la Soc. d'anthropologie*, 1877).
2. CHIBRET, Étude de géographie ophtalmologique sur le trachome (*Bulletin de la Soc. française d'ophtalmologie*. Congrès de 1896, 6 mai) (séance du matin).

« taine un puissant élément d'immunité vis-à-vis du *tra-* « *chome* ». D'après lui, la race celte serait à cet égard à l'abri de toute atteinte. Svan Burnett [1] prétend que « la seule « race qui jouisse d'une véritable immunité, est la race « nègre ». Foucher [2] accorde l'immunité aux sauvages du Canada. Sulzer [3] la réclame pour les Suisses. Les enquêtes faites par Fener [4] (de Buda-Pesth), par Kamocki [5] (de Varsovie) les recherches plus récentes du professeur Bruch [6] (d'Alger) contredisent les affirmations précédentes et démontrent que « chacune des zones et nationalités sont sus- « ceptibles, au même degré, d'être atteintes par la maladie, « et d'en être exemptes, selon que les sujets, se trouvent « dans des conditions spéciales de réceptivité et de propaga- « tion de l'affection ou qu'ils vivent dans des conditions « opposées ». En réalité, il n'y a pas, à l'égard du trachome, d'immunité de race. Nous cherchons, chacun en ce qui nous concerne à rejeter sur notre voisin l'origine du mal. Larrey fit du trachome l'ophtalmie égyptienne qui avait été précé- demment l'ophtalmie des Croisés. Nous avons fait person- nellement une enquête sur la répartition de l'ophtalmie gra- nuleuse en France. Cette enquête nous a permis d'établir la carte (*fig.* 2). M. le professeur Baudry (de Lille) nous a écrit que « les granuleux qui fréquentent la consultation sont en ma- « jorité des Belges venus travailler à Lille et déjà atteints

1. Svan BURNETT, Distribution du trachome aux États-Unis (*Bulletin de la Soc. française d'ophtalmologie*, 1896).

2. FOUCHER, Le trachome au Canada (*Bulletin de la Soc. française d'ophtalmo- logie*, 1896).

3. SULZER, Le trachome en Suisse (*Bulletin de la Soc. française d'ophtalmolo- gie*, 1896).

4. FENER (de Buda-Pesth), Le trachome en Hongrie (*Bulletin de la Soc. française d'ophtalmologie*, 1896).

5. KAMOCKI (de Varsovie), Le trachome à Varsovie)*Bulletin de la Soc. française d'ophtalmologie*, 1896).

6. BRUCH (d'Alger), Répartition géographique de la conjonctivite granuleuse en Algérie (XIIIe Congrès. Inter. de Méd. Sect. opht., 1907.

« de granulations avant de quitter leur pays ». M. le D^r
« Laferrière (de Cannes) dit que « les cas qu'il a observés
« proviennent exclusivement de la population italienne ».

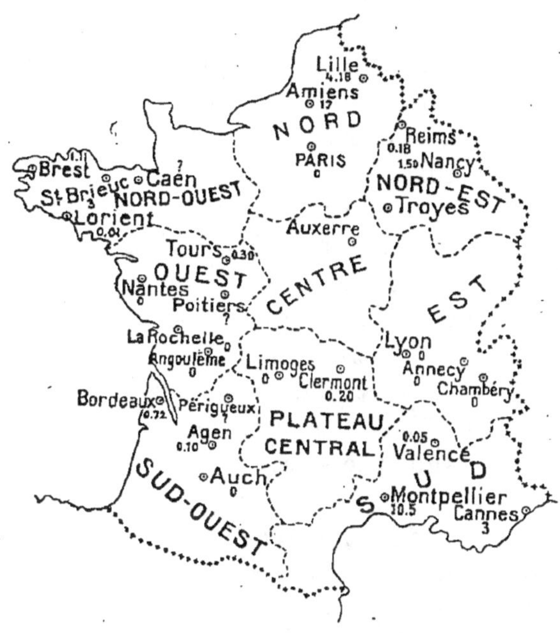

Fig. 2. — Carte de répartition de l'ophtalmie granuleuse en France,
d'après les climats.

Tous les cas observés par le Dr Dansan (d'Auch) « étaient
« de provenance africaine ou importés d'un autre pays ».
« Le Dr Fougerouse [1] déclare que le quart des granuleux
« soignés à la clinique ophtalmologique de Lyon est d'ori-
« gine italienne et doit être considéré comme n'ayant pas
contracté la maladie dans la région « lyonnaise ». Bourgeon [2], sur 101 trachomateux soignés à la Clinique ophtal-

1. FOUGEROUSE, *Thèse de doctorat*, Lyon, 1887.
2. BOURGEON. Le trachome à Lyon. Sa fréquence et sa répartition géographique. *Thèse de doctorat*, Lyon, 1911-12, n° 67.

mologique du professeur Rollet à Lyon de 1904 à 1911, a trouvé 33 Italiens, 10 Arabes ; il en conclut que, près de la moitié, n'ont pas contracté la maladie à Lyon. A Poitiers, d'après le Dr Bessonnet, les granuleux viennent presque tous d'une autre région. « A Paris, le plus habituellement, ce sont les étrangers qui viennent consulter le Dr Galezowski pour l'ophtalmie granuleuse. Le Dr Morax a fait une statistique des granuleux à Lariboisière et à l'hôpital Rotschild où neuf sur dix des consultants sont des étrangers, le plus souvent des israélites russes réfugiés en France ; leur nombre a été de 4,71 sur 46.470 consultants, soit une proportion de 1,4 0/0. Chantemesse et Valude (*Académie de Médecine*, avril 1909) ont attiré l'attention sur les quartiers de Paris (IV, XI et XIIe arrondissements) où logent les émigrants. A. Bordeaux, nos recherches personnelles [3] ont démontré que l'ophtalmie granuleuse se rencontrait surtout parmi les Gahets ou Gitanos.

Mais il ne faudrait pas exagérer l'influence de la race ; car, il est en réalité bien difficile de déterminer celle qui est réfractaire au trachome, celle au contraire qui y est prédisposée. Le trachome est très inégalement répandu à la surface du globe, mais on peut dire qu'on le rencontre un peu partout. Les Celtes que Chibret déclare « immunisés » contractent parfaitement le trachome en Irlande et dans l'Amérique du Nord. Au surplus, qu'entend Chibret par « race Celte » ? La France se rattache par ses ancêtres à des races nombreuses et variées ; mais il n'est pas d'État au monde dont l'unité nationale soit aussi solide et aussi complète. Ligures et Ibères, Celtes et Kimris, Sarrazins et Normands sont aujourd'hui confondus.

1. GINESTOUS, L'ophtalmie granuleuse à Bordeaux (*Soc. de médecine et de chirurgie de Bordeaux*, 23 octobre 1903).

CHAPITRE II

INFLUENCE DES CLIMATS ET DES SAISONS
SUR LES AFFECTIONS OCULAIRES

Les traités d'hygiène générale consacrent de longs chapitres à l'influence des climats sur le développement des
maladies. Certains hygiénistes vont même jusqu'à accorder
aux influences climatériques une importance étiologique prépondérante. C'est ainsi que Bourdin [1] disait : « Les maladies
« sont semblables aux plantes dont les unes se trouvent
« dans presque toutes les contrées du globe, tandis que
« d'autres ne se montrent que d'une manière endémique sur
« quelques points plus ou moins circonscrits. Les maladies
« sont, elles aussi, disséminées sur toute la surface de la
« terre ou liées à certaines zones, à certaines localités, elles
« ont comme les plantes, leurs habitats, leurs stations, leurs
« limites géographiques. » Il y a là certainement exagéra
« tion. Ainsi que le fait très justement remarquer Rochard [2]
« nous ne croyons pas à la *flore pathologique*. Pour que cette
« expression fût vraie, il faudrait admettre l'existence de
« l'espèce morbide ; il faudrait donner au mot *espèce.* en
« pathologie, la valeur qu'il a en histoire naturelle ».

Trousseau [3], Chevallereau [4] se montrent très réservés

---

1. Bourdin, *Traité de géographie et de statistique médicales et des maladies
endémiques,* 1875, t. I. Introduction, p. 43.

2. Rochard, *Traité d'hygiène publique et privée,* p. 205.

3. Trousseau, Hygiène de l'œil.

4. Chevallereau, Hygiène oculaire (*Encyclopédie française d'ophtalmologie,*
t. IX, p. 530).

quant à l'influence des climats sur le développement des affections oculaires « qu'il est assez difficile d'établir » dit l'un et sans qu'il « lui paraisse possible, dit l'autre, d'en tirer aucune conclusion ». Cependant, si nous parcourons les différents traités d'ophtalmologie, nous trouvons souvent signalée l'influence des climats et des saisons sur le développement des différentes affections oculaires.

Quelle est donc la part qui revient réellement à cette influence ?

D'après certains auteurs, le *climat de montagne* favoriserait le fonctionnement des voies lacrymales ; c'est ainsi que dans l'Europe orientale au voisinage de l'Oural, et également dans les régions de la France voisines des montagnes, telles que Valence, Lyon, les dacryocystites sont un peu plus rares que dans les régions à climat marin, Paris, Amiens, Bordeaux et Montpellier. On a prétendu également que le climat chaud pouvait avoir une influence sur le développement de la cataracte ; mais sa répartition géographique, aussi bien dans les pays froids que dans ceux à température élevée, démontre qu'on ne saurait admettre cette hypothèse. Il a été signalé encore que des épidémies d'*hemeralopie* apparaîtraient dans les climats tempérés à la fin de l'hiver, au commencement du printemps, pour décroître à partir de juin. Mais c'est surtout sur la conjonctive que les climats et les saisons manifestent leur influence. Lakah et Khouri [1] ont établi des courbes des différentes inflammations conjonctivales constatées en Égypte. Il ressort de leurs graphiques qu'il existe un accroissement très manifeste au moment des chaleurs. Morax[2] cependant n'a jamais constaté à Paris, du moins pour la conjonctivite aiguë contagieuse,

1. LAKAH et KHOURI, Fréquence relative des différentes infections conjonctivales aiguës à Alexandrie (Égypte) (*Annales d'oculistique*, 1902, t. CXXVIII, p. 420).
2. MORAX, *Encyclopédie française d'ophtalmologie*, t. V, p. 638.

d'augmentation notable en rapport avec telle ou telle saison ou avec les variations atmosphériques.

LA CONJONCTIVITE PRINTANIÈRE — son nom l'indique — est une affection saisonnière. Couëtoux [1] déclare que la conjonctivite printanière est très rare dans la région parisienne, ainsi que dans beaucoup de parties de la France, comme la Loire-Inférieure, et qu'elle paraît acquérir une fréquence bien plus grande dans les contrées voisines de ces régions privilégiées (Maine-et-Loire, Nord et Deux-Sèvres). En réalité, le climat a peu d'importance. Il n'en est pas de même des conditions atmosphériques et de l'influence des saisons. Danvers [2] et Knus [3] ont établi que l'affection se développe surtout en mai et en juillet et que les années où le printemps a été le plus humide sont aussi celles où le nombre des cas de catarrhe printanier est le plus considérable.

L'influence du climat a été particulièrement incriminée dans le développement du TRACHOME. Sulzer [4] en Suisse, Chibret [5] en France ont signalé les climats d'altitude élevée comme conférant l'immunité. Mais Sfvan Burnett [6] aux États-Unis, Rivers [7] en Californie ont observé le contraire. Le trachome ne se rencontrerait pas dans les pays froids, à atmosphère sèche, à vents abondants, ce qui expliquerait, d'après Chibret, la présence du trachome dans certains pays

1. Couétoux, De la conjonctive printanière (*Annales d'oculistique*, t. CV, p. 164-168).

2. Danvers, Catarrhe printanier des yeux (*London Ref. Ophth. Rev.*, 1902, p. 84).

3. Knus, Recherches cliniques et anatomiques sur le catarrhe printanier de la conjonctive (*Thèse de Zurich*, 1889).

4. Sulzer, Le trachome en Suisse (*Société française d'ophtalmologie*, 1896).

5. Chibret, Étude de géographie optalmologique sur le trachome (*Société française*, 1896).

6. Svan Burnett, Distribution du trachome aux États-Unis (*Bulletin de la Société française d'ophtalmologie*, 1896).

7. Rivers (de) Denver, Cité *in* rapport de Chibret.

à température chaude bien qu'à altitude élevée, comme en Amérique.

Nous avons fait à ce sujet une enquête sur la répartition de l'ophtalmie granuleuse en France. Nous avons dressé une carte de répartition climatérique (*fig.* 3). Le trachome se

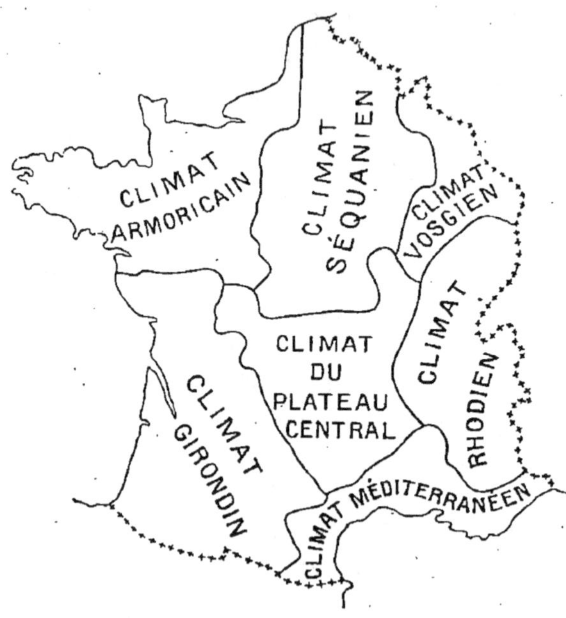

FIG. 3. — Carte de répartition de l'ophtalmie granuleuse en France.

trouve surtout développé sous le *climat méditerranéen* (Montpellier, d'après le professeur Truc ; 10,5 p. 100, Cannes, d'après le Dr Laferrière, 3 p. 100). La côte d'azur ne peut pas jouir de tous les privilèges, climat d'une douceur incomparable et température uniforme. La malaria règne sur presque tout le littoral méditerranéen, et nous voyons que le trachome semble y avoir établi son quartier général.

Il ne faudrait pas accorder une influence excessive au climat sur le développement du trachome ; mais il faut reconnaître que la température chaude lui est favorable, et qu'au contraire le froid lui est préjudiciable. C'est ainsi que, dans nos statistiques personnelles recueillies à Bordeaux, le maximum de fréquence de l'ophtalmie granuleuse se rencontre en juin, juillet et août. Faut-il dès lors s'étonner qu'un climat dont la température moyenne est de 14° soit particulièrement favorable à la propagation du trachome ? Chibret est certainement dans le vrai lorsqu'il explique ainsi comment le trachome sévit à Médéa (Algérie), à 920 mètres d'altitude, avec 19°,5 de température moyenne.

Après le climat méditerranéen, vient le *climat séquanien* avec Lille (4,18 p. 100, statistiques du professeur Baudry) et Amiens (1,70 p. 100, statistiques du Dr Fage). Quand après avoir passé sous le « porche du beau dieu d'Amiens », on monte sur une des tours de sa somptueuse cathédrale, l'œil embrasse un vaste horizon de plaines où, au fond des trous noirs des tourbières, luisent des flaques d'eau, pays humide et tempéré, presque entièrement submergé par les eaux croupissantes des marais. Le climat du département du Nord est également doux et humide ; l'hiver y est pluvieux, « pourri » comme disent les habitants, l'été parfois très chaud. Comme la région d'Amiens, le Nord est un pays maritime, plat, au rivage couvert de dunes. présentant encore de trop nombreux marais et mares croupissantes. Peut-être y a-t-il un rapport entre ces marécages et le développement du trachome dans la région d'Amiens ?

Mais, ces exceptions à part, il suffit de se reporter aux cartes de répartition que nous avons dressées, pour se rendre compte que l'ophtalmie granuleuse est répandue de la façon la plus irrégulière et que le climat n'a pas vis-à-vis du trachome la puissance immunisante que lui confère Chibret.

Il en est de même pour l'*altitude*. Chibret est le créateur de la théorie de l'altitude. Voici en quels termes il s'exprime[1] :

---

1. C$_{\text{HIBRET}}$, Géographie ophtalmologique. Détermination de l'altitude où le

« Les renseignements fournis par Camuset (Dijon), Daguenet (Besançon), Lacroix (Reims), Motais (Angers), Prouff (Limoges), Stoeber (Nancy), Terson (Toulouse), tendent à démontrer que le trachome perd sa contagiosité à l'altitude de 230 mètres et qu'il tend à perdre sa gravité quand il se rapprochera de cette altitude. »

Chibret a établi un tableau comparatif des régions atrachomateuses et des régions trachomateuses.

RÉGIONS ATRACHOMATEUSES		RÉGIONS TRACHOMATEUSES	
Bassin du Rhin			
		Strasbourg	140 m.
		Nancy	221
Bassin du Rhône			
Dijon	248	Lyon	162
Besançon	233		
Bassin de la Garonne			
Foix	300	Toulouse	133
Bassin de la Loire			
Saint-Etienne	523	Angers	47
Roanne	267		
Moulins	210		
Clermont	290		
Limoges	220		
Bassin de la Seine			
Chaumont	380	Reims	80

On peut constater que Nancy est le seul point au-dessus de 200 mètres où il existe des granulations endémiques. Partout ailleurs le trachome perd sa contagiosité au-dessus de 230 mètres.

Pour contrôler cette assertion de Chibret, nous avons mis

trachome cesse d'être endémique dans les bassins de la Belgique, de la France, de la Suisse (*Congrès international de Médecine*, Copenhague, 1884).

en parallèle l'*altitude* [1] de chacune des villes figurant dans notre carte de répartition générale et la proportion granuleuse, lorsque cette proportion nous est exactement connue.

Nous avons pu obtenir ainsi une courbe comparative de l'altitude et du pourcentage des granuleux.

STATISTIQUES PERSONNELLES

		ALTITUDE	TRACHOME
Région du Nord	Lille.........	23 m.	4,18
	Amiens........	36 m.	1,7
Région du Nord-Est	Nancy.......	221 m.	1,50
	Reims.......	86 m.	0,18
Région de l'Ouest	La Rochelle..	25 m.	0,
	Nantes......	30 m.	0,
	Tours........	55 m.	0,50
	Poitiers......	118 m.	0,
	Angoulême...	96 m.	0,
Région du Nord-Ouest	Brest........	33 m.	1,11
	Lorient......	15 m.	0,01
Région du Centre	Orléans......	96 m.	0,
Région de l'Est	Annecy......	448 m.	0,
	Chambéry....	269 m.	0,
	Grenoble.....	260 m.	0,
Région du Plateau-Central	Clermont.....	400 m.	0,
	Limoges.....	300 m.	0,
Région du Sud-Ouest	Bordeaux....	6 m.	0,72
	Agen........	43 m.	0,10
	Auch........	166 m.	0,
	Pau.........	176 m.	1,
Région du Sud	Valence......	105 m.	0,05
	Cannes.......	30 m.	3,
	Montpellier...	33 m.	5,

Il ressort clairement de la lecture de ce tableau et du graphique qui le résume, que l'altitude n'a pas sur la propagation du trachome l'influence considérable qu'a prétendu lui

1. L'altitude a été prise dans le *Dictionnaire géographique et administratif de la France* de Paul Joanne.

donner Chibret. Nancy, à 221 mètres d'altitude, est un centre trachomateux et la Rochelle et Nantes, à 25 et 33 mètres d'altitude, sont au contraire à peine atteints. Pau, à

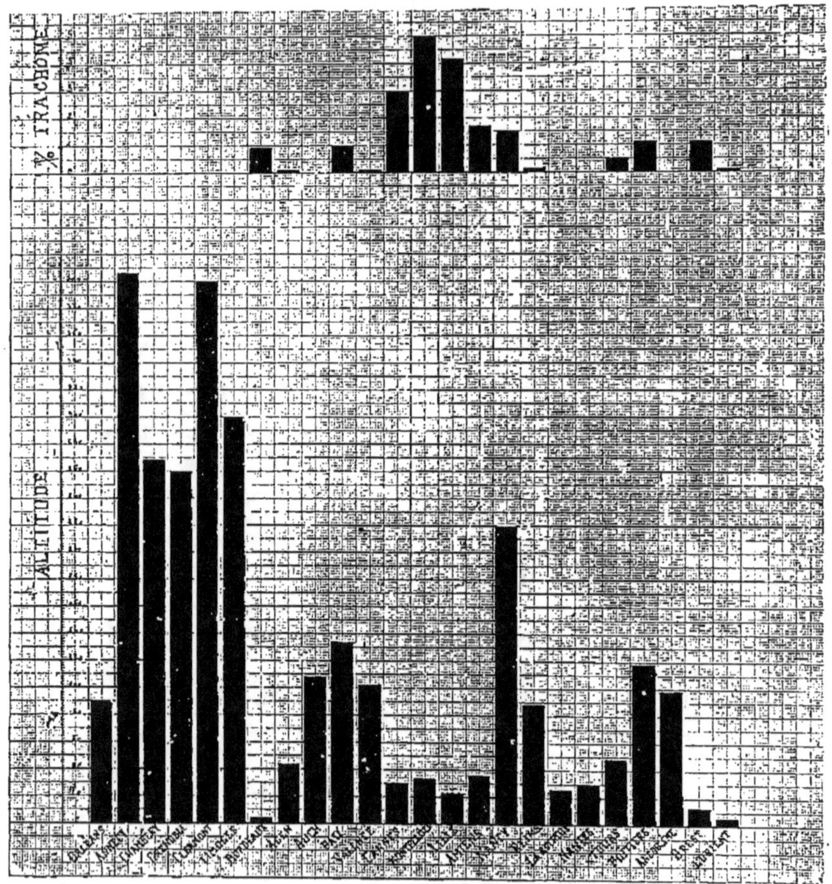

Fig. 4. — Diagramme comparatif du trachome et de l'altitude.

176 mètres, présente 1 p. 100 de granuleux. Et d'ailleurs, ne sait-on pas que Trousseau a totalement échoué dans sa tentative de cure d'altitude du trachome ?

CHAPITRE III

INFLUENCE DES CONDITIONS ÉCONOMIQUES ET SOCIALES SUR LES AFFECTIONS OCULAIRES

Les conditions économiques et sociales exercent sur la santé de l'homme une indiscutable influence : cela suffit à nous expliquer leur importance en hygiène oculaire. Il est des maladies des yeux qui frappent plus spécialement les riches ; mais il en est d'autres, — et elles sont plus nombreuses — qui sont le triste apanage des pauvres.

Certaines affections oculaires suivent les lois étiologiques des troubles généraux qui les provoquent : la vie sédentaire, le surmenage, l'alimentation mal comprise, prédisposent à certaines lésions de l'appareil oculaire, si même elles n'en sont pas la cause occasionnelle ; c'est ainsi que les embolies de l'artère centrale de la rétine, les hémorragies rétiniennes et les troubles maculaires du diabète et de l'albuminurie ne sont que la manifestation d'un état pathologique général, lié lui-même le plus souvent à une hygiène générale défectueuse. Grande encore est l'influence professionnelle ; certains métiers favorisent le développement de troubles visuels, mais c'est là une question que nous étudierons plus particulièrement dans un chapitre spécial d'Hygiène oculaire industrielle.

Nous aurons ultérieurement, au cours de cet ouvrage, à nous occuper longuement des conditions étiologiques de la myopie ; dès maintenant, il nous est permis d'affirmer qu'elle est surtout une affection des intellectuels. Les statistiques qui ont été établies, particulièrement en Suisse, démontrent que la proportion des myopes de la population rurale est de moitié moindre que la proportion des myopes de la population totale. C'est ainsi que nous arrivons à un pourcentage de 45 p. 100 chez les avocats et notaires, de 43,6 p. 100 chez les médecins, de 26,7 p. 100 chez les instituteurs, de 4,5 p. 100 seulement chez les couvreurs, charbonniers, maçons et forgerons.

Il est vrai qu'il est une autre forme de myopie, la *myopie inflammatoire*, qui a une tout autre origine et qui est la conséquence, non des habitudes professionnelles, mais de l'état général du sujet, et qui peut se rencontrer, qui se rencontre même plus fréquemment parmi les ruraux et les illettrés.

Les conditions économiques et sociales exercent une influence plus particulièrement manifeste sur deux affections oculaires : la *kérato-conjonctivite phlycténulaire* et l'*ophtalmie granuleuse*.

Fuchs dit que la meilleure prophylaxie de l'ophtalmie phlycténulaire serait l'amélioration sociale de la classe pauvre, amélioration qui porterait ses fruits dans l'alimentation et spécialement en rendant l'alimentation carnée moins chère. Fukala a pratiqué de nombreuses observations en Amérique du Nord, aux États-Unis, où les salaires sont élevés et la viande à bon marché. La proportion de kérato-conjonctives y est seulement de 8,78 p. 100. En Europe, au contraire, à Vienne, cette proportion s'élève à 14,81 p. 100. Cette différence de pourcentage serait due au genre tout différent d'alimentation de la classe pauvre retentissant sur ces maladies.

Plus récemment, Joseph [1], Briffaz [2] et de Font-

1. JOSEPH. *Société française d'ophtalmologie*, 1907.
2. BRIFFAZ. La phtyriase et les affections oculaires. (*Thèse de doctorat*, Pa is, 1908).

Réault[1], ont prétendu que la kératite phlycténulaire était due aux *pédiculi capilis*. Cette affirmation nous paraît très exagérée.

Le Dr Charles Goulfier[2] a examiné 620 enfants atteints de kérato-conjonctivite phlycténulaire ; il a recherché systématiquement la phtyriase et il ne l'a trouvée que 245 fois, soit 39,5 p. 100. Par contre il l'a rencontrée très souvent chez des enfants dont les yeux étaient des plus normaux. Avec notre confrère le Dr Bargues, aide de clinique dermatologique à la Faculté de Médecine de Bordeaux, nous avons fait des recherches sur le même sujet. Il en ressort très clairement que la phtyriase n'a pas la valeur étiologique que lui assigne de Font-Réault. Il faut particulièrement considérer que la pédiculose est la manifestation d'une hygiène défectueuse, qu'elle se rencontre surtout chez des enfants de la classe pauvre. Or, ce sont précisément ceux-là qui paient le plus fort tribut à l'ophtalmie phlycténulaire qui devient ainsi une affection de la misère.

Plus manifestement encore que la kérato-conjonctivite phlycténulaire, l'*ophtalmie granuleuse est une maladie des pauvres.* C'est un fait qui ressort très explicitement des constatations de tous les oculistes. « C'est toujours dans la classe « ouvrière et miséreuse, écrit le professeur Rohmer[3] (de « Nancy), que j'ai rencontré les granulations ; un seul client « aisé est venu me trouver dans mon cabinet, et il lui a été « impossible de me dire comment il avait pu être conta-« gionné. Dans la clientèle urbaine proprement dite, nous « voyons nos malades venir surtout des quartiers pauvres.

1. P. DE PONT-RÉAULT, Une maladie des yeux causée par les poux. (*Archives de parasitologie*, 1912, t. XV, p. 385).

2. Charles GOULFIER, Contribution à l'étude de l'étiologie de la kérato-conjonctivite phlycténulaire (*Thèse de doctorat*, Paris, 1912).

3. RHOMER, Les granulations en Lorraine (*Revue médicale de l'Est*, 1905, p. 481).

« de la ville ; enfin, j'ai remarqué que c'est surtout dans la
« population israélite, pauvre et misérable que se voyaient
« le plus de granuleux à Nancy. »

Vacher (d'Orléans) [1] dit également que les granulations
sont plus fréquentes dans les classes pauvres. A Lyon, ainsi
que le fait remarquer le Dr Prudence Ferré[2], la conjonctivite
granuleuse est l'apanage de la misère. M. le professeur Gayet
reconnaît qu'il ne voit que très rarement de granuleux dans
sa clientèle payante. C'est donc bien une preuve qu'il n'en
existe pas dans la classe aisée de la société. Ces constatations ont été corroborées par les statistiques plus récentes
de la thèse de Bourgeon[3] (de Lyon) qui dit que cette ville
est surtout atteinte dans les quartiers populeux, à habitations à bon marché où logent de véritables colonies d'Italiens, de Corses, d'Arabes ou d'Espagnols. A Brest, d'après
les renseignements particuliers qui nous ont été fournis par
le Dr Aubineau, sur 8.000 malades indigents, il y a eu en dix
ans 144 granuleux, alors que sur le même nombre de malades
payants (8.000), il n'y en a eu que 27. Le Dr Dianoux attribue « à une aisance relative des ouvriers dans une ville où
« les industries se multiplient » la quasi-disparition de
l'ophtalmie granuleuse dans la ville de Nantes. M. le professeur Truc [4] a particulièrement étudié l'ophtalmie granuleuse à Montpellier, dont il a établi une carte de répartition
dans cette ville (*fig.* 6). Il résulte de ces constatations que les
pauvres sont seuls granuleux et que « parmi eux les plus
misérables sont le plus facilement atteints ». Les recherches

1. VACHER, *Manuel pratique des maladies des yeux.*
2. Prudence FERRÉ, Distribution géographique des granulations de la conjonctive dans la ville de Lyon (*Thèse de doctorat*, Lyon, 1890, n° 545).
3. BOURGEON, *Loc. cit.* 1911-12.
4. TRUC, L'ophtalmie granuleuse à Montpellier (*Montpellier médical*, 1890,
p. 416 et 445) ; — Topographie de l'ophtalmie granuleuse (*Bulletin de la Société
ophtalmologique de Paris*, 1890) ; — Répartition générale des maladies oculaires
(avec le Dr Roure) (*Montpellier médical*, 1895, p. 245), (*Semaine médicale*, 1898.

personnelles [1] que nous avons poursuivies dans la ville de Bordeaux, et qui ont été continuées et complétées sur notre

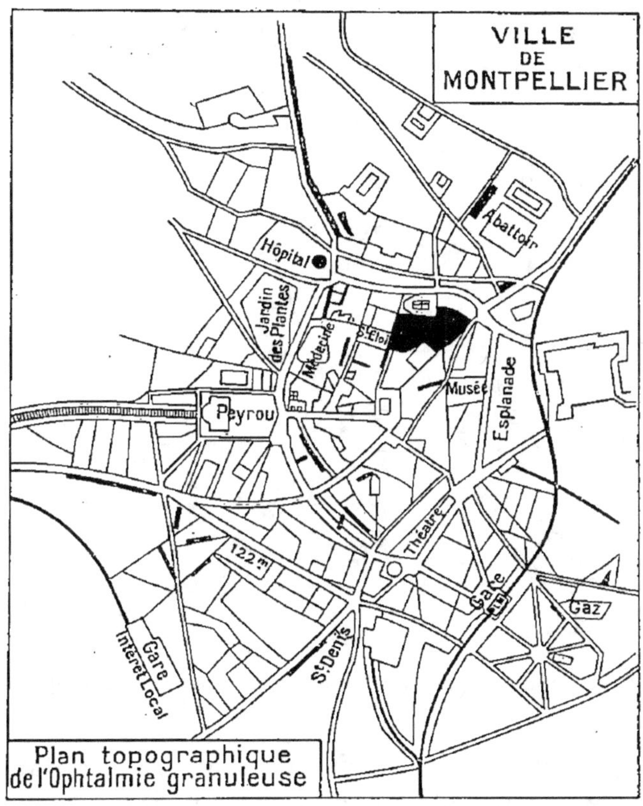

Fig. 5. — Plan topographique de l'ophtalmie granuleuse, d'après le professeur Truc.

inspiration par le Dr Bernard [2], médecin des colonies, ont abouti au même résultat. Nous avons établi une carte de

1. GINESTOUS, L'ophtalmie granuleuse à Bordeaux (*Bulletin de la Société de médecine et de chirurgie de Bordeaux*, 23 octobre 1903 ; — (*Gazette hebdomadaire des sciences médicales de Bordeaux*, novembre 1903.

2. BERNARD, L'ophtalmie granuleuse dans le département de la Gironde (*Thèse de doctorat*. Bordeaux, 1903).

répartition de l'ophtalmie granuleuse à Bordeaux par arrondissements, et nous avons démontré que les granuleux occupent des arrondissements limitrophes formant « un bloc » par leur ensemble qu'on pourrait appeler le centre de

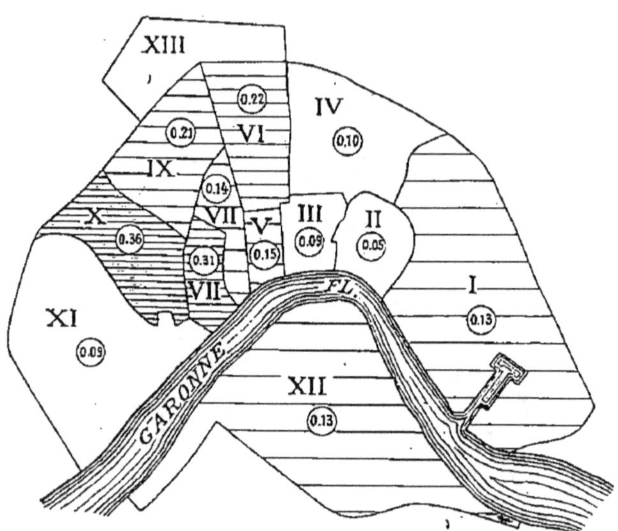

FIG. 6. — L'ophtalmie granuleuse à Bordeaux (recherches personnelles).

l'ophtalmie granuleuse (*fig.* 6). C'est particulièrement dans le Xe arrondissement de police, dit à Bordeaux Saint-Nicolas, que se rencontre le trachome. Ce quartier est habité par une population pauvre, très spéciale, les Gagots ou Gahets, plus connus à Bordeaux sous le nom de Gitanos.

CHAPITRE IV

INFLUENCE DE L'AGE, DU SEXE, DE L'HÉRÉDITÉ, DES MALADIES ANTÉRIEURES (Diathèses, etc.) SUR LES AFFECTIONS OCULAIRES

Dans la deuxième partie de cet ouvrage, nous étudierons plus particulièrement l'*hygiène des âges*. Dans ce chapitre, nous nous proposons simplement d'indiquer à un point de vue tout à fait général l'influence de l'*âge* sur le développement des affections oculaires. Trousseau[1] a pu établir l'âge de la cécité chez les pensionnaires des Quinze-Vingts. Voici les résultats qu'il a obtenus :

SUJETS DEVENUS AVEUGLES		HOMMES	FEMMES
A la naissance..............	6	4	2
De 0 à 1 an.............	4	1	3
De 1 à 10 —	15	8	7
De 10 à 20 —	10	5	5
De 20 à 30 —	12	7	5
De 30 à 40 —	29	15	14
De 40 à 50 —	26	16	10
De 50 à 60 —	25	10	15
De 60 à 70 —	6	3	3
De 70 à 80 —	1	0	1

Il est vrai qu'il s'agit là de statistiques relatives à la cécité

1. TROUSSEAU, La cécité et les aveugles en France (*Société française d'ophtalmologie*, 6 mai 1902, p. 159).

et que toute affection oculaire ne rend pas, fort heureusement aveugle celui qui en est atteint. Il existe peu de statistiques sur ce sujet particulier. Les praticiens n'indiquent généralement pas dans leurs travaux annuels la répartition de leurs consultants par âge. De nos statistiques personnelles portant sur plus de dix mille malades, il résulte cependant que l'âge des affections oculaires est très variable suivant la nature ou la localisation anatomique de la lésion, mais qu'au total les chiffres publiés par Trousseau sur l'âge de la cécité peuvent également s'appliquer à la pathologie oculaire.

Il en est de même pour le sexe. La fréquence des maladies des yeux est plus fréquente chez l'homme que chez la femme; ce fait trouve son explication naturelle dans l'activité professionnelle ou autre qui expose davantage le sexe masculin.

L'*hérédité* et les *maladies antérieures* (diathèses, etc.), ont une importance considérable dans le développement des affections oculaires ou l'organisation des anomalies. Le Dr Fernand-Giraud [1] a écrit un ouvrage très intéressant sur l'*œil diathésique*, dans lequel il étudie l'influence des maladies sur le développement des affections de l'œil. La diathèse est un état de l'économie, une disposition générale de l'organisme, en vertu de laquelle un individu a présenté, présente ou pourra présenter des affections locales de même nature et toujours en rapport avec sa propre constitution. C'est une aptitude particulière à contracter telle maladie plutôt que telle autre ou bien à imprimer aux maladies des caractères propres à la constitution de l'individu. La diathèse est en somme une dystrophie constitutionnelle, qui correspond, en biologie, à ce qu'on appelle en critique d'art la manière d'un maître ou le genre de l'artiste. Autrefois, on admettait que la diathèse était variable à l'infini. Il y avait les diathèses in-

---

1. Fernand GIRAUD, *L'œil diathésique. Relations de la diathèse avec les affections des organes de la vision*, 1906.

flammatoire, bilieuse, séreuse, hydropique, congestive, hémorragique, eczémateuse, herpétique, rhumatismale, goutteuse, cancéreuse, etc. De plus, l'unité tend à se faire et le nombre des diathèses va sans cesse diminuant. Actuellement l'arthritisme occupe la plus grande place, et on décrit deux grandes classes d'affections diathésiques :

1º Par hyperacidité organique ;

2º Par hypoacidité organique.

Quoi qu'il en soit, la *diathèse*, ce mot étant pris dans son sens le plus général, est un facteur important dans le développement des affections oculaires. L'arthritisme provoque bon nombre d'iritis et d'irido-cyclites, le diabète — si le diabète est une manifestation diathésique — entraîne de nombreuses complications oculaires, la scrofule, dont Hutinel[1] a fait ressortir « les relations étiologiques indiscutables avec la tuberculose», est une des causes tellement constatées de la kérato-conjonctivite phlycténulaire que le terme de kérato-conjonctivite scrofuleuse ou lymphatique est devenu synonyme. Quant à la syphilis, elle marque son empreinte non seulement au cours de l'infection acquise, mais encore dans l'hérédité, et souvent peut-être faut-il retrouver son influence sur l'organisation d'anomalies congénitales ? Fournier a même prétendu, à tort à notre avis, ainsi que l'ont démontré les recherches de Cosse[2], de Moreau[3] et nos travaux personnels[4], que la syphilis héréditaire était dans la majorité des cas la cause du strabisme fonctionnel.

Les maladies oculaires congénitales sont nombreuses et variées. Le cadre et le but de ce travail ne permettent pas de

1. Hutinel, *Traité des maladies des enfants.*
2. F. Cosse, Traitement du strabisme (*Thèse de doctorat*, Bordeaux, 1899).
3. Moreau, Étiologie du strabisme (*Thèse de doctorat*, Bordeaux, 1906-1907).
4. Ginestous, Du rétablissement de la vision binoculaire dans le traitement du strabisme (*Thèse de doctorat*, Bordeaux, 1900-1901) ; — La famille du strabisque(*Bulletin médical*, 1903, nº 2) ; — Les antécédents morbides du strabisme fonctionnel (*Académie de médecine*, prix Meynot, 1907).

donner de ces affections une nomenclature et une description qui comporteraient une étude détaillée, qu'on peut trouver très complète dans la thèse d'agrégation de Picqué [1]. Leur étiologie est variée et complexe. A vrai dire, dans l'état actuel de nos connaissances, nous sommes mal ou très imparfaitement fixés sur leur étiologie et leur pathogénie. Ce qu'une observation démontre, une autre le contredit. Dans ces conditions, il est malaisé de vouloir poser une loi. Nous devons nous contenter d'énumérer les opinions émises, les constatations faites, sans chercher à en tirer des déductions trop absolues. Quelles que soient les causes intimes qui produisent les perturbations dans les périodes embryonnaires ou fœtales, on est amené à les rapporter à l'hérédité, aux traumatismes, aux agents microbiens, à leurs toxines, à certains poisons. Enfin faut-il ou ne faut-il pas tenir compte de l'influence que peuvent exercer sur le développement de l'embryon les émotions ressenties par la mère au cours de la grossesse ?

Le Dr Trousseau [2] affirme que les maladies congénitales de l'œil sont généralement d'origine héréditaire. « Si les « chiffres de nos statistiques, dit-il, n'accusent pas toujours « l'hérédité, ceci tient à la difficulté des recherches et à la « négligence des observations. »

Nous ne partageons pas sur ce point une opinion aussi absolue. Il est souvent impossible, même en fouillant très soigneusement et très scrupuleusement le passé héréditaire des malades atteints d'anomalies congénitales, de trouver la moindre trace, le moindre vestige héréditaire. Pour ne parler que du strabisme, les observations détaillées que nous avons recueillies, et soumises à l'appréciation de l'Académie de Médecine, pour le concours du prix Meynot en 1907, nous

---

1. Picqué, Anomalies de développement et maladies congénitales du globe de l'œil (*Thèse d'agrégation en chirurgie*, 1886).
2. *Loc. cit.*

ont démontré que, dans la majorité des cas, on ne retrouvait nullement le strabisme dans l'ascendance. Cette réserve faite, nous allons signaler les faits permettant la défense de la théorie héréditaire.

Von Hippel fait jouer à l'hérédité un rôle prépondérant, sinon exclusif, dans la genèse des colobomes oculaires. Cette hérédité se rencontre fréquemment dans les observations d'aniridie, de colobome, de microphtalmie. La cataracte congénitale est très souvent héréditaire ou familiale. Notre ami le Dr Fromaget[1], a publié en 1898 une observation intéressante : une cataracte congénitale stratifiée fut retrouvée pendant trois générations et l'hérédité fut établie pendant six générations d'une même famille. Nous avons publié [2] également des faits de cataracte congénitale familiale, de la variété polaire postérieure, se retrouvant chez cinq frères ou sœurs. Dans la luxation congénitale du cristallin (ectopie du cristallin) l'hérédité se rencontre de même très fréquemment. Les hasards de la clinique nous ont permis de recueillir, à quelques années d'intervalle, deux observations typiques à cet égard [3].

Voilà des faits... Mais, par contre, que d'observations contradictoires !.. Souvent, le plus souvent, il est impossible de retrouver dans l'ascendance la moindre tare, le plus petit stigmate susceptible d'être invoqué comme cause de l'anomalie congénitale constatée.

La *consanguinité* a été surtout incriminée dans le développement de la rétinite pigmentaire. Leber a montré que la

---

1. Fromaget, Cataractes congénitales héréditaires pendant six générations (*Société d'ophtalmologie, de laryngologie et d'otologie de Bordeaux et du Sud-Ouest*. Séance du 18 avril 1893).

2. Ginestous, Cataracte congénitale familiale (*Gazette hebdomadaire des sciences médicales de Bordeaux*, 10 août 1913).

3. Ginestous, Luxations congénitales du cristallin (*Société d'anatomie de Bordeaux*, 27 novembre 1899) ; — Luxation congénitale du cristallin (*Gazette hebdomadaire des sciences médicales de Bordeaux*, 13 décembre 1903).

dégénérescence pigmentaire a presque toujours une origine congénitale, lors même qu'elle ne se révèle avec tous ses symptômes que vers la 10e ou 12e année ou même beaucoup plus tard. Liebreich estime à 50 p. 100 la proportion des cas dans lesquels la consanguinité a été mise en cause, mais Leber est arrivé à une proportion moindre de 35 p. 100.

Il reste toujours acquis que le facteur étiologique ne peut être invoqué que dans le quart ou le tiers des cas de dégénérescence typique ; mais il prend une valeur bien plus considérable si l'on tient compte de la proportion relativement faible des mariages consanguins dans le total des mariages, proportion qui a été estimée pour la France à 1 p. 100 en moyenne par Fuchs (1885). Il résulte de cette comparaison que la rétinite pigmentaire aurait une fréquence relative de 30 à 40 fois plus grande, à la suite d'un mariage consanguin. Pour notre part, et en cela nous sommes d'accord avec bon nombre d'auteurs, notamment avec le Dr Trousseau [1], nous croyons que l'influence de la consanguinité a été fort exagérée. Dans la rétinite pigmentaire, la consanguinité se rencontre, somme toute, assez rarement en clinique. Fieuzal[2] a relevé, sur 21 cas de rétinite pigmentaire, la consanguinité 8 fois seulement et la non-consanguinité 13 fois. En 1885, le Dr Ferret [3] a recherché avec le plus grand soin les antécédents de cinq individus atteints de rétinite pigmentaire, et il n'a pas rencontré une seule fois la consanguinité.

Les intoxications et les traumatismes exercent sur le développement des affections oculaires une influence assez marquée. Dareste [4], Fol et Warynski [5], Ch. Feré [6] ont prouvé

1. Trousseau, La consanguinité en pathologie oculaire (*Annales d'oculistique*, Janvier 1892).

2. Fieuzal, Clinique ophtalmologique des Quinze-Vingts, 1876.

3. Ferret, *Bulletin de la clinique des Quinze-Vingts*, 1885.

4. Dareste, *Recherches sur la production artificielle des monstruosités*, 2e édition, p. 18, Paris, 1891.

5. Fol et Warynski, Sur la méthode en tératogénie (*Recueil suisse* 1885).

6. Ch. Feré, Note sur les différences des effets des agents toxiques et des

avec quelle facilité les causes nocives extérieures peuvent, durant les premiers stades du développement de l'œuf, provoquer les tendances novatrices. L'éthérisation, l'exposition aux vapeurs d'alcool et de chloroforme, l'injection de substances toxiques, morphine, codéine, essence d'absinthe, de toxines telles que la pyocyanine, produisent notamment l'anencéphalie. La similitude du développement de l'embryon d'oiseau et de l'embryon des mammifères est telle, que l'esprit se reporte immédiatement pour la genèse des malformations humaines et en particulier pour celles de l'œil, aux causes expérimentales des malformations. Sans doute, l'expérimentation ne produit pas telle ou telle lésion, mais le déterminisme de l'anomalie congénitale doit dépendre chez l'homme du moment, de l'étendue, de la localisation élective de l'agent pathogène. Aussi en clinique devons-nous rechercher toujours si, dans l'ascendance, une intoxication, maladie ou traumatisme quelconque — ce dernier agissant en réveillant l'action latente du milieu et de ses toxines — n'a pas contribué à la production de l'anomalie constatée à la naissance de l'enfant. Il ne faudrait pas cependant attacher une trop grande importance à ces constatations. Quel est celui de nous qui puisse affirmer être indemne de toute maladie infectieuse dans son passé héréditaire pathologique ? Dans nos observations personnelles, nous avons signalé dans un cas de *buphtalmie unilatérale* [1], la tuberculose chez le père mort trois mois avant la naissance de l'enfant ; dans un cas de *cataracte congénitale double avec syndactylie* [2], la fièvre typhoïde chez les ascendants trois mois avant le mariage... Quel rôle exact ces

vibrations mécaniques sur l'évolution de l'embryon du poulet (*Compte rendu de la Société de biologie*, p. 462, 2 juin 1894).

1. Ginestous, Buphtalmie unilatérale (*Société d'anatomie et de physiologie de Bordeaux*, 25 février 1901).

2. Ginestous, Cataracte congénitale double et syndactylie (*Société d'anatomie et de physiologie de Bordeaux*, 23 novembre 1903).

infections ont-elles joué dans la genèse de l'anomalie ? Nous nous garderons d'avoir sur ce point une opinion trop absolue.

Quant au traumatisme, il nous a été également signalé dans un cas de *microphtalmie congénitale unilatérale* [1] ; la mère de l'enfant nous raconta que, vers le quatrième mois de sa grossesse, elle reçut de son fils aîné qu'elle portait sur les bras un coup de pied dans la région du flanc gauche.

INFLUENCE DES ÉMOTIONS MATERNELLES SUR LA PRODUCTION DES ANOMALIES. — C'est une croyance populaire d'attribuer aux émotions ressenties par la mère au cours de la grossesse une influence sur le développement des anomalies constatées à la naissance de l'enfant. Faut-il, sans examen, rejeter ces affirmations comme absurdes ? Nous ne le pensons pas... A ce sujet, ces observations [2], qui nous sont personnelles, pourront, par la suite, contribuer à établir, peut-être, pareil rapport de cause à effet. Dans une première observation il s'agissait d'un jeune enfant de 11 mois atteint à droite de cryptophtalmie. La mère racontait qu'en face de sa demeure habitait une femme, son ennemie irréconciliable, que cette femme avait perdu l'œil droit à la suite d'un accident et que, pendant toute la durée de la grossesse, elle ne cessa d'être invectivée par les quolibets de sa voisine. Ces sarcasmes l'avaient fort impressionnée, et elle avait été obsédée par cette idée qu'elle mettrait au monde un enfant borgne.

Les deux observations qui vont suivre et que nous allons reproduire dans leurs détails nous rendent véritablement perplexe.

1. GINESTOUS, Sur un cas de microphtalmie congénitale unilatérale (*Société d'anatomie et de physiologie de Bordeaux*, 21 janvier 1901).

2. GINESTOUS, Cryptophtalmie unilatérale droite (*Société d'anatomie et de physiologie de Bordeaux*, 3 mars 1902) ; — (*Société de médecine et de chirurgie de Bordeaux*, 22 avril 1904).

Catherine B..., 14 ans, habitant la commune de N... (Gironde), a des antécédents héréditaires peu chargés ; on ne note chez ses ascendants aucune tare, aucune anomalie, ni syphilis, ni consanguinité. Son frère et sa sœur, plus jeunes qu'elle, sont très bien constitués. Signalons cependant qu'un cousin germain du côté paternel est porteur d'un pouce surnuméraire. Née à terme, sans forceps. Catherine B... est réglée depuis l'âge de 12 ans et elle a plutôt l'apparence d'une jeune fille de 18 ans que d'une enfant de 14 ans. Aussitôt après sa naissance, les parents de Catherine B... constatèrent que leur enfant n'avait pas de globe oculaire droit. Ils ne s'inquiétèrent pas de cette anomalie qu'ils se refusent, d'ailleurs, à soumettre à toute tentative thérapeutique quelle qu'en soit la nature. A l'examen, on est tout d'abord frappé par ce fait que les paupières du côté droit sont affaissées et plus petites qu'à l'état normal. La fente palpébrale ne mesure que 1 centimètre de longueur, tandis que celle du côté gauche, prise comme terme de comparaison, en mesure 3. Sur le bord palpébral supérieur, sont régulièrement implantés quelques cils assez bien développés. En écartant les paupières, on constate l'absence, du moins apparente, du globe oculaire et on observe une cavité ovoïde tapissée de conjonctive. Il semble exister dans le fond de cette cavité une sorte de moignon dans lequel il est difficile de découvrir un orifice quelconque. Il n'existe pas de trace de la caroncule lacrymale ni des points lacrymaux. La capsule orbitaire est presque continuellement humectée par un liquide séreux dont il est impossible de découvrir l'orifice d'écoulement. A la palpation, on perçoit dans la cavité orbitaire un moignon mobile, ayant à peu près le volume du quart d'un œil de lapin ; ce moignon n'est pas fluctuant ; il occupe la situation que devrait occuper le globe oculaire.

L'œil gauche est arrivé à son complet développement ; il a même l'apparence volumineuse de l'œil myope. Il est atteint de nystagmus horizontal. En écartant les paupières droites, on constate que le moignon situé dans la cavité orbitaire du même côté est animé de mouvements isochrones à ceux de l'œil gauche atteint de nystagmus. L'acuité visuelle de l'œil gauche est de 1/10. A la skiascopie, on trouve une myopie de 7 dioptries ; un verre correcteur approprié relève l'acuité à l'unité. Il n'y a pas de lésion du fond de l'œil.

Bien que les cas de ce genre ne soient pas des plus fréquents, cette observation ne nous arrêterait pas davantage si la mère de cet enfant ne nous avait fourni sur la cause présumée de cette anomalie des détails qui nous paraissent présenter un certain intérêt. Elle nous a raconté, en effet, qu'étant enceinte d'un mois environ, elle avait assisté au bal de noces de M. L., adjoint au maire de F.., et que là elle avait été impressionnée par la vue d'une femme qui, selon son expression « ne possédait qu'un œil ». Nous n'ajoutâmes tout d'abord que peu de foi à cette explication. Nous résolûmes cependant de contrôler les faits et de nous mettre à la recherche du deuxième cas de crytophtalmie congénitale qui nous était signalé.

Ce deuxième cas, nous l'avons effectivement trouvé, et détail plus intéressant encore, nous avons acquis la certitude que la personne incriminée assistait réellement au bal de noces de M. L., le 26 février 1889, que la mère de Catherine B... y assistait également et qu'elle était enceinte d'un mois environ, puisqu'elle accoucha le 7 novembre 1889, suivant bulletin de naissance délivré par le maire de F....

Ajoutons que Catherine B... n'a aucun lien de parenté avec le deuxième cas que nous avons observé.

La vue de l'anomalie II émotionna, au cours de la grossesse, la mère de la malade I, et fut, d'après cette dernière, la cause de l'anomalie congénitale (cryptophtalmie).

Nous nous garderons d'établir entre ces deux cas un rapport étroit de cause à effet. Qu'il nous soit cependant permis

de constater qu'il existe entre les deux une curieuse coïn-
cidence.

Quelles conclusions tirer de toutes ces considérations

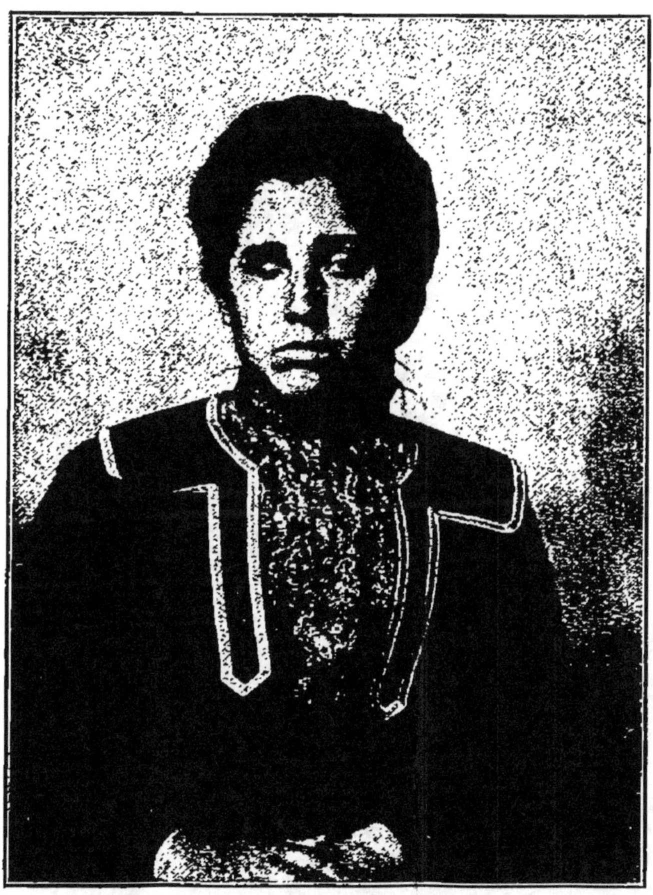

Fig. 7.

étiologiques au point de vue des considérations pratiques
à la prophylaxie et à l'hygiène ? Nous ne pouvons guère prévenir les maladies déclarées à la naissance, et il est difficile

d'éviter l'union des hérédités pathologiques. Tout au plus,
le médecin peut-il appeler l'attention des individus qui
désirent s'unir et de leurs parents, sur les dangers de l'héré-

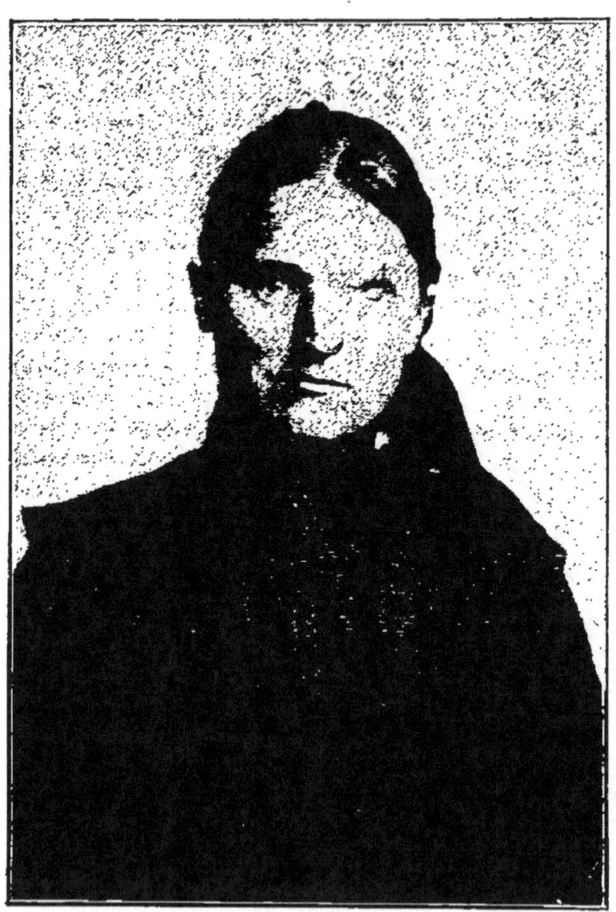

FIG. 8.

dité. Contre la consanguinité, certains hygiénistes ont cru
que la réglementation des mariages consanguins pouvait
éviter la plupart des maladies congénitales. Les dispositions

des articles 161, 162, 163 et 164 du Code civil, qui empêchent les mariages entre ascendants et descendants légitimes ou naturels et les alliés dans la même ligne entre frère et sœur et alliés au même degré de la ligne collatérale, oncle et nièce, tante et neveu, nous paraissent largement suffisants ; et au contraire l'empêchement du droit canon entre cousins-germains nous semble excessif.

Que pouvons-nous encore pour éviter l'influence néfaste des maladies infectieuses sur le développement du fœtus ?.. Notre action se borne toujours aux conseils... Seront-ils écoutés, si l'on songe aux résultats obtenus dans la prophylaxie de la syphilis héréditaire ?

CHAPITRE V

L'ALIMENTATION. — LE VÊTEMENT. — L'HABITATION
EN HYGIÈNE OCULAIRE

L'alimentation et le vêtement. — *L'alimentation* et le *vêtement* ne peuvent exercer sur l'appareil de la vision qu'une action très indirecte ; ils n'ont d'influence que par les modifications ou altérations qu'ils peuvent provoquer sur la santé générale. Plus particulièrement le *vêtement* n'a pas en hygiène oculaire une grande importance ; car, à l'exception des femmes musulmanes qu'une pudeur religieuse oblige à cacher leur regard, les yeux sont laissés à découvert. Cependant, une insuffisance de vêtements des membres inférieurs, ou au contraire une exagération d'enveloppement de la tête peuvent très défavorablement retentir sur la circulation générale, et entraîner ou favoriser toutes les conséquences habituelles — embolies de l'artère centrale de la rétine, ischémie, congestion papillaire, etc., — des troubles circulatoires.

Il en est de même pour l'*alimentation*. Très souvent l'oculiste doit prescrire une hygiène alimentaire sévère : régime spécial chez les diabétiques et les albuminuriques, abstinence de certains aliments chez des arthritiques ou des herpétiques (blépharite ciliaire, eczéma des paupières), diète même dans certains états congestifs.

Une *alimentation insuffisante* peut provoquer des troubles oculaires : le fait a été observé dans les prisons, les navires de l'État, les orphelinats. Les troubles constatés consistent surtout dans une diminution de la perception lumineuse, *héméralopie*. Elle a été signalée dans les armées mal nourries, et parmi la population grecque à la suite du jeûne de quarante jours de la population orthodoxe. Kubli, sur 19.588 personnes, a rencontré 320 cas d'héméralopie. La même constatation a été faite au Brésil pendant l'été, chez des esclaves mal nourris occupés à la récolte du café. Mais est-il bien certain que ces sujets ne devaient pas leur héméralopie à des lésions de rétinite pigmentaire ?

Une alimentation de mauvaise qualité, par l'intoxication qu'elle provoque (ptomaïnes) peut être la cause de troubles oculaires. C'est ainsi que des paralysies oculaires diverses (accommodative, ptosis), l'amblyopie ont été signalées à la suite d'ingestion de viandes avariées, d'huîtres, de fromages pourris.

L'habitation. — L'habitation a, en hygiène oculaire, une importance bien plus considérable ; car, à cette question est liée celle de *l'éclairage*, primordiale dans le sujet qui nous occupe. Mais ce n'est pas la seule ; et tout d'abord nous devons parler de l'aération, pour combattre et détruire certains préjugés populaires qui n'ont que trop de cours dans le public. On raconte aisément et on croit généralement que l'aération, le « coup de froid » est un danger pour l'œil, et les bons conseilleurs d'hygiène ne manquent jamais de vous faire l'excellente recommandation de « ne pas dormir les croisées ouvertes ». C'est au dire des bonnes gens et des commères s'exposer bénévolement aux pires calamités, et, à les en croire, la conjonctivite aiguë, celle qu'on appelle communément « cocotte » en France, « pink eye » en Angleterre, même la terrible ophtalmie purulente des nouveau-nés n'auraient pas d'autre cause. Erreur, erreur grossière, méprise singulière, trop souvent désastreuse, sur l'origine causale ! Le légendaire « coup d'air » n'est pour rien dans l'étiologie de l'affection. Mieux vaut combattre et tuer le microbe et aérer suivant les règles de l'hygiène l'habitation, en reléguant dans les fausses croyances disparues, les surannées coutumes aérophobes.

L'éclairage. — Ces réserves faites, l'*éclairage* domine par son importance l'hygiène oculaire de l'habitation.

La question a plus particulièrement attiré l'attention durant les années qui ont précédé la guerre. Sur la demande du professeur Motais, un *Comité technique de l'éclairage naturel et artificiel* fut constitué au Ministère de l'Intérieur par arrêté en date du 13 juin 1911. La présidence en fut confiée à M. le professeur Gariel assisté de hautes personnalités ophtalmologiques. La question doit être envisagée à deux points de vue différents : *éclairage naturel, éclairage artificiel.* L'*éclairage naturel* a surtout préoccupé l'hygiène scolaire : aussi y reviendrons-nous plus amplement dans le chapitre que nous consacrerons à cette partie importante de notre étude. Il est surtout produit par le soleil ; aussi, éclairage naturel est-il pour beaucoup synonyme d'éclairage diurne. Cette synonymie consacre une inexactitude. D'après les calculs de William Thompson, la lune éclaire 30.000 fois moins que le soleil ; il estime sa lumière à 9,19 bougies-mètres, alors qu'elle brille de tout son éclat : mais il faut que l'atmosphère soit limpide et le plus souvent la clarté est masquée par les nuages ; cependant il ne fait jamais nuit en pleine campagne, et cet éclairage est dû à la lumière de la lune et à celle des étoiles.

Quelles sont les conditions d'un bon éclairage naturel ? Cet éclairage peut pécher par excès ou par défaut. L'œil ne fixe pas sans danger les rayons solaires ; ils provoquent sur les éléments nerveux de la rétine des troubles phototraumatiques, se manifestant par un scotome central, plus ou moins absolu, et d'étendue très variable, bien étudié par Aubaret [1] et Lescarret [2], mais mal dénommé par les auteurs « scotome par éclipse solaire », car ce n'est pas l'éclipse qui produit le scotome, mais bien l'exposition à un foyer lumineux intense ainsi que l'a très justement fait remarquer Armaignac [3]. Le coup de soleil des glaciers, *ophtalmia nivalis* de Birch-Hirschfeld, n'a pas une autre origine ; il est dû à la reverbération de la lumière sur les téguments, sur la conjonctive et sur la cornée. Dans l'un et dans l'autre cas, ce serait l'action novice des rayons ultra-violets qui serait en cause.

Mais l'éclairage pèche surtout par défaut. Dans les habitations, c'est contre l'obscurité qu'il faut lutter. « Le médecin entre souvent là où le soleil ne pénètre pas. » La question est infiniment liée à celle de la largeur de la voie publique. Dans les rues étroites, en effet, la lumière n'arrive qu'en minime abondance et ne pénètre pas dans les appartements en quantité suffisante. « La rue, dit l'hygiéniste J.-B. Fonssagrives [4], est l'unité hygiénique de la ville. » C'est la rue qui assure à l'habitation l'air, la lumière et le soleil. Il faut que la rue ait assez de largeur pour que la lumière émanant de la voûte céleste et les rayons du soleil puissent arriver dans les appartements, et qu'on ne soit pas réduit, comme cela se voit très souvent, à se contenter de la lumière diffuse, de ce qu'Émile Trélat appelle la lumière *morte*. Trélat voudrait que « dans les villes, les voies publiques aient des largeurs au « moins égales à une fois et demie la hauteur de la crête des « maisons qui les bordent ». Les règlements sanitaires municipaux, établis par l'application de la loi du 15 février 1902

---

1. Aubaret, *Gazette hebdomadaire des sciences médicales de Bordeaux*, juillet 1900-10 mars 1907.

2. Lescarret, Des scotomes par éclipse scolaire (*Thèse de doctorat*, Bordeaux, 1901).

3. Armaignac, *Société de médecine et de chirurgie de Bordeaux*, 28 janvier 1907.

4. *Hygiène et assainissement des villes.*

sur la protection de la santé publique, ont généralement tenu compte de ces prescriptions. Par contre, que de rues où la formule de Trélat n'est pas respectée ; que d'habitations où l'air, le soleil et la lumière ne sont que de trop rares visiteurs !

Il faut encore que dans cette rue assez large, les édifices aient des ouvertures suffisantes et bien disposées. Trélat [1] veut que les fenêtres occupent le quart de la surface de la façade, et que le linteau soit placé le plus haut possible, parce que la lumière la plus favorable est celle qui vient d'un point intermédiaire au zénith et à l'horizon, sous un angle de 35 à 40°. Or, pour que la lumière arrive avec cette incidence, jusqu'au fond d'une chambre de 4^m,50 de profondeur, il faut que la fenêtre ait trois mètres de haut. Le tableau ci-dessous, tracé par Trélat, indique l'influence de la hauteur d'une fenêtre dans une pièce de 5 mètres de profondeur sur 2 mètres de hauteur.

FORMES DE LA FENÊTRE	HAUTEUR	LARGEUR	SURFACE			Volume traversé par la lumière
			de la baie d'éclairage	du plancher éclairé	du mur éclairé	
Baie étroite et basse.......	m. 2	m. 1.20	m. c. 2.40	m. c. 4.20	m. c. 0.	m³ 1.71
Baie élargie...	2	1.80	3.60	5.40	0.06	3.80
Baie exhaussée.	3	1.20	3.60	8.00	0.36	8

Mais il faut tenir compte aussi que les vitres de la fenêtre atténuent la somme de lumière. Les expériences de Douglas-

---

1. TRÉLAT, De la fenêtre considérée comme source de lumière dans la maison (*Revue d'hygiène*, t. VIII, 1886).

Galton ont démontré qu'une glace polie de 7 millimètres d'épaisseur intercepte 13 p. 100 de la lumière ; le verre en feuille 22 p. 100 ; la glace coulée 30 p. 100 ; et la glace laminée 53 p. 100. Il est vrai qu'aujourd'hui certains verres taillés à facettes prismatiques sont concentrateurs des rayons lumineux et augmentent l'éclairage d'une pièce. Par contre les *marquises*, en saillies extérieures sur les murs, les « volets », les « jalousies », destinés à combattre l'excès, dépassent trop souvent leur but, en rétrécissant sous le linteau de la baie la partie la plus utile de l'ouverture. L'inconvénient est encore aggravé par les *rideaux* et les *stores* qui sont généralement disposés, ainsi que l'a fait remarquer Trélat, de manière à masquer encore et surtout la partie supérieure des baies d'éclairage. Il faut, pour les stores, trouver des étoffes qui, tout en interceptant les rayons solaires directs, laissent encore passer assez de lumière diffuse. H. Cohn [1] a classé, à ce point de vue, les étoffes en trois groupes :

1º *Étoffes assez bonnes*, laissant passer 44 à 56 p. 100 de la lumière rouge et 21 à 45 p. 100 de la lumière verte ou rouge ; parmi celles-ci, le shirting fin (toile de coton non apprêtée) et certains tissus de coton croisés (sergés) de couleur blanche ;

2º *Étoffes médiocres* ne laissant passer que 6 à 24 p. 100 de lumière rouge et 4 à 15 p. 100 de lumière verte ; telles sont les toiles de lin écrues avec raies, blanches ou grises ;

3º *Étoffes mauvaises*, malheureusement les plus employées, ne laissant passer que 3 à 4 p. 100 de lumière rouge, 1 à 5 p. 100 de lumière verte : ce sont les toiles de lin ou de chanvre un peu grossières, grises, toiles de doublure treillis ; il faut encore citer les toiles peintes en vert ou en bleu (lustrines) qui ne laissent pas passer plus de 1 p. 100 de lumière

---

1. H. Cohn, *Congrès d'hygiène de Buda-Pesth*, 1894.

rouge, moins encore de lumière verte et sont par suite les plus détestables de toutes.

L'*éclairage artificiel* occupe en hygiène oculaire une place très importante. L'idéal serait de réaliser par des moyens artificiels un éclairage analogue à celui que nous avons le jour comme intensité, comme régularité, qui conserve aux corps dans l'espace leur couleur naturelle. La question ne peut pas être résolue par une formule unique ; car l'éclairage qui peut convenir à une salle d'étude, à un atelier doit être tout différent dans une salle de théâtre, tout différent encore dans un jardin ou sur une place publique. Ainsi que le fait très justement remarquer notre confrère le Dr Houdart (de Brest)[1] dans un article très intéressant qu'il a publié en 1902 sur « l'éclairage artificiel » : « Dans les espaces ouverts, le « problème est tout différent ; le jeu des ombres n'est plus « un inconvénient ; il s'agit de ne pas perdre la lumière « dirigée par en haut et de l'utiliser au contraire dans l'inté- « rêt du jardin ou de la place publique ; aussi dans les dispo- « sitions utilisées dans la pratique a-t-on placé des réflec- « teurs au-dessus de la flamme d'éclairage, pour faire béné- « ficier de la lumière le sol et toutes les parties directement « situées au-dessous du bec d'éclairage. Ici encore les habi- « tués des places et des jardins publics sont heureux de cir- « culer au milieu de lumière assez abondante et assez régu- « lière pour permettre de suivre le geste et la mimique de « l'interlocuteur et de voir les personnes qui viennent dans « le but de se montrer... »

Mais alors quel est le mode d'éclairage qu'il faudrait adopter pour donner satisfaction aux exigences les plus nombreuses ? Quelle est la meilleure lumière artificielle ? L'intensité de l'éclairage évolue avec les progrès de la science et de l'industrie ; et cela ne va pas sans provoquer la critique

---

1. HOUDART (de Brest), De l'éclairage artificiel (*Recueil d'ophtalmologie*, 1902, p. 212).

malveillante des esprits administratifs défenseurs invétérés des us et des coutumes déchus. Houdart rapporte qu'en 1786, une autorité du temps, un abbé très versé dans l'art oculistique, exhortait « les personnes qui marchent à la « lueur des réverbères à se garantir du trop grand éclat qui « en rejaillit, et de le faire à l'aide de petits écrans de poche « que l'on porte à la main... ». Les critiques n'ont pas varié. Comme autrefois, aujourd'hui, on accuse toujours la lumière trop intense de fatiguer et d'affaiblir la vue et mieux valait, affirme-t-on dans certain monde, l'antique et reposante chandelle de nos pères. Qu'y a-t-il de vrai dans cette affirmation ?

La lumière exerce sur l'œil une action physiologique ; cette action se manifeste anatomiquement par des modifications histologiques de la rétine et des milieux de l'œil. Toute cause susceptible d'apporter une perturbation dans cette action physiologique entraîne des troubles et des désordres physiologiques.

Boll, en 1876, a découvert que la couleur rouge de la rétine était due au pourpre rétinien ; que ce pourpre rétinien disparaît à la lumière et se reconstitue dans l'obscurité. Boll a trouvé également que la lumière rouge, non seulement conserve mais renforce le pourpre, le jaune l'altère un peu et les autres couleurs le détruisent d'une façon progressivement plus rapide, en d'autres termes, l'action des lumières spectrales sur le rouge rétinien va en augmentant en rapport direct avec leur réfrangibilité.

Mais en dehors des radiations visibles du spectre, il existe des radiations invisibles, ultra-rouges et ultra-violettes, et ce sont celles-là qui précisément sont dangereuses. Widmark a étudié l'action de la lumière sur le cristallin. Il projetait sur l'œil d'un lapin un faisceau lumineux de 4.000 bougies, et il étudiait successivement l'action de ce faisceau lorsqu'il arrivait directement à l'œil ou lorsqu'il avait préalablement traversé une solution de quinine qui retient les rayons ultra-violets. Il produisit constamment dans les yeux non protégés par l'écran de quinine des lésions cristalliniennes.

L'action nocive des rayons ultra-violets doit être également incriminée dans la pathogénie des accidents oculaires provoqués par la neige (*ophtalmia nivalis*) dont nous avons précédemment parlé, par l'électricité et la fulguration (ophtalmie électrique) enfin par l'application de la lampe dermothérapique de Finsen. Schanz et Stockausen attribuent à l'action des rayons ultra-violets la fatigue visuelle produite par l'emploi des lampes électriques à filaments. Wege, il est vrai, n'accepte pas cette pathogénie ; ce serait à tort que les rayons ultra-violets seraient incriminés ; car, la lumière solaire la mieux supportée par l'œil est celle qui est la plus riche de tous ces rayons. Est-il réellement exact que cette lumière solaire soit aussi anodine que veut bien le prétendre Wege, et ne joue-t-elle aucun rôle nocif dans la production du scotome par éclipse solaire que nous avons précédemment signalé ? Ce qui est certain, c'est que chez les aphaques, l'influence des rayons ultra-violets devient particulièrement nuisible ; les expériences de Chardonnet et de Gayet[1] démontrent que le cristallin est, pour ces rayons, un milieu d'absorption et d'arrêt. Birsh-Hirschfeld a, en effet, démontré que l'œil aphaque est d'une façon générale plus sensible que l'œil normal à la lumière ultra-violette. M. le professeur Gariel[2] dans son remarquable rapport à la Société française d'ophtalmologie, en 1902, sur la valeur comparative des divers modes d'éclairage, a fait une merveilleuse mise au point de la question. Il est arrivé à cette conclusion : « Ce sont les radiations très réfrangibles violettes et ultra-

---

1. GAYET, Pouvoir absorbant du cristallin par les rayons ultra-violets (*Société française d'ophtalmologie*, 3 janvier 1884).

2. GARIEL, Valeur comparative des divers modes d'éclairage (*Congrès de la Société française d'ophtalmologie*, 2 mai 1910).

« violettes qui principalement agissent ou peuvent agir
« d'une façon fâcheuse ; ou plutôt, en développant notre
« pensée, nous dirons que c'est parmi ces radiations que se
« trouvent celles qui sont nuisibles... ».

Dans un article paru dans le *Journal de Médecine
interne* en 1909, Terrien [1] a recherché « le meilleur
éclairage de travail ». Schanz et Stockhausen ont
expérimenté les principales variétés de lumière. La bougie et
l'huile sont les deux lumières les plus pauvres en rayons
actiniques. La flamme donnée par la bougie ne semble
même pas en contenir ; il en est de même de la lampe à
huile lorsque la source lumineuse n'est pas entourée d'un
manchon de verre. Puis vient l'éclairage au pétrole, sensiblement plus riche en rayons actiniques et l'éclairage à incandescence (bec Auer), celui-ci encore plus riche en rayons
ultra-violets. Enfin, l'éclairage électrique constitue une troisième variété dans laquelle le spectre est encore plus riche
en rayons actiniques que dans la lumière à incandescence
par le gaz. Avec la lampe à fil de charbon ou à filament
métallique employée habituellement, la quantité de rayons
actiniques contenus dans le spectre est à peine plus considérable qu'avec la lumière à incandescence par le gaz ; puis
vient la lampe à arc, très riche en rayons ultra-violets, surtout si les deux pointes de charbon sont libres, et enfin la
lampe mercurique.

M. le professeur Gariel a fait une étude complète de la
question au Congrès de la Société française d'Ophtalmologie en 1910. Après la discussion qui suivit ce remarquable
rapport, la Société a adopté les conclusions proposées par
M. Gariel qui fixent ainsi les meilleures conditions d'hygiène
de l'éclairage.

---

1. Terrien, Du meilleur éclairage artificiel de travail (*Journal de médecine
interne*, 30 janvier 1909).

Voici ces conclusions :

1° Les lampes à vapeur de mercure ne conviennent pas pour l'éclairage, sauf dans des cas très particuliers ;

2° Les lampes électriques à arc conviennent à l'éclairage en plein air, et à celui des salles de grandes dimensions. Elles doivent être placées à une distance de plusieurs mètres des points où peut se trouver le public. Ces lampes sont enfermées dans des globes diffusibles ou holophotes de dimensions suffisantes pour que le pouvoir éclairant spécifique ne soit pas trop élevé.

Il peut y avoir avantage à donner une coloration jaune à ces globes.

Dans des salles de dimensions restreintes, les lampes à arc peuvent être avantageusement employées pour produire l'éclairage par diffusion sur plafond blanc qui est très satisfaisant.

3° Les lampes électriques à incandescence peuvent être utilisées dans tous les cas ; elles constituent l'éclairage de choix pour les pièces de dimensions restreintes ; il peut y avoir avantage à employer des ampoules à verre jaune ou entourées d'un globe ou manchon à verre jaune.

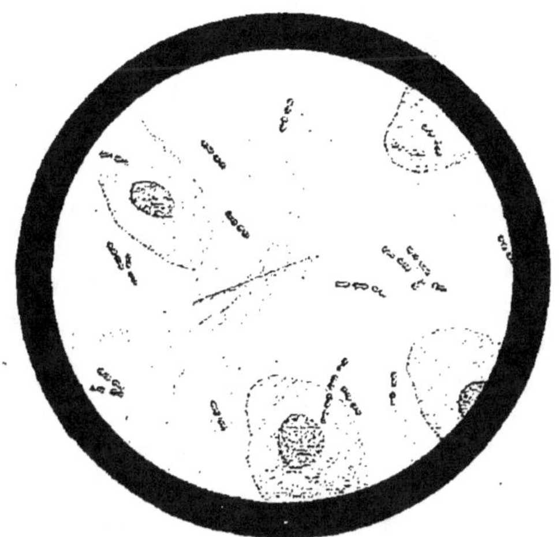

FIG. 9. — Diplobacilles de Morax (conjonctivite subaiguë).

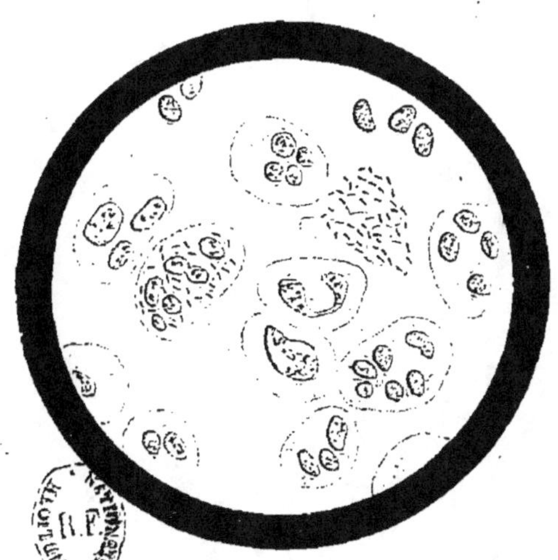

FIG. 10 (d'après Frieburg). — Bacilles de Weeks, dans un exsudat
de conjonctivite aiguë.

VIGOT Frères, Éditeurs.

CHAPITRE VI

LES MICROBES DE L'ŒIL

A l'état normal, l'examen microscopique des sécrétions oculaires, conjonctivales, larmes, etc., ne décèle aucun microorganisme pathogène, malgré la présence constante de saprophytes. Par contre, dans les états inflammatoires, apparaissent dans les examens microscopiques les éléments de l'espèce microbienne en rapport avec la nature de l'inflammation.

Les microbes de l'œil peuvent être divisés en trois classes :

I. Microbes spécifiques d'affections oculaires, ne se rencontrant que sur l'œil.

Bacille de Weeks.
Diplobacille de Morax.

Le *bacille de Weeks* est l'élément pathogène de la *conjonctivite aiguë contagieuse*. — Lorsqu'on examine avec l'objectif à immersion les frottis de sécrétion conjonctivale (*fig.* 9) d'un cas de conjonctivite aiguë contagieuse, colorés par de la fuschine de Ziehl diluée au dixième, on constate la présence en nombre variable de petits bacilles fins, rigides, disposés en amas ou par petits groupes dans le protoplasma de quelques leucocytes ou libres entre les cellules. Ce bacille ne prend pas le Gram. Il se cultive difficilement et forme sur gélose-sérum ou sur gélose sanglante de petites colonies minuscules et transparentes.

Il suffit de déposer une trace de cette culture sur la conjonctive humaine pour que, sans l'intervention d'aucune autre cause, on assiste, après une incubation de vingt-quatre à quarante-huit heures, à l'apparition d'une conjonctivite ayant tous les caractères de la conjonctivite aiguë contagieuse.

Le bacille de Weeks est très peu résistant. Après deux jours au plus, la sécrétion oculaire a perdu sa contagiosité. Il suffit donc d'isoler le malade jusqu'à la guérison pour éviter qu'il ne transmette son affection. Si les personnes qui soignent le malade ont soin de se savonner les mains après tout contact avec le malade ou avec les objets touchés par lui, si elles évitent de porter leurs doigts aux yeux, la contagion sera sûrement évitée.

Le *Diplobacille de Morax* [1] est l'agent pathogène de la *conjonctivite subaiguë*. C'est un gros bacille à bout arrondi, formé par deux éléments séparés par un espace clair. Il est beaucoup plus volumineux que le bacille de Weeks et un peu plus épais que le bacille diphtérique. On le retrouve dans les leucocytes et on rencontre fréquemment des chaînettes de deux ou trois diplobacilles.

La conjonctivite subaiguë est contagieuse. La contagion s'opère par l'intermédiaire de la sécrétion. La faible résistance du bacille fait admettre que cette contagion doit se faire directement par les doigts ou le mouchoir avec lequel les malades essuient si souvent leurs yeux.

---

1. MORAX, Recherches bactériologiques sur l'étiologie des conjonctivites aiguës et sur l'asepsie dans la chirurgie oculaire (*Thèse de doctorat*, Paris, 1893-1894, n° 163) ; — La conjonctivite subaiguë, étude clinique et bactériologique (*Annales d'oculistique*, janvier 1897).

II. **Microbes non spécifiques d'affections oculaires** et se rencontrant sur d'autres organes.

Les principaux sont les suivants : gonocoque de Neisser, pneumocoque, bacille de la diphtérie, streptocoque, staphylocoque, bacille de Pfeiffer, bacille tuberculeux.

Le *gonocoque de Neisser* provoque la conjonctivite blennorragique et l'ophtalmie des nouveau-nés ; il peut également provoquer des manifestations iriennes (iritis blennorragique). Nous rappellerons qu'il se présente sous la forme d'un diplocoque « en grain de café ». Il se colore par les colorants habituels et ne prend pas le Gram.

L'infection peut se faire de deux façons : 1º origine *exogène*, la plus fréquente ; le pus est directement déposé sur la conjonctive ; 2º origine endogène ou métastatique. Le gonocoque ou ses toxines sont apportés par voie sanguine.

La prophylaxie des affections gonococciques sera longuement étudiée au cours des chapitres suivants (Deuxième partie, chapitre ii. — Troisième partie, chapitre i).

Le *bacille de la diphtérie* se rencontre dans les conjonctivites diphtériques. Il détermine le plus souvent la fausse membrane, mais il peut également provoquer des inflammations conjonctivales non pseudo-membraneuses. Cette forme catarrhale, décrite pour la première fois par Sourdille, diffère de la conjonctivite catarrhale ordinaire : la sécrétion, au lieu d'être muqueuse ou muco-purulente, est peu abondante, glaireuse, filamenteuse. Il faut se rappeler que tout malade atteint de conjonctivite diphtérique est un porteur de germes dangereux pour le voisinage, qu'il faut prendre à son égard toutes les mesures prophylactiques qui seront plus loin étudiées (Troisième partie).

Le *pneumocoque* joue en pathologie oculaire un rôle très important. Il se rencontre dans un grand nombre d'affections : *conjonctivites* (Voir deuxième partie, chapitre i),

p. 88), *kéralites, dacryocystites*. Mlle Marguerite Bourg [1], dans sa thèse inaugurale a publié des recherches très intéressantes sur la virulence du pneumocoque. Il résulte de ces recherches que le pneumocoque conjonctival est bien différent quant à l'inoculation du microbe classique, ce dernier tuant fatalement la souris en vingt-quatre ou quarante-huit heures. Sur 24 expériences, l'inoculation sur la souris a provoqué dans 3 cas la mort de l'animal entre seize et trente-six heures. Dans 3 cas, l'animal survécut et il se développa simplement un abcès local à pneumocoques typiques. Mlle Bourg pense qu'il s'agit non d'une espèce spéciale ou pathogène pour l'animal mais d'un microbe atténué. Dans les *dacryocystites*, sur 48 cas, Mlle Bourg a rencontré 22 fois le pneumocoque, soit 46 p. 100. Les inoculations dans 9 cas de dacryocystites aiguës ont entraîné, dans 4 cas, la mort en dix-huit heures ; dans 1 cas abcès local ; dans 4 cas, elle n'a provoqué aucun accident.

Le *streptocoque* se rencontre dans la *conjonctivite lacrymale* de Parinaud. Le streptocoque a tous les caractères morphologiques et biologiques du streptocoque pyogène, et l'on retrouve toujours quelques chaînettes dans la sécrétion conjonctivale dans certaines formes de conjonctivite des enfants avec ou sans fausses membranes au cours des maladies éruptives, de la coqueluche ou des oreillons, à la suite de l'impetigo de la face. Il se rencontre encore dans les dacryocystites et péricystites ; lorsqu'on examine le pus de ces suppurations, on y retrouve le plus souvent des streptocoques en chaînette.

Le *staphylocoque* est l'agent microbien de l'orgelet comme de tous les furoncles, mais il se rencontre aussi dans certaines formes de conjonctivites, particulièrement dans la *conjonctivite phlycténulaire*.

---

1. Mlle Marguerite BOURG, Étude sur la virulence du pneumocoque dans les affections oculaires (*Thèse de doctorat*, Paris, 1908-1909).

Le *bacille de Pfeiffer* détermine surtout chez les jeunes enfants une forme de conjonctivite ayant les allures cliniques d'une conjonctivite aiguë contagieuse mais à évolution plus bénigne et plus rapide (Voir deuxième partie, chapitre I, p. 87). Le bacille de Pfeiffer se présente sous forme de petits bâtonnets courts, tantôt plus colorés à leurs deux extrémités et revêtant l'aspect d'un diplocoque fin. Il ressemble au bacille de Weeks avec lequel il est difficile de le différencier. Comme lui, il ne prend pas le Gram. Pour les différencier, il est nécessaire de recourir à l'examen microscopique des cultures. Après coloration par la fuschine phéniquée diluée, on constate, s'il s'agit du *bacille de Weeks*, de petits amas de bacilles intriqués, habituellement mal colorés et formés par la réunion de petits éléments fins et courts. S'il s'agit au contraire du *bacille de Pfeiffer*, ces éléments sont moins nettement bacillaires. Beaucoup se présentent sous forme de doubles points par suite de la faible coloration du corps du microbe ; ils sont en outre moins déliés, plus trapus, présentant une cohésion moins forte, et se laissent plus facilement dissocier.

Le *bacille tuberculeux* se rencontre dans les manifestations primitives ou secondaires de la conjonctive (formes végétantes, formes papillaires), de l'iris et des voies lacrymales.

III. Affections oculaires contagieuses à microbes non encore déterminés. — L'agent pathogène de la conjonctivite granuleuse ou trachome n'est pas encore isolé, bien que la contagiosité de cette affection soit nettement établie. Les conditions étiologiques et de propagation du trachome ont été précédemment étudiées (Première partie, chapitre III).

CHAPITRE VII

LES PARASITES DE L'ŒIL

Les parasites de l'œil peuvent être : 1º animaux ; 2º végétaux.

Les *parasites animaux* peuvent agir directement par leur localisation sur l'œil ; ils peuvent agir aussi indirectement, à distance, par les intoxications qu'ils provoquent (œdème palpébral et ophtalmoplégies dues à la trichinose, etc., rétinites dues à l'ankylostome duodénal). Nous ne retiendrons que les accidents de la première catégorie occasionnés par la localisation du parasite sur l'œil et ses annexes. La phtyriase peut atteindre les sourcils et les cils. Le *pediculus pubis* et le *pediculus capilis* se fixent parfois à la base des cils et donnent lieu à des phénomènes d'irritation assez violents. La fixation dans les tissus orbitaires du *Scolex d'échinocoques* détermine le kyste hydatique.

Il est très rare en France, plus fréquent dans la République Argentine, se rencontre plus souvent chez l'homme que chez la femme. L'affection se rencontre surtout chez les bergers, ce qui s'explique par leurs contacts plus intimes avec les chiens. Le *Cysticercus cellulosæ*, bourgeon du tænia solium, a été rencontré dans différentes parties de l'œil : chambre antérieure, corps vitré, espace sous-rétinien, tissu sous-conjonctival, paupières, orbite.

Quelle est la cause déterminante de la localisation ? Il est difficile de l'expliquer. Le traumatisme a été invoqué mais sans qu'aucune affirmation précise ait pu être apportée à cet égard. Quelques cas de localisation oculaire de la *Filaria loa* ont été signalés par Argyl Robertson, Lacompte et Coppez, Gauthier, Van Duyse, Coppez, James W. Barret, Paul Bernard, Brunetière. La *Filaria loa* se rencontre au Congo où les conditions hygiéniques sont médiocres. L'invasion se fait par l'eau potable. Les piqûres de moustiques ont également été incriminées (Paul Bernard, *Archives d'ophtalmologie,* septembre 1898).

Les *parasites végétaux* sont divers.

L'*Achorion Schœnleinii* peut provoquer la *blépharite favique*, le *tricophyton tonsurans*, la *blépharite tricophytique*, affections généralement consécutives aux localisations des cheveux.

Les spores de l'*aspergillus glaucus* peuvent pénétrer dans l'œil à la suite d'une excoriation locale. La *kératomycose aspergillaire* succède le plus souvent à un traumatisme bénin, et après infiltration cornéenne provoque une ulcération à fond *sec*.

L'actinomycose peut affecter les paupières soit par infection locale, soit par propagation des mâchoires. Sa localisation aux voies lacrymales est plus discutée, et certaines dacryocystites qui lui ont été attribuées doivent être rapportées à un bacille filamenteux, le *Streptothrix Forsteri*.

DEUXIÈME PARTIE

HYGIÈNE OCULAIRE
SUIVANT LES AGES

L'âge crée chez les individus des conditions différentes d'opportunité pathologique. A ces phases successives de la vie humaine correspondent également des moyens différents de prophylaxie et de défense. Les règles et les nécessités de l'hygiène oculaire sont essentiellement variables suivant les âges. Même au cours de la période intra-utérine, les conseils de l'hygiéniste ne sont pas souvent négligeables ; préserver la mère, c'est préserver l'enfant. Dans notre première partie, chapitre IV, nous avons fait ressortir l'influence des infections, des traumatismes, des émotions morales survenant au cours de la gestation, sur le développement des anomalies congénitales de l'œil. Nous n'y reviendrons pas. Au cours de notre exposé, nous suivrons, depuis sa naissance, l'être humain dans son évolution. Nous étudierons successivement l'hygiène oculaire du nouveau-né et de la première enfance, celle de la deuxième enfance et de l'adolescence avec ses jeux et ses travaux scolaires, celle de l'âge adulte et de la maturité avec ses nécessités et son activité professionnelles ; celle enfin de l'âge de retour et de la vieillesse avec ses manifestations de déchéance sur le système de l'accommodation oculaire.

CHAPITRE I

HYGIÈNE OCULAIRE DE LA PREMIÈRE ENFANCE

D'après les statistiques de l'école Braille qui reçoit les enfants aveugles du département de la Seine de 3 à 15 ans, l'âge de la cécité se répartit ainsi :

Enfants devenus aveugles

A la naissance	9
De 0 à 1 an	110
De 1 à 5 ans	57
De 6 à 10 ans	15
De 10 à 15 ans	2

D'autre part, les statistiques réunies dans le rapport du Dr Trousseau [1] sur la cécité en France témoignent que les enfants entrent pour 20 p. 100 dans la numération des aveugles, proportion bien faite pour effrayer tous ceux qui s'intéressent aux questions d'hygiène sociale, car il n'est généralement pas de maladies plus sûrement évitables que les affections oculaires de l'enfance.

Il en est pour la cécité enfantine comme pour la mortalité infantile ; elle est partout considérable au début de la vie. Entre les proportions de l'une et les proportions de l'autre,

1. TROUSSEAU, La cécité et les aveugles en France (*Société française d'ophtalmologie*, 6 mai 1902

il existe un frappant parallélisme. Partout où la mortalité infantile fait de nombreuses victimes, la cécité infantile est également fréquente. Cette constatation ressort clairement de l'examen comparatif des chiffres. Pour s'en convaincre, il suffit de mettre en parallèle, par département d'une part, les statistiques de mortalité infantile établies par Bertillon [1] et, d'autre part, les statistiques de cécité infantile dressées de 1876 à 1883 par le ministère de l'Intérieur.

Voici ces chiffres des plus concluants que résume le graphique.

DÉPARTEMENTS	NOMBRE de cas de cécité infantile	PROPORTION pour mille de la mortalité infantile
Eure	87	37
Seine-Inférieure	82	36
Marne	61	29
Orne	59	28
Oise	59	28
Seine-et-Oise	58	27
Yonne	52	27
Sarthe	51	37
Loiret	50	27
Eure-et-Loire	42	27
Seine-et-Marne	40	27
Indre	33	33
Deux-Sèvres	33	6
Creuse	26	5

On le voit, seul, le département de la Sarthe fait exception à la règle. Or, c'est un fait depuis longtemps constaté par les hygiénistes et les sociologues que si la première enfance est l'âge où la vie est la plus fragile, c'est également celui où

1. BERTILLON, Démographie figurée de la France ou Étude statistique de la population française avec tableaux graphiques traduisant les principales conclusions.

l'hygiène a le plus de puissance préservatrice. Depuis 1865,

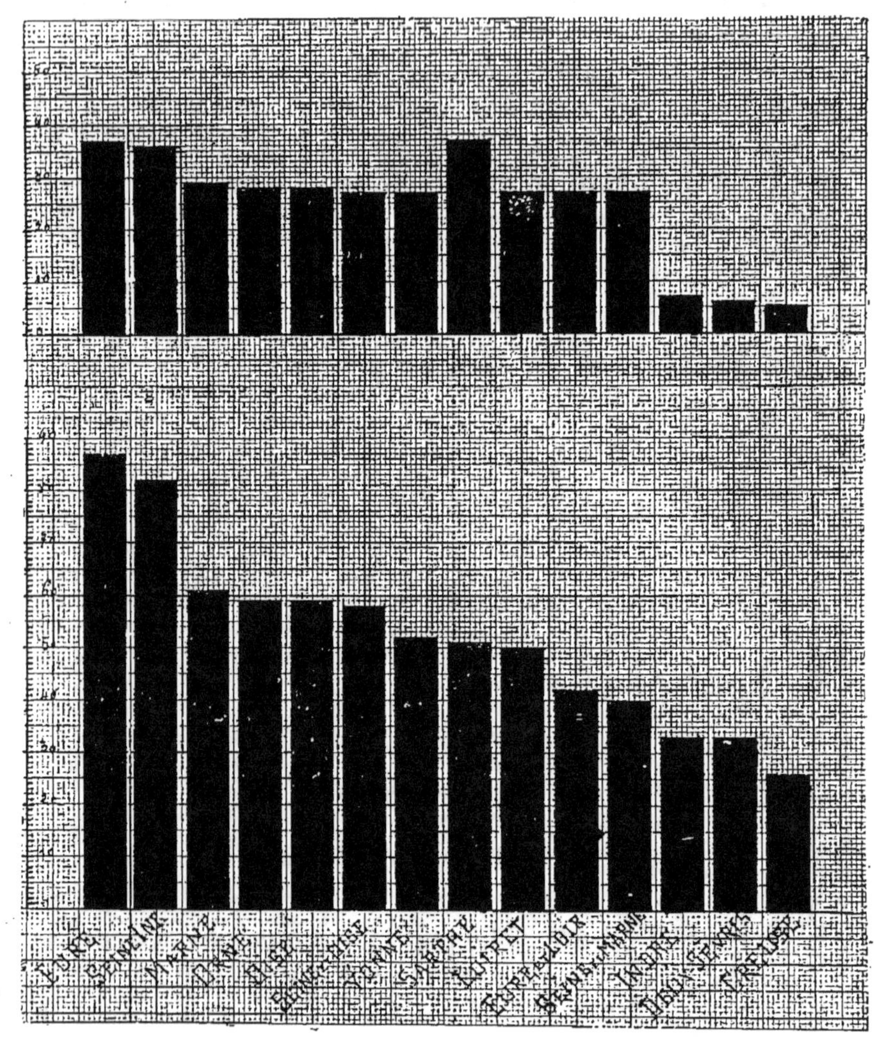

FIG. 11. — Diagramme comparatif entre la mortalité infantile
et la cécité infantile.

les douloureuses constatations du Dr Monot (de Montsauche) [1] n'ont été que trop souvent confirmées : la grande cause de la mortalité infantile est l'absence de soins. Pour la cécité, il en est de même ; elle est le plus souvent évitable. Beaucoup d'enfants ne seraient pas devenus aveugles si leurs parents ou leur entourage avaient observé une hygiène meilleure. L'adulte qui est victime de son imprudence est certainement digne de compassion ; mais il n'en est pas moins responsable de ses actes. L'enfant, au contraire, ne peut compter que sur la vigilance d'autrui ; et, si celle-ci fait défaut, il en sera la victime irresponsable. Petit être sans raison et sans défense, il supportera la faute que d'autres ont commise et plus tard ne sera-t-il pas en droit de demander compte de cette négligence et réparation du préjudice causé ?

Les affections que l'on rencontre surtout dans la première enfance sont celles de la conjonctive et de la cornée ; et nous commencerons notre étude par celles-ci.

I. Hygiène et prophylaxie des affections conjonctivales de la première enfance.—Lorsqu'en 1879, Neisser assistant de la clinique dermatologique de Breslau, eut trouvé dans le pus de l'ophtalmie purulente des nouveau-nés le même microbe, le gonocoque, qu'il rencontrait dans les sécrétions des vaginites blennorragiques, l'explication fut bien vite simpliste, et, pendant de longues années, toute inflammation conjonctivale survenant chez un nouveau-né ou au cours de la première enfance fut attribuée à une cause unique, le gonocoque. Il s'en faut cependant que la bactériologie des conjonctivites de la première enfance soit aussi simple. L'ophtalmie purulente des nouveau-nés elle-même n'est pas due à un seul et unique germe pathogène ; pour mal faire, le gonocoque s'associe le plus souvent à d'autres éléments microbiens qui ne valent pas mieux et qui même

1. Monot, *Bulletin de l'Académie de médecine*, 1865.

valent souvent moins que lui. Et, d'autre part, la première enfance est exposée à d'autres inflammations conjonctivales que celles occasionnées par le gonocoque seul ou associé, et ces inflammations contagieuses ont de ce fait leur prophylaxie propre.

Cette réserve faite, il n'en est pas moins vrai que l'affection conjonctivale tout à la fois la plus fréquente et la plus terrible est l'*ophtalmie purulente des nouveau-nés*.

Ophtalmie purulente des nouveau-nés. — Le Dr Trousseau dans son rapport sur *la Cécité et les Aveugles en France* a écrit avec juste raison les lignes suivantes : « Nous possédons aujourd'hui des notions tellement précises sur les causes et la prophylaxie de la conjonctivite « purulente des nouveau-nés, qu'on peut s'étonner des « ravages que fait encore cette redoutable maladie qui « serait pourtant évitée par des précautions très simples. » En effet, l'ophtalmie purulente des nouveau-nés figure au premier rang, dans les statistiques, parmi les causes de la cécité. A l'école Braille qui reçoit les enfants aveugles du département de la Seine de 3 à 13 ans, 100 pensionnaires sur 230 doivent leur infirmité à cette terrible affection. A Paris, d'après les statistiques du Dr Trousseau, l'ophtalmie purulente des nouveau-nés se rencontre dans la proportion de 9 p. 100 parmi les causes de cécité monoculaire. A Montpellier, suivant M. le professeur Truc [1], l'ophtalmie purulente des nouveau-nés figure parmi les causes de cécité binoculaire dans la proportion de 20 pour 1.000. Dans sa thèse inaugurale, le Dr Joseph Vassal [2], en réunissant tous

1. TRUC, La cécité et les aveugles en France (*Société française d'ophtalmologie*, 6 mai 1902).

2. J. VASSAL, Recherches statistiques sur les causes de la cécité d'après les registres de la clinique ophtalmologique de la Faculté de Médecine de Bordeaux (*Thèse de doctorat*, Bordeaux, 1894-1895).

les cas observés depuis la fondation de la clinique ophtalmologique de la Faculté de Médecine de Bordeaux (7 février 1879), estime à 2,91 p. 100 la proportion des cas de
cécité attribuables à l'ophtalmie purulente des nouveau-
nés. Bien que cette proportion semble être actuellement en
décroissance, ces chiffres démontrent que l'ophtalmie purulente des nouveau-nés fait encore en France un trop grand
nombre d'aveugles.

Il n'est pas en effet de maladie plus évitable que cette
affection.

Nous n'entrerons pas à son sujet dans de grands détails
étiologiques. Nous nous contenterons de rappeler qu'elle est
le plus souvent la conséquence de l'infection vaginale de la
mère qui se propage à l'enfant au moment de l'accouchement. Les faits d'ophtalmie purulente congénitale sont
extrêmement rares, et c'est à peine si le Dr Armaignac
(de Bordeaux) [1], dans sa communication à la Société française d'ophtalmologie en 1902, a pu tout au plus recueillir
dans la bibliographie une dizaine de cas d'ophtalmie congénitale dont il a rapporté une intéressante observation.

La bactériologie a complété et précisé ces notions établies
par l'observation clinique sur l'étiologie de l'affection. L'enfant peut être infecté dans son entourage, gardes, etc., ainsi
que l'a constaté M. le professeur Pinard [2], mais la contagion
par la mère est la plus habituelle. Quels sont les microbes en
cause ? Question importante entre toutes ; car d'elle dépen-
dra surtout la prophylaxie à instituer. Pour Neisser, toute
ophtalmie purulente du nouveau-né est gonococcique ; elle
est due au même microbe qui a provoqué la suppuration des
parties génitales de la mère. Aussi restrictive, cette affirma-

---

1. ARMAIGNAC, L'ophtalmie purulente congénitale (*Société française d'ophtalmologie*, 5 mai 1902).

2. PINARD, Prophylaxie des ophtalmies ou conjonctivites des nouveau-nés
(*Bulletin de l'Académie de Médecine*, t. XLVI, n° 28, p. 153).

tion est inexacte. Widmark [1] en 1888, dans son travail sur la fréquence de l'ophtalmie des nouveau-nés en Suède, déclare que sur 103 cas examinés, il n'a trouvé des gonocoques que dans 64 et jamais dans les 39 autres. « La preuve, dit-il, que « ces dernières ophtalmies ne sont pas de nature gonor- « rhéique est tirée de ce fait que les gonocoques y font « défaut et que la nature sécrétée n'est pas infectieuse « quand elle est introduite dans l'urèthre de l'homme. » Wurdermann [2] (de Chicago), en 1893, fit la même consta- tation que Widmark. « Dans tous les cas, dit-il, on trouve « des microorganismes variés, mais le microbe de Neisser « peut être absent. » La plupart des auteurs, quand ils ne trouvent pas le gonocoque dans leurs recherches, se con- tentent de signaler ce résultat négatif, sans indiquer à quels autres microbes ils ont affaire. Seuls le pneumocoque et le bacille de Weeks ont été signalés dans la thèse de Morax [3]. Le Dr Chartres [4], médecin de la marine, a dans sa thèse inau- gurale rendu plus précises les données bactériologiques de l'ophtalmie purulente des nouveau-nés. Dans 26 cas qu'il a pu examiner, il a observé :

9 fois des gonocoques purs.
3 fois des microcoques.
1 fois des staphylocoques.
2 fois des streptocoques seuls.
1 fois des streptocoques associés aux staphylocoques.
2 fois des streptocoques associés aux gonocoques.

1. WIDMARK, Sur la fréquence de l'ophtalmie des nouveau-nés en Suède (*Revue générale d'ophtalmie*, Paris, 1888, p. 145-150).

2. WURDERMANN, Etiology of ophtalmia in the new born (*F. Med. Ass. Chicago*, 1893, p. 377-379).

3. MORAX, Recherches bactériologiques sur l'étiologie des conjonctivites aiguës (*Thèse de doctorat*, Paris, 1894).

4. E. CHARTRES, Contribution à l'étude de l'ophtalmie purulente des nouveau-nés (*Thèse de doctorat*, Bordeaux, 1896).

1 fois des streptocoques associés aux bacilles de Lœffler .

1 fois des streptocoques associés aux bacilles indéterminés.

3 fois des bacilles de Lœffler.

1 fois des bacilles de Weeks.

1 fois des bacilles indéterminés.

1 fois des sarcines.

D'autre part, la clinique a démontré au Dr Chartres que les ophtalmies les plus graves sont les ophtalmies à streptocoques ou à association de ces microbes avec des gonocoques.

Ces connaissances bactériologiques étaient nécessaires pour établir les règles d'hygiène et de prophylaxie de l'ophtalmie purulente des nouveau-nés.

Dès 1807, Gibson [1] avait formulé les propositions suivantes : 1º il faut faire disparaître les flueurs blanches de la mère pendant la grossesse ; 2º si on n'y a pas réussi, il faut pendant l'accouchement en débarrasser le vagin ; 3º il faut faire également des lotions des yeux des enfants, aussitôt après la naissance, pour empêcher les effets nuisibles du contact des sécrétions vaginales avec les yeux, à l'aide d'un liquide capable de neutraliser l'action novice de ces sécrétions. En 1880, M. le professeur Masse (de Bordeaux) [2] écrivait ces lignes : « L'enfant né, on se préoccupe de lui laver le « corps avec soin et on néglige de lui laver les yeux. Cette « précaution serait surtout utile chez les enfants nés de « femmes atteintes de blennorrhagie ou de pertes blanches. « Il serait bien facile de passer sur les yeux de l'enfant qui « vient de naître et qui a été exposé au contact d'un muco-

---

1. Gibson, Edinburgh med. and surg. (*Journal*, 1807).

2. Masse, Ophtalmie purulente des nouveau-nés (*Gazette hebdomadaire des sciences médicales*) 1880.

« pus contagieux ou irritant une éponge fine, imbibée d'une
« solution désinfectante. »

        Acide salicylique................   1 gr.
        Borate de soude...............   0 — 50
        Eau distillée.................   400 —

Enfin, en 1882, Crédé formula sa méthode de prophylaxie
de l'ophtalmie purulente.

Aussitôt après la naissance de l'enfant, et séance tenante
avant même la ligature du cordon, l'accoucheur doit procéder
au lavage des paupières du nouveau-né, et instiller dans le
cul-de-sac conjonctival une goutte d'une solution de nitrate
d'argent à 2 p. 100. A notre avis, le titre de cette solution
peut être aisément abaissé à 1 p. 100 ; mais le principe de la
méthode n'en reste pas moins excellent. Qu'on en juge par
les résultats. A la maternité dirigée par Crédé, la proportion
des ophtalmies du nouveau-né, qui avant l'application de la
méthode atteignait 11 p. 100, est tombée à 2 p. 100. De 1880
à 1883, sur un total de 1.160 enfants traités par la technique
de Crédé, il n'y a eu que 4 ophtalmies, ce qui a fait un pourcentage inférieur à 0,4 p. 100. Haab donne les chiffres suivants : sur 42.871 enfants nés vivants à la clinique obstétri-
cale avant l'application du traitement prophylactique,
3.845 furent atteints d'ophtalmie, soit 8,9 p.. 100. Sur
10.521 naissances après application de la technique de Crédé,
il n'y a eu que 109 ophtalmies, soit 1 p. 100.

Le Dr Gaston Durand [1] a publié les résultats obtenus
à l'hôpital Saint-André et à la maternité de Pellegrin, à
Bordeaux : « A l'hôpital Saint-André, depuis le 1er no-
« vembre 1884 au 1er octobre 1885, il y a eu 283 accouche-
« ments ; 109 avant l'introduction de la méthode de Crédé,

____

1. Gaston DURAND, La prophylaxie de l'ophtalmie purulente des nouveau-
nés (*Thèse de doctorat*, Bordeaux, 1885).

« 174 depuis que ce traitement est adopté. Or, sur les
« 109 cas de la première série, du 1er novembre 1884 au
« 5 mars 1885, il y a eu 12 cas d'ophtalmie purulente, soit une
« proportion de 11 p. 100. Il faut de plus remarquer qu'un
« traitement très énergique fut institué contre les cas
« d'ophtalmie, sans quoi l'épidémie aurait certainement
« atteint un plus grand nombre d'enfants. A dater du
« 5 mars 1885, le traitement prophylactique de Crédé est
« employé et appliqué avec une grande exactitude. Or, la
« série suivante de 174 accouchements ne nous fournit pas
« un seul cas d'ophtalmie des nouveau-nés. Et cependant
« un grand nombre de ces accouchements avaient été labo-
« rieux et avaient nécessité des interventions, circonstance
« étiologique très importante pour l'ophtalmie.

« A la maternité de l'hôpital Pellegrin, la méthode de
« Crédé a été introduite, depuis le 1er janvier 1885. Depuis
« le 1er janvier 1883 jusqu'au 1er janvier 1885, on avait eu
« 912 accouchements et on avait eu à combattre 51 cas
« d'ophtalmie des nouveau-nés ; la proportion était donc de
« 5,6 p. 100. Or, du 1er janvier 1885 au 20 novembre de la
« même année, sur 514 accouchements, on n'a eu qu'un seul
« cas d'ophtalmie purulente, plus 2 ophtalmies catarrhales
« produites par le froid. La proportion est tombée de 5,6 à
« 0,18 p. 100. »

L'excellence de la méthode de Crédé ressort très clairement de la lecture de ces chiffres.

De sérieux reproches lui ont cependant été adressés. On
a accusé le nitrate d'argent de provoquer des irritations plus
ou moins intenses, de la conjonctive, très souvent accompagnées de sécrétion, en quelques cas même abondante. Le
Dr Péchin, de Paris [1], se prononce également contre la mé-

---

1. PÉCHIN, Discussion du rapport de Trousseau sur la cécité en France (*Bulletin de la Société française d'optalmologie*, 6 mai 1902, p. 260).

thode de Crédé qu'il accuse de déterminer des phénomènes inflammatoires. Ces critiques sont, à notre avis, très injustes. Il suffit d'être prévenu que la solution argentique peut provoquer dans les heures qui suivent son instillation une légère sécrétion pour ne pas s'en alarmer. Avec Émilio Alvarado [1], nous estimons que cet inconvénient ne doit pas suffire à condamner la méthode.

Il en est de même de l'action que certains disent nuisible du nitrate d'argent sur la cornée de l'œil sain. Néanmoins, pour obvier à ces inconvénients, oculistes et accoucheurs s'ingénièrent à substituer au nitrate d'argent d'autres substances microbicides. La diversité des microbes trouvés dans le pus de l'ophtalmie des nouveau-nés justifie ces tentatives, et explique les succès obtenus avec d'autres médicaments que le nitrate. C'est ainsi que Valude [2] a pu vanter l'iodoforme, Darier [3], Fust, Rubesia, le protargol et l'argyrol, Bérard (de Lyon) l'hermophenyl, etc., etc.

En réalité, le nitrate d'argent a conservé la première place parmi les agents prophylactiques de l'ophtalmie purulente des nouveau-nés et les conclusions du professeur Budin [4] en 1885 sont encore actuellement exactes, malgré la découverte des nouveaux sels d'argent, argentamine, protargol, argyrol, dont Darier s'est fait l'énergique défenseur.

Il faut savoir cependant se garder d'un exclusivisme exagéré. Imposer à tout nouveau-né, quel que soit l'état de la filière génitale maternelle, l'instillation obligatoire de collyre argentique, serait certainement excessif. Le mieux est l'ennemi du bien. Dans son traité d'accouchement, Ribe-

1. Émilio ALVARADO, *Ophtalmie purulente des nouveau-nés* (Valladolid, décembre 1903).
2. VALUDE, *Les ophtalmies du nouveau-né* (Rueff, Paris, 1895).
3. DARIER, *Thérapeutique oculaire* (Paris, 1902).
4. BUDIN, Du traitement prophylactique de l'ophtalmie des nouveau-nés par le nitrate d'argent en solution faible (1 p. 150) (*Progrès médical*, 1895, n° 3).

mond-Dessaigne est d'avis que « la méthode de Crédé qui a
« donné de bons résultats, ne doit cependant pas être géné-
« ralisée ; on la réservera, dit-il, pour les cas dans lesquels la
« femme présente un écoulement de nature suspecte, sur-
« tout lorsqu'on n'a pas eu le temps de désinfecter suffisam-
« ment le vagin ». Morax [1], dans l'*Encyclopédie française
d'ophtalmologie*, émet une opinion analogue : « En ce qui
« concerne, écrit-il, la prophylaxie de l'ophtalmie des nou-
« veau-nés, je ne crois pas qu'il soit possible de demander
« l'application, après l'accouchement, d'une méthode pro-
« phylactique uniforme ; mais, par contre, je crois qu'il
« serait absolument désirable qu'elle soit indiquée dans tous
« les cas où l'interrogatoire de la mère, mieux encore l'exa-
« men direct, aura fait constater ou soupçonner l'existence
« d'une infection génitale gonococcique. »

Voici d'après une note qui nous a été remise par notre
ami le professeur agrégé J. Pery, accoucheur des hôpitaux,
la technique suivie dans le service du professeur Lefour à la
maternité de Pellegrin de Bordeaux : « Tous les enfants
« subissent au moment de la naissance un lavage des yeux,
« ou plus exactement des paupières, au cyanure de mercure
« à 0,25 p. 100. Généralement, on s'en tient là ; la méthode
« de Crédé n'est appliquée que si la mère présente une leu-
« corrhée abondante ou si elle accouche directement avant
« qu'on ait eu le temps de lui donner des soins aseptiques. »

« Quant à la maternité, quand j'y étais interne (1904), la
« méthode de Crédé était appliquée et tous les enfants indis-
« tinctement recevaient, après la naissance, I ou II gouttes
« de nitrate d'argent à 1 p. 100 dans les yeux... »

La contagion s'évitera ensuite en prévenant l'entourage
de l'enfant du danger de cette contagion, en recommandant

---

1. Morax, Conjonctivite blennorrhagique du nouveau-né (*Encyclopédie française d'ophtalmologie*, t. V, p. 683).

à la mère de ne pas contaminer ses mains par les sécrétions vaginales, en exigeant des gardes, sages-femmes, infirmières la plus grande propreté, le lavage des mains après chaque pansement ou chaque toilette du nouveau-né, en proscrivant sévèrement l'usage des éponges, compresses, pinceaux, etc., en exigeant la destruction immédiate de tous les objets contaminés.

En se conformant à ces prescriptions, en appliquant judicieusement la méthode de Crédé, l'ophtalmie purulente des nouveau-nés « pourra et devra, ainsi que le déclare Hermann Cohn, disparaître de tous pays civilisés », car, suivant ces très justes lignes de M. le Dr Maurice Rivière (de Bordeaux) [1] « Le vieux précepte, *sublata causa, tollitur effectus*, n'a jamais été si vrai que dans l'espèce. »

Par une circulaire en date du 10 avril 1897, M. le Ministre de l'Intérieur adressa à MM. les Préfets un résumé des « instructions prophylactiques approuvées par le Comité « consultatif d'hygiène publique de France contre l'ophtal- « mie des nouveau-nés ». Nous ne pouvons mieux faire que de reproduire dans son texte cette judicieuse circulaire.

OPHTALMIE DES NOUVEAU-NÉS

RÉPUBLIQUE FRANÇAISE

MINISTÈRE DE L'INTÉRIEUR

Comité Consultatif d'Hygiène publique de France

**Instruction prophylactique
relative à l'ophtalmie des nouveau-nés**

L'ophtalmie des nouveau-nés est une maladie des yeux qui peut entraîner la perte complète de la vision et qui est

1. M. RIVIÈRE, *Étude clinique sur l'ophtalmie purulente des nouveau-nés*, 1886.

très contagieuse ; elle se montre en général du 1er au 10e jour après la naissance, se manifestant par de la rougeur de la conjonctive, du gonflement des paupières et une sécrétion qui d'abord vitreuse et transparente se transforme bientôt en un pus jaunâtre et abondant.

La déclaration de la maladie par les sages-femmes est obligatoire.

Le médecin doit être appelé immédiatement et surtout lorsque l'enfant ne peut entr'ouvrir les yeux.

En attendant l'avis du médecin, il convient de nettoyer chaque heure les yeux ou l'œil de l'enfant en se servant d'un linge propre et d'eau boriquée froide à 2 p. 100. On applique également des compresses froides qui restent également sur les yeux.

L'ophtalmie des nouveau-nés est due au contact de l'œil de l'enfant avec le pus provenant des parties génitales de la mère au moment de l'accouchement. Aussi, convient-il de surveiller avec soin la mère et de combattre cet écoulement avant l'accouchement par des injections antiseptiques.

Il existe un moyen préventif de l'ophtalmie des nouveaunés, d'une efficacité à peu près certaine ; ce moyen consiste dans l'instillation entre les paupières de II gouttes d'eau d'une solution de nitrate d'argent à 2 p. 100 ou mieux dans le lavage des yeux aussitôt après la naissance avec une solution contenant 5 grammes d'acide citrique pour 100 grammes d'eau.

Ces moyens ne seront pas appliqués d'une manière uniforme, mais on y aura recours lorsque la mère aura présenté un écoulement du côté des organes génitaux pendant les derniers mois de la grossesse quand les enfants mis au monde antérieurement auront eu de l'ophtalmie ou quand il s'agira d'un enfant venu au monde avant terme et que cet enfant sera chétif.

L'entourage sera prévenu de la nature contagieuse de

l'ophtalmie des nouveau-nés et du danger du transport du pus provenant de l'enfant atteint de l'ophtalmie.

Les linges salis par le pus doivent être détruits ou désinfectés.

Le Rapporteur,
Signé : A. PROUST.

Instruction adoptée par le Comité consultatif d'hygiène publique de France.

Le Président,
Signé : P. BROUARDEL.

Et cependant que d'infractions à la règle ! En 1906, nous avons fait une enquête à ce sujet [1]. Nous avons adressé aux 168 sages-femmes exerçant dans la ville de Bordeaux un questionnaire sur la pratique de la méthode de Crédé. Sur ces 168 sages-femmes, 4 seulement ont répondu, et encore les renseignements fournis sont-ils pour la plupart peu concluants.

Pour expliquer leur indifférence, Mesdames les sages-femmes trouvaient leur excuse dans les rigueurs de la loi. Compétentes, disaient-elles, pour pratiquer l'art des accouchements non compliqués, les dispositions légales ne les autorisaient pas à délivrer ordonnance du collyre argentique. De ce fait, la thérapeutique préventive de Crédé devenait inapplicable. Aussi, au mois de décembre 1909, l'Académie de Médecine[2], sur rapport présenté par MM. Pinard, Ribemond-Dessaigne et Yvon, a-t-elle autorisé les sages-femmes à faire usage, mais seulement à titre de traitement préventif, d'une solution de nitrate d'argent au

---

1. GINESTOUS, La prophylaxie de l'ophtalmie purulente des nouveau-nés à Bordeaux (*Mémoire couronné par l'Académie de médecine*, médaille argent, 1906).

2. Sur la délivrance du nitrate d'argent sur prescription des sages-femmes. M. Yvon, rapporteur (*Bulletin de l'Académie de médecine*, 22 décembre 1909, p. 890).

1 /50. La solution ainsi délivrée doit être contenue dans un flacon jaune, bouché à l'émeri, sur lequel est apposée, en outre de l'étiquette rouge réglementaire, une autre étiquette portant la mention suivante :

USAGE EXTERNE

SOLUTION PRÉVENTIVE

(Az. d'Argent 1/50^{e}m³)

CONTRE L'OPHTALMIE DES NOUVEAU-NÉS

N°.....

(Une goutte dans chaque œil aussitôt après la naissance)

USAGE EXTERNE

Malheureusement, cette pratique, qui serait excellente si elle était sagement appliquée, présente ses écueils. La sage-femme oublie trop souvent le rôle uniquement préventif qui lui est dévolu en la circonstance. Le rapport de M. Yvon avait spécifié qu'en aucun cas la sage-femme *ne devrait faire usage de la solution du nitrate d'argent dans un but curatif.* Trop souvent cette réserve n'est malheureusement pas respectée. En possession du collyre argentique à 1 /50, la sage-femme en continue l'usage contre la moindre sécrétion conjonctivale. Et c'est là qu'est le danger. Le nitrate d'argent n'affecte pas la cornée saine ; il s'accommode moins bien sur la cornée irritée ou malade. Il faut savoir en user et surtout ne pas en abuser. Par excès, par mauvaise interprétation, la méthode de Crédé, si bienfaisante, efficacement préventive, va à l'encontre de son but. Aussi, sur notre proposition, la Société de Médecine et de Chirurgie de Bordeaux, dans la séance du 2 juin 1911, a-t-elle émis le vœu suivant : « Que les « pouvoirs publics rappellent aux sages-femmes que la solu- « tion de nitrate d'argent prescrite par l'Académie de Méde- « cine ne peut être employée qu'à titre absolument préven- « tif une seule fois après la naissance et qu'en aucun cas elle « ne doit être employée à titre curatif... »

Sous ces réserves, nous ne saurions trop le redire, la

méthode de Crédé donne toutes garanties préventives. Le tout est de savoir l'appliquer.

Maladie *évitable*, l'ophtalmie purulente des nouveau-nés est également une maladie *guérissable*. Bien traitée, elle guérit sans laisser de traces. Mal traitée au contraire, elle entraîne la cécité. Voilà ce que les mères de famille et les sages-femmes doivent savoir ; elles doivent être mises en garde contre les dangers que ferait courir au nouveau-né atteint de suppuration conjonctivale l'absence de soins. En 1880, le Dr Brière[1] (du Havre), dans une lettre au Dr Galezowski, faisait ressortir la nécessité de l'action municipale pour enrayer les progrès du mal. La conclusion de son travail était celle-ci : « Il incombe, disait-il, aux municipalités « d'instruire les parents sur l'hygiène de l'enfant relative à « sa vue. Cette mesure aura lieu à la mairie, au moment de « la déclaration de la naissance par la remise d'un avis « imprimé. »

Le Dr Galezowski[2], tout en faisant des réserves sur l'efficacité des mesures proposées par le Dr Brière, reconnut cependant la nécessité d'une intervention municipale. Même tentative fut faite, quelques années plus tard, par Terson (de Toulouse). En 1883, le Gouvernement de la République fit insérer au *Journal des Communes* une notice indiquant les moyens à employer pour prévenir l'ophtalmie purulente. Dans la séance du Sénat du 4 février 1901, M. le Dr Pedebidou[3] demanda en ces termes l'intervention gouvernementale contre l'ophtalmie purulente : « Il ne s'agit pas seu- « lement, dit-il, d'accorder des pensions aux aveugles ; il est « des moyens qui allégeraient singulièrement le budget de

1. Brière (du Havre), Hygiène de la vue des nouveau-nés (*Annales d'oculistique*, 1880, p. 525).

2. Galezowski, Réponse à M. le Dr Brière (*Annales d'oculistique*, 1880, p. 588).

3. Pedebidou, Sénat. Séance du 4 février 1901.

« l'Assistance publique et de la charité privée ; ils ont été
« déjà indiqués à la Chambre dans le rapport de M. Audif-
« fred ; ils consistent à prévenir la cécité. Vous connaissez
« tous une maladie très fréquente dès les premières heures
« de la vie de l'enfant : elle s'appelle l'ophtalmie purulente.
« Malheureusement la proportion des enfants qui perdent la
« vue sous l'influence de cette redoutable affection est con-
« sidérable. Il est bon d'armer contre elle tous ceux qui sont
« appelés à donner leurs soins aux nouveau-nés ; je ne parle
« pas des médecins qui n'ont rien à apprendre en cette
« matière, mais des sages-femmes : il faut, s'il en est qui
« l'ignorent, qu'elles connaissent l'existence et l'emploi d'un
« remède préventif, le lavage des yeux de l'enfant avec une
« solution de permanganate de potasse. Ici, je fais appel à
« la sollicitude de l'honorable M. Monod, directeur de l'As-
« sistance publique ; je voudrais qu'une circulaire fût adres-
« sée à toutes les sages-femmes de France dans laquelle on
« leur rappellerait qu'il est un remède souverain contre
« l'ophtalmie purulente, c'est le permanganate de potasse. »

A la suite de cette discussion, le Gouvernement consulta
l'Académie de Médecine qui, dans la séance du 16 juillet 1901,
adopta les conclusions suivantes de M. le professeur Pinard[1] :
« Au point de vue prophylactique, était-il dit, ce n'est pas
« en rendant obligatoire la solution de nitrate d'argent,
« comme on l'a fait en Prusse, ou l'usage du permanganate
« de potasse, comme on voudrait le faire en France, qu'on
« arrivera à diminuer le nombre des aveugles.

« L'Académie de Médecine propose au Gouvernement :
« De faire distribuer dans toutes les mairies, avec l'acte de
« naissance, une courte notice indiquant les causes, les
« symptômes, les dangers des ophtalmies des nouveau-
« nés, etc. »

____

1. PINARD, *Bulletin de l'Académie de médecine*, juillet 1901.

Les conseils de l'Académie étaient sages. Ils demeurèrent lettre morte.

Cependant, dans la séance du 4 décembre 1908, sur notre proposition, la Société de Médecine et de Chirurgie de Bordeaux [1] adopta le vœu suivant priant M. le Maire de Bordeaux :

« 1º D'adresser à toutes les sages-femmes une instruction « prophylactique relative à l'ophtalmie des nouveau-nés ;

« 2º De remettre au moment de la déclaration de la nais-« sance, une instruction mettant en garde les parents contre « l'ophtalmie des nouveau-nés. »

Depuis cette époque, la division de l'état civil à la mairie de Bordeaux remet aux parents, au moment de la déclaration de la naissance, une circulaire dont voici le texte :

« Avis important en ce qui concerne les enfants nouveau-nés.

Si les paupières de l'enfant sont rouges ou gonflées ou collées ;

Si elles laissent suinter du liquide ou du pus ;

Si l'enfant a le moindre « courant d'air » sur les yeux, méfiez-vous de l'ophtalmie qui peut le rendre aveugle et faites-le, immédiatement le jour même, examiner et soigner par un médecin oculiste. »

Il ne nous appartient pas, dans ce traité spécial d'hygiène oculaire, d'établir les règles du traitement curatif de l'ophtalmie purulente ; de fixer les indications et contre-indications des collyres argentiques, nitrate, protargol, argyrol ; qu'il nous suffise de rappeler qu'il faut surveiller la cornée du malade afin de parer à son infiltration ou à son ulcération.

Quelle part faut-il attribuer dans la thérapeutique curative au sérum, au vaccin atoxique préconisé par Nicolle en octobre 1913 contre les affections gonococciques ?

---

1. *Bulletin et Mémoires de la Société de médecine et de chirurgie de Bordeaux.* Séance du 4 décembre 1908, p. 510.

A l'heure où nous écrivons ces lignes, la question est encore à l'étude, et il serait prématuré d'émettre à ce sujet une opinion définitive. Cependant, nous pensons que jusqu'à plus ample informé la plus prudente réserve doit être la règle du praticien. Fromaget [1], Offret [2], Roche [3], Caperan [4] ont publié des cas qui paraissent favorables. Morax [5] a expérimenté ce vaccin sur un très grand nombre d'enfants à la clinique Baudelocque et des résultats obtenus il résulte que le vaccin de Nicolle s'est montré atoxique, toujours non nocif, mais toujours impuissant. Morax conseille donc de revenir aux anciennes méthodes. Surtout que l'espérance d'une guérison par le vaccin curatif ne fasse pas trop oublier la certitude de la prophylaxie de Crédé.

Autres conjonctivites. — Ainsi que nous l'avons dit précédemment, le gonocoque n'est pas le seul agent microbien susceptible de provoquer la suppuration de la conjonctive du nouveau-né. La conjonctivite à *bacille de Pfeiffer*, dont il n'existe dans la littérature que quelques observations, atteint surtout la première enfance, de 0 à 3 ans . Purulente, mais à manifestations peu accusées comme réactions bulbaires et palpébrales, cette conjonctivite se développe le plus souvent au cours de la rougeole, et se termine rapidement en quatre à cinq jours. Cependant, dans un cas observé par Nedden, l'affection s'accompagne de purulence très épaisse, d'œdème palpébral et dure cinq semaines. L'agent pathogène est le bacille décrit par Pfeiffer dans l'influenza. La purulence conjonctivale qui la caractérise commande l'isolement absolu de l'enfant malade. Clinique-

1. Fromaget. *Société de médecine de Bordeaux*, 27 février 1914.
2. Offret. *Clinique ophtalmologique*, mai, 1914.
3. Roche. *Clinique ophtalmologique*, juin 1914.
4. Caperau. Du traitement de la conjonctivite purulente gonococcique par le vaccin de Nicolle et Blaizot. *Thèse de doctorat*, Bordeaux, 1915-16, n° 21.
5. Morax, *Société d'obstétrique et de gynécologie*, février 1914.

ment d'ailleurs, le diagnostic sera rarement fait, et, en présence de symptôme purulent, il sera bien difficile de savoir à quel microbe on a affaire.

La conjonctivite grave à streptocoques se rencontre presque exclusivement dans l'enfance. Elle est caractérisée par la présence de fausses membranes ; aussi la désigne-t-on souvent sous le nom de conjonctivite pseudo-membraneuse à streptocoques. Seul l'examen bactériologique permet le diagnostic avec la conjonctivite diphtérique. L'affection se développe au cours de la rougeole et une excellente mesure prophylactique consisterait à surveiller l'état des fosses nasales chez les enfants atteints de rougeole. Est-il besoin de signaler la gravité de la *conjonctivite diphtérique ?* Il est extrêmement rare que la diphtérie oculaire soit primitive, les faits de transmission directe de conjonctivite diphtérique sont exceptionnels de nos jours. La meilleure prophylaxie est celle qui s'adresse à l'infection diphtérique et qui est basée sur l'injection préventive de sérum antidiphtérique pour toute personne chez laquelle on peut supposer l'évolution de la maladie. Le *pneumocoque* affecte surtout la conjonctive des enfants en bas âge, et, au début des examens bactériologiques, on crut même qu'il leur était spécial. Parmi les ophtalmies des nouveau-nés, il se rencontre dans le 1/4 ou le 1/3 des faits. La question intéressante au point de vue de la prophylaxie et de l'hygiène est de savoir si le pneumocoque des conjonctivites est identique au pneumocoque que l'on rencontre dans d'autres inflammations muqueuses ou dans les manifestations pulmonaires. Il semble qu'il y ait une certaine adaptation du pneumocoque. Dans la méningite cérébro-spinale, Netter a démontré que le pneumocoque de la méningite engendre la méningite. Il ne faudrait pas cependant pousser les choses à l'extrême, et admettre que dans la conjonctivite à pneumocoques, le pneumocoque provient toujours d'une conjonctivite. Hallé [1] a rapporté l'observation d'un malade qui reçut dans l'œil droit le pus d'une pleurésie virulente qui contenait à l'état de pureté le pneumocoque de Talamon-Frœukel et qui fut atteint six jours après d'une conjonctivite à pneumocoques.

Bien que rare, l'ophtalmie granuleuse existe dans la première enfance. Dans les statistiques de M. le professeur Truc [2], en effet, sur 316 granuleux on rencontre de 0 à 5 ans 0,4 p. 100 de granuleux. L'entrée de la crèche doit donc lui être interdite.

II. Hygiène et prophylaxie des affections de la cornée au cours de la première enfance. — Après les affections conjonctivales, celles de la cornée sont, au cours de la première enfance, une des causes les plus importantes de la cécité.

Traumatismes cornéens. — Ceux-ci sont fréquents chez les enfants. Ils sont dus le plus souvent au défaut de surveillance. Les plaies de la cornée peuvent se terminer par la perte complète de l'œil atteint et même du congénère (ophtalmie sympathique). On ne saurait donc être trop prudent et prendre trop de précautions pour les éviter. Dès que l'enfant commence à vouloir jouer, il faut éloigner de sa portée tout objet contondant ou coupant (couteaux, ciseaux, etc.), ne lui donner que des objets sans danger par leur forme.

Kératite phlycténulaire impétigineuse. — Avec l'ophtalmie des nouveau-nés, elle est un des principaux facteurs de cécité. Nous rappellerons simplement (Voir première partie, chapitre IV) ses rapports avec la scrofule, surtout avec les affections nasales.

Kératite interstitielle. — Son importance est considérable.

1. HALLÉ, Sur la conjonctivite à pneumocoques (*Annales d'oculistique*, 1900, t. CXXII, p. 406-415).
2. TRUC, L'ophtalmie granuleuse à Montpellier (*Montpellier médical*, 1890).

Bien traitée, elle guérit bien. Mal traitée, au contraire, elle se termine par la cécité. Depuis Hutchinson [1], on sait que celle-ci est le plus souvent (nous sommes moins affirmatif aujourd'hui qu'Hutchinson) une manifestation de la syphilis héréditaire. D'après les statistiques, bien qu'il s'agisse d'une manifestation de la syphilis héréditaire tardive, on peut la rencontrer dans la première enfance. Sur 279 cas, R. Greef en a observé 26 de 1 à 5 ans, soit 9,3 p. 100. La kératite interstitielle doit être plutôt considérée comme une manifestation parasyphilitique. Aussi ce qui importe surtout — si on veut en éviter la production — c'est de mettre le sujet en état de parfaite résistance.

Le berceau. — Il sera autant que possible éloigné des portes et des fenêtres. L'œil du nouveau-né a besoin de repos ; il ne doit pas être exposé d'emblée à la vive lumière, à laquelle il doit s'habituer lentement et progressivement. Aussi faut-il placer le berceau à contre-jour ; il sera muni de rideaux protecteurs, en tulle, en étoffe, autant que possible de couleur jaune ou verte, mais toujours percée à jour ; de la sorte, les rayons lumineux seront atténués dans leur intensité, et le renouvellement de l'air ne sera pas empêché. Les oreillers garnis de balle d'avoine, seront recouverts de linges à mailles serrées afin d'éviter que les fétus d'avoine ne pénètrent dans les yeux de l'enfant. Quand la taie d'oreiller est à larges mailles, il arrive souvent qu'elle donne passage à des fragments d'avoine et ces fragments s'introduisent dans l'œil pendant le sommeil. Il en résulte des phénomènes inflammatoires. G. Sous [2] en a rapporté deux observations.

Les soins de propreté. — Avant tout, il faut qu'un enfant soit propre ; c'est une question de première nécessité. Les yeux doivent être lavés tous les matins avec de l'eau bouillie

---

1. Hutchinson, Sur les différentes formes d'inflammation de l'œil dues à la syphilis héréditaire (*Opht. Hosp. Rep.*, 1853, t. 5, p. 229).
2. G. Sous, *Hygiène de la vue* (O. Doin, éditeur, 1883, p. 61).

ou boriquée, et toutes les petites concrétions soigneusement enlevées.

Les promenades. — La première sortie du nouveau-né varie suivant la saison ; en hiver, on attendra jusqu'au quinzième, trentième jour ; en été, on pourra faire sortir l'enfant dès le huitième jour. Les yeux du nouveau-né seront protégés contre l'humidité, le froid et surtout le vent. L'habitude que l'on a de ne faire sortir les enfants que la tête enveloppée d'un long voile doit être conservée. Les lainages sont par contre nuisibles.

Les nourrices. — Weller [1], Rognetta [2] admettent que l'enfant peut contracter le strabisme par imitation. Sous [3] dit qu'il a « inutilement cherché » ces faits. Pour notre part, nous n'accordons pas grande valeur à ces influences. Bien autrement dangereuses sont les affections oculaires dont les nourrices peuvent être atteintes. Il faut se méfier de ces prétendues « conjonctivites laiteuses » ; elles cachent le plus souvent des inflammations contagieuses : catarrhes purulent et même granuleux.

Les crèches. — Les crèches répondent de plus en plus aux nécessités de notre organisation sociale. Dans le ménage ouvrier, la mère de famille ne demeure plus que fort rarement au logis, et elle se trouve dans l'obligation de confier son enfant, même nouveau-né, à la surveillance, généralement bien établie, d'une crèche. Ces établissements dont le nombre augmente de plus en plus — et c'est heureux — reçoivent les enfants de la naissance à l'âge de 2 ans, certains jusqu'à 3 ans. On ne doit pas cependant les y mettre, du moins la prudence l'exige, avant le quinzième jour de la naissance. A la crèche, l'enfant se trouve exposé aux contaminations possibles du voisinage ; ce n'est plus

1. WELLER, *Traité des maladies des yeux*, Paris, 1832.
2. ROGNETTA, *Traité d'ophtalmologie*, 1844.
3. SOUS, *Hygiène de la vue*, 1883, p. 64-65.

un isolé ; il a maintenant des camarades, des « frères de lait » ; il appartient à une collectivité. Toute *crèche* devrait posséder son médecin, et même son *spécialiste oculiste*. Le personnel chargé de la garde des enfants sera étroitement surveillé, et toute affection susceptible de propagation entraînera immédiatement l'exclusion de la personne atteinte. Il en sera de même des enfants ; toute affection oculaire sera signalée, l'enfant malade sera éloigné de la crèche et ne pourra être admis de nouveau que sur autorisation écrite du médecin.

Les *garderies d'enfants reçoivent* les enfants après l'âge de 2 ans. Les mêmes observations s'appliquent à ces institutions. La surveillance devrait même y être plus active ; car l'enfant est plus grand et la promiscuité plus complète.

A l'école enfantine. — Ainsi que le fait remarquer Levillain : « La première enfance est l'âge des jeux et des promenades, à l'exclusion absolue de tout travail imposé et surtout pénible, c'est l'âge des gambades surveillées, des plaisirs, des exercices entre gamins de même âge. » Les écoles maternelles devraient disparaître en tant qu'écoles, et les directrices de ces établissements devraient être plutôt des mères de famille que des pédagogues. Il n'en est malheureusement pas ainsi, et l'hygiène de ces écoles sera étudiée dans le chapitre suivant relatif à l'*hygiène scolaire*.

CHAPITRE II

HYGIÈNE OCULAIRE
DE LA DEUXIÈME ENFANCE ET DE L'ADOLESCENCE
HYGIÈNE SCOLAIRE

L'article 2 de la loi du 2 novembre 1892, modifié par la loi du 30 mars 1900 a établi ce principe général que dans les établissements industriels, usines, manufactures, chantiers, etc., « les enfants ne peuvent être employés par les « patrons, ni être admis avant l'âge de 13 ans révolus ».

Par conséquent, avant cet âge, il ne peut être question d'hygiène industrielle et nous en réservons l'étude au chapitre suivant. La deuxième enfance et l'adolescence sont généralement et presque exclusivement absorbées par les nécessités de l'instruction primaire ou secondaire. Aussi ce chapitre sera-t-il particulièrement réservé à l'étude de l'*hygiène scolaire*.

En 1906, M. le professeur Baudry (de Lille) [1] disait : « Ce n'est pas sans un certain étonnement que l'on cons- « tate l'abandon relatif dans lequel est si longtemps demeurée « la question importante, au premier chef, de l'hygiène ocu- « laire à l'école, où les yeux sont continuellement en action « et où presque tout se fait par leur intermédiaire. » C'est dire toute l'importance de l'hygiène oculaire des écoles.

---

1. BAUDRY, *Vingt-deuxième conférence pédagogique*, 17 mai 1906, à la Faculté des lettres de Lille.

Influence des travaux scolaires sur le développement des affections oculaires. — L'influence de la scolarité sur le développement de la myopie n'est plus contestée par personne.

D'après les recherches de Weiss[1], l'œil du nouveau-né a de 17 à 18 millimètres de diamètre. La ligne visuelle s'écarte plus de l'axe de l'œil que chez l'adulte. La cornée est relativement grande (9 à 10 millimètres de diamètre) et épaisse ; mais son épaisseur varie considérablement d'un sujet à l'autre (0,4 à 1 millimètre), sa courbure est plus accentuée aux bords qu'au centre ; son rayon de courbure est en moyenne de 6,5 à 7 millimètres. Le cristallin est de 3,5 à 5 millimètres d'épaisseur, de 6 à 7 millimètres de diamètre.

Cette description fait amplement ressortir les différences profondes existant entre l'œil du nouveau-né et celui de l'adulte, différences portant surtout sur la longueur de l'axe, les diamètres et les rayons de courbure des surfaces optiques oculaires.

E. de Jaeger a prétendu à tort que la myopie se rencontrait dans une proportion de 18 p. 100 chez le nouveau-né. Son erreur provient de la confusion qu'il a faite entre la réfraction dynamique et la réfraction statique. Il n'avait pas pris la précaution de paralyser l'accommodation des sujets examinés à l'aide d'instillations d'atropine. On peut affirmer au contraire que la *myopie congénitale n'existe pas. L'enfant naît hypermétrope.* Ély[2], sur 154 yeux de nouveau-nés a trouvé 69 p. 100 d'hypermétropes, 14 p. 100 d'emmétropes. Hortsmann a noté 70 p. 100 d'hypermétropes, 26 p. 100 d'emmétropes. Konigstein, sur 600 yeux, n'a rencontré aucune myopie ; presque tous étaient atteints d'hypermétropie. Schleich, sur 300 yeux, a noté l'hypermétropie

---

1. Weis, *Anat. Hefte*, t. VIII.
2. Ély, *Arch. of ophtalm.*, t. IX, 4, p. 431, 1880.

chez tous ; dans 53 p. 100, 4 dioptries, et au delà ; dans 36 p. 100, 2 à 4 dioptries ; dans 11 p. 100, 1 à 2 dioptries. Germann a mesuré la réfraction de 168 yeux pendant les premiers mois de la vie ; 110 enfants âgés de 1 à 3 ans furent trouvés hypermétropes ; parmi 66 enfants âgés de 18 mois à 10 ans, il trouva 89 p. 100 d'hypermétropes, 7 p. 100 d'emmétropes, 4 p. 100 de myopes. Randall [1] a fait les mêmes constatations. Louis Rolland [2] a écrit une excellente thèse sur *l'Élevage de l'œil du liseur avant et pendant la lecture*. Il consacre le premier chapitre à l'étude de la réfraction des nouveau-nés ; et il arrive également à cette notion que *l'enfant naît hypermétrope*. Louis Rolland donne de ce fait une démonstration mathématique des plus intéressantes. La longueur moyenne des yeux des nouveau-nés (de 1/2 heure à 14 jours) est du sommet de la

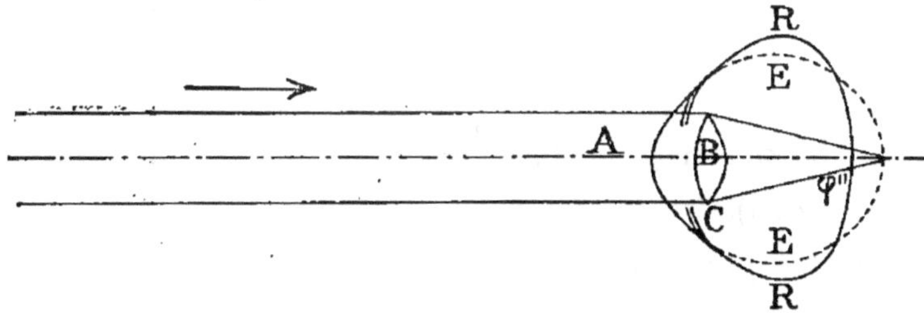

FIG. 12. — Œil hypermétrope du nouveau-né, d'après Rolland.

cornée à la fosse centrale de la rétine comprise entre $22^{mm},20$ et $22^{mm},51$ ($+ 1$ à $+ 2$ D).

Or, comme l'appareil dioptrique de l'œil, l'objectif a une valeur réfringente constante et forme à l'état de repos

---

1. RANDALL, *Can hypermetropia be heathfully autgrom ? Transactions of the American ophtalmologial.*

2. Louis ROLLAND, *L'élevage de l'œil du liseur avant et pendant la lecture.* 1 vol. grand in-8°, 150, 24 p. figure dans le texte, 2 planches. Chez Maloine, Paris, 1909.

l'image nette des rayons parallèles émis par les objets éloignés, à son foyer principal (9″) situé à 22^{mm},824 du sommet (A) de la cornée ; il en résulte nécessairement que les yeux des nouveau-nés les plus longs (22^{mm},51) comme les plus courts (21^{mm},06) ont la rétine en avant de (9″), sont hypermétropes, puisque l'hypermétropie est caractérisée par le fait que le foyer postérieur (4″) de l'œil se trouve en arrière de la rétine.

Nous savons subsidiairement que l'œil de l'enfant ne naît pas myope, surallongé, puisque l'œil du nouveau-né

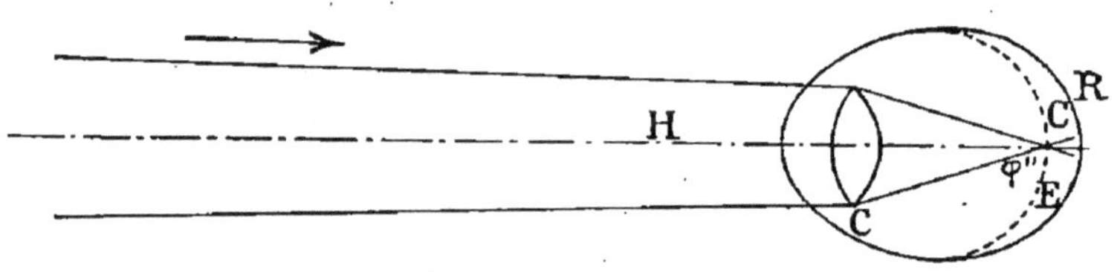

Fig. 13. — L'œil myope.

le plus long a 22^{mm},51 et l'œil myope axile le plus court 22^{mm},98 (+ 0,16).

Donc l'enfant ne naît pas myope ; il le devient. Et pourquoi le devient-il ?

Dès la fin du XVIIIe siècle et le commencement du XIXe, les auteurs ont reconnu que les conditions plus ou moins défectueuses de la vie scolaire sont favorables à l'éclosion et au développement de la myopie. Mais c'est Cohn dont l'apport en l'espèce est considérable, qui a publié une statistique très importante basée sur l'examen de 10.000 élèves. Cette statistique lui a permis de formuler des conclusions suivantes :

1° Dans les écoles rurales, les myopes existent à peine ; leur nombre augmente avec la progression des exigences scolaires, et atteint son maximum dans les collèges et les lycées ;

2º Le nombre des élèves myopes augmente depuis la plus petite jusqu'à la plus haute classe ;

3º La moyenne de la myopie s'accroît de classe en classe, c'est-à-dire que les myopes le deviennent de plus en plus.

Ces recherches ont été continuées et poursuivies par un grand nombre d'auteurs, Ott et Birmann, W. Manz, Dor et Emmert, Phluger, Sulzer, en Suisse; Erismann, Maklaoff, Koppe et Jaesche, Reich, Dobrewski, en Russie ; Menzies, Lawson, en Angleterre ; Schlutz, Widmark, en Suède ; de Mets en Belgique. En France, des travaux très importants ont été publiés sur la question. Dor au lycée de Lyon, Szokalsky au lycée Charlemagne et au lycée Louis-le-Grand, Despagnet au collège Rollin, à Paris, Gusse au lycée de Bordeaux, Espinouze au collège de Perpignan, M. le professeur Truc à Montpellier, etc., sont arrivés à des résultats statistiques identiques. Le pourcentage de la myopie augmente à mesure qu'on s'élève dans les classes.

Truc et Chavernac, dans un livre [1] *Hygiène oculaire et inspection des écoles* des plus instructifs, suivant la juste appréciation de M. le professeur Gariel, ont fourni des « renseignements précieux » à ce sujet, en réunissant dans un tableau synoptique les statistiques particulières publiées par les auteurs. Ce tableau très documenté mérite d'être reproduit ; car il est une excellente mise au point de la question (Voir pages 98 et 99).

Ainsi que le font très justement remarquer Truc et Chavernac [2], « il résulte de l'ensemble de ces divers documents « que la réfraction se modifie graduellement pendant la scola- « rité. La myopie se développe considérablement. » Mais ces

1. Truc et Chavernac, *Hygiène oculaire et inspection des écoles*. Préface de M. le professeur Gariel. Prix Montyon, Institut de France, 1909.

2. Truc et Chavernac, *Loc. cit.*, page 132.

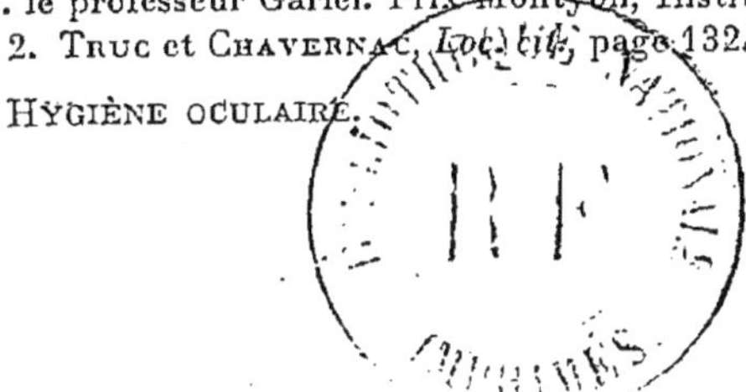

NOMS D'AUTEURS	VILLES	ÉCOLES DE VILLAGES	ÉCOLES PRIMAIRES		ÉCOLES SUPÉRIEURES	
			GARÇONS	FILLES	GARÇONS	FILLES
Schürmayer	Bade		4,9		25	
Florechütz	Mobourg					21,9
Cohn	Breslau	5,2	14,7			
Reck	Wolfenbütel					
Hoffmann	Wiesbaden		20			
Scheiding	Erlangen					
Gartner	Tubingen					
Kotelmann	Hambay					
Glassen	Hambürg					
Conrad	Kœnigsberg		4 à 11			
Seggel	Munich					
Just	Littan				15	14
Dor	Berne					
Ott	Schaffouse					
Emmert	Berne					
Mauz	Fribourg		6,2			
Erismann	St-Pétersbourg					
Reich	Tiflis					
Rauss	Vienne		4			
Nectoliczka	Gratz					
Priestley Smith	Birminghan		5			
Spalding	Portland		3,5			
Hadlow	Greenwich					
Meuzies	Rochdale		4	8		
Auvort Neuzas	Rochdale					
Laucson	Rochdale					
Schultz	Upsal					
Widmark	Stockhlom					
Collard	Utrecht					
De Nuto	Anvers		3 à 10			
Agnew	Cincinatti		10			
Loringa Desby	New-York		6,8			
Williams	Boston					16
Macnamara	Bengale					
Szokalski	Paris					
Goyat	Lyon		3,93			
Nicati	Marseille		8	7		
Giraud Teulon	Paris					
Maurice Perrin	Paris					
Nordenson	Paris					
Despagnet	Paris					
Quentin	London					
Truc et Chavernac	Montpellier	3	7,9	6,8	11,1	9,5

GYMNASES LYCÉES CADETS	ÉCOLES MOYENNES	ÉCOLES INDUSTRIELLES	UNIVERSITÉS	ÉLÈVES		AGE		SEXE	
				INTERNE	EXTERNE	de 9 à 11 ans	de 6 à 21 ans	GARÇONS	FILLES
31,17	12 20,5 11	24,1	59					18,8	14,3
47 28 à 80									
			78						
38 41									
			52 à 62						
51								15	14
			70			30 19,70	47,70		
29 34,2				42,1	35,4			5	8
20									
5								44 36,6	
37			28 à 34					0,8	6,2 27
	14	16					3,5 à 26,7		
	14								
				33	18			8	7
		14,6							
	9,6 à 14,6							12,05	8,7

auteurs ajoutent non moins justement « que ces modifica-
« tions favorables ou défavorables soient principalement le
« fait de la scolarité, c'est au moins discutable ». Pour nous,
« nous estimons que la scolarité favorise simplement le
« développement de la myopie, chez les sujets prédisposés ».

En réalité, bien des facteurs interviennent dans l'étiologie de la myopie. L'explication pathogénique basée sur
l'exagération de l'effort accommodatif ou de convergence
n'est pas admise par tous sans contestation ; Galezowski et
Parinaud, entre autres, la discutent ; en tout cas, elle apparaît insuffisante et recule simplement le problème. C'est
moins le travail scolaire qui doit être incriminé que les mauvaises conditions hygiéniques dans lesquelles il se produit.

*Quelles sont donc les meilleures conditions hygiéniques du
travail scolaire ?*

La première question qui se pose est celle-ci : *à quel âge
doivent commencer les études scolaires ?* plus particulièrement
à quel âge, l'enfant doit-il apprendre à lire et à écrire ?

Ainsi que nous l'avons précédemment indiqué (chapitre i,
p. 92), les écoles maternelles devraient disparaître en tant
qu'écoles. Pendant la première enfance, *il ne peut pas, il ne
doit pas y avoir d'études scolaires.* L'œil de l'enfant n'a pas,
plus que les autres organes, terminé son développement.
C'est avec juste raison que les hygiénistes recommandent de
veiller sur l'alimentation du nouveau-né dont le tube diges-
tif est encore incomplet. La même prudence ordonne de ne
pas demander à l'œil de l'enfant un travail qu'il est encore
incapable d'accomplir. La vision soutenue de près est préjudiciable à la première enfance ; la coque oculaire est encore
trop fragile pour résister aux contractions exagérées du
muscle ciliaire, aux efforts maintenus de l'accommodation.
Ne lui demandez pas ce qu'elle ne peut donner. L'alphabet
est aussi préjudiciable à l'œil de l'enfant du premier âge
qu'une alimentation mal comprise est nuisible à son esto-

mac. *Avant l'âge de 7 ans, l'enfant ne devrait pas apprendre à lire.* Pourquoi des écoles maternelles ? Le vœu de la Commission, chargée en 1883 de l'hygiène scolaire, que « les écoles maternelles soient instituées en dehors des écoles d'instruction », est des plus raisonnables et des plus justifiés. Que parents et professeurs — puisque déjà à cet âge on veut que professeurs il y ait — se gardent de vouloir faire de leurs enfants ces fameux petits prodiges que la galerie admire, mais qui, plus tard fatigués avant l'âge sont incapables de produire les merveilles qu'on attendait d'eux. Cette partie du rapport de Javal [1] est on ne peut plus vraie : « Bien des « instituteurs expérimentés assurent que le passage par cer- « taines écoles maternelles est plus nuisible qu'utile aux « progrès des élèves, le peu qu'ils y ont appris est plus que « compensé par la mauvaise habitude de considérer la classe « comme un lieu d'amusement et de flânerie ; plus on « réduira la durée des classes dans l'école maternelle, mieux « cela vaudra pour la santé des enfants ; nous l'affirmons « d'autant plus hardiment que cette réduction paraît tout « au moins inoffensive au point de vue des études ulté- « rieures. »

A quoi bon, d'ailleurs, apprendre à lire à un enfant de 4 ans ? Si c'est dans le but de poursuivre ses études par la lecture des livres classiques, méfions-nous ; c'est vouloir compromettre sa santé ; car son organisation n'est pas encore appropriée à cet excès de travail. Si, au contraire, on veut lui apprendre à lire pour le simple plaisir de lui avoir appris à lire, pourquoi alors lui imposer cet effort parfaitement inutile.

Il y a mieux à faire pour l'instruction première d'un jeune enfant, et c'est précisément ce qu'on ne fait pas...

---

1. JAVAL, *Hygiène des écoles primaires et des écoles maternelles.* Rapport présenté au ministère de l'Instruction publique. Imprimerie nationale, Paris, 1881,

La directrice d'une école maternelle reprendra les fautes de langage, racontera la vie des grands hommes, fera faire des exercices de chant. Mais elle devra surtout éduquer les facultés essentielles de l'âme ; elle apprendra à l'enfant l'interprétation exacte de ses sensations premières, elle sera son éducatrice psychologique.

Taine [1] dans son ouvrage sur l'intelligence a tracé tout un programme d'observation psychologique de l'enfant : « Il « faudrait noter, dit-il, chez des enfants, et avec les plus « menues circonstances, la formation du langage, le passage « du cri aux sons articulés, le passage des sons articulés « dépourvus de sons aux sons articulés pourvus de sons, les « erreurs et les singularités de leurs premiers mots, et de « leurs premières phrases. » Dans les premiers mois de son existence, l'enfant est surtout occupé à prendre contact avec le monde extérieur et à l'éducation de ses sens : *Nihil est in intellectu, quod prius non fuerit in sensu.* Il n'est pas besoin d'accepter le sensualisme de Locke et de Condillac pour reconnaître que c'est surtout chez l'enfant que sont vraies ces constatations de Stuart Mill [2] dans la philosophie de Hamilton : « Les sens nous disent nos sensations » et de Binet [3] dans l'âme et le corps : « Du monde extérieur, nous ne connaissons que nos sensations. »

L'éducation des sens doit donc être la préoccupation première, non seulement du pédagogue mais de l'hygiéniste. Bernard Perez [4] a écrit un excellent ouvrage sur l'*Éducation dès le berceau :* « Si l'éducation morale du petit enfant, dit-il, « m'a paru mériter une étude spéciale, je ne la sépare pas,

1. TAINE, *L'intelligence,* p. 50.
2. STUART MILL, *La philosophie de Hamilton,* traduction française, pages 5 et 6.
3. BINET, *L'âme et le corps.*
4. Bernard PEREZ, *L'éducation dès le berceau. Essai de pédagogie expérimenale.* Germer-Baillière et Cie, éditeurs, 1880.

« dans la pratique, des deux autres formes de la culture
« humaine auxquelles elle est essentiellement liée : l'éduca-
« tion physique comprenant l'hygiène, et l'éducation intel-
« lectuelle ou l'instruction proprement dite. Les organes,
« l'intelligence, les mœurs, voilà l'objet triple et auquel
« l'éducation doit s'appliquer et dès la naissance de l'enfant.»

Un défaut, même minime, dans cette éducation compro-
met l'avenir du petit être ; il constitue un danger puisqu'il
lui donne une connaissance ou inexacte ou imparfaite du
monde extérieur dans lequel il est appelé à vivre ; dans tous
les actes de la vie courante, il le place dans un état d'infériorité constante.

Parmi nos sensations, il n'en est peut-être pas qui aient
plus grande importance que *celle des couleurs. Un sens
chromatique* défectueux est une tare qui suivra l'enfant
pendant toute son existence, qui lui interdira l'accès de
plus d'une profession rémunératrice. Ainsi que le dit
J.-J. Rousseau [1] : « La vue est de tous les organes celúi dont
« on peut le moins séparer les jugements de l'esprit. » Avant
de songer à apprendre à lire et à écrire à l'enfant, pour le
transformer en ce prodigieux petit savant, orgueil des
grand'mères et admiration des dames visiteuses, n'est-il
pas plus naturel et plus logique de lui assurer l'acquisition
régulière et complète des notions essentielles par l'exercice
normal de ses sens. Suivant cette autre parole de J.-J. Rousseau : « Il faut beaucoup de temps pour apprendre à
voir. »

*Est-il possible de remédier par l'éducation aux défectuosités
de sens chromatique ?*

Chargé à l'hôpital suburbain des enfants de Bordeaux du
service d'ophtalmologie au pavillon des anormaux, chargé,
d'autre part, de l'inspection oculistique des écoles de Bègles,

---

1. J.-J. Rousseau, *Émile*, t. II.

(Gironde) nous avons trouvé dans ces doubles fonctions les éléments de ces recherches.

Examen du sens chromatique. — Il n'est pas si facile qu'on pourrait le supposer de dépister les défectuosités du sens chromatique ; cette recherche est particulièrement difficile chez l'enfant. La perception chromatique peut être normale ; mais l'enfant peut ne pas savoir adapter le nom à la couleur vue ; dans ce cas, l'éducation n'en est pas moins particulièrement utile. Le sens chromatique peut être au contraire réellement vicié, mais le sujet a pris l'habitude de suppléer à son insuffisance par expérience rapide du contrôle : « Pour « bien juger de la cécité des couleurs, dit Holmgren [1], et des « différentes questions pratiques qui s'y rapportent, il est « de haute importance de bien remarquer la différence entre « la manière dont un vicié voit et la manière dont il nomme « les couleurs. La sensation se base sur la nature du sens des « couleurs dans l'organisation de l'appareil optique dès la « naissance. Le nom, au contraire, est appris, il est conven- « tionnel, il dépend de l'exercice, de l'habitude. Les noms « des couleurs sont naturellement l'expression objective des « sensations subjectives, mais d'un autre côté, ils se règlent « d'après le système du voyant normal et ne peuvent, par « conséquent, pas convenir à celui du vicié : ils n'en peuvent « cependant pas être moins appris que ce dernier, et même « être appliqués avec justesse dans plus d'un cas... »

Qu'importe, dira-t-on, puisque le résultat est le même ? A cette objection, avec F. Holmgren, nous répondrons encore : « Il est ici question de découvrir, non le degré d'habileté « auquel chacun peut arriver relativement à la juste déno- « mination des couleurs, mais à la manière dont il les voit, « ou, en d'autres termes, l'espèce de son sens chromatique. »

1. Fritniof Holmgren, *De la cécité des couleurs dans ses rapports avec les chemins de fer et la marine*, 1877.

Pour ces raisons, on doit considérer comme mauvaise et ne donnant aucune certitude toute méthode qui montre à l'examiné différentes couleurs ou des objets colorés en l'invitant à les dénommer. Toute méthode prétendant satisfaire toutes les exigences doit, en principe, se baser sur la comparaison entre les différentes couleurs et la recherche des confusions que commet un vicié entre plusieurs d'entre elles.

Il existe, pour l'étude des couleurs et des nuances, dans toutes les écoles maternelles et enfantines, des tableaux muraux édités par « les fils d'Émile Deyrolle » suivant la méthode de Mlle Matrat, inspectrice générale des écoles. Ces tableaux sont constitués par de simples carrés de papier colorés, collés sur carton.

Pour les raisons ci-dessus indiquées, les tableaux de Deyrolle, dont l'usage est cependant courant, même officiel, n'offrent aucune garantie. Nous avons donc procédé dans nos recherches par la méthode de différenciation et de comparaison. Nous avons eu recours aux laines colorées et à leur classement suivant les indications rendues classiques par Holmgren. Pour les enfants plus âgés, on peut également procéder par la méthode plus rapide et plus brillante des crayons colorés. On remet à l'enfant un choix assez complet de crayons de couleurs variées et on lui demande de marquer par un trait sur un papier les couleurs qui se ressemblent. On peut ainsi conserver la fiche chromatique de l'enfant.

L'éducation du sens chromatique chez les anormaux. — Dans un livre *Manuel pratique des méthodes d'enseignement spéciales aux enfants anormaux* [1] dont la lecture est très recommandée par le Dr Bourneville, les Drs Hamon du

---

1. *Manuel pratique des méthodes d'enseignement spéciales aux enfants anormaux* (Bibliothèque d'éducation spéciale), *Publication du Progrès médical*, Félix Alcan, éditeur, 1896.

Fougeray (du Mans) et L. Couëtoux (de Nantes) définissent ainsi les enfants anormaux : « Sous la dénomination d'en-« fants anormaux, on entend les enfants atteints de di-« verses infirmités, *portant soit sur les organes des sens*, soit « sur les centres nerveux, et produisant des modifications « variables dans leur développement physique, moral et « intellectuel. » Nous ne pouvions donc trouver, pour nos recherches, meilleur champ d'expérience.

Nous avons pu suivre ainsi et examiner 21 enfants anormaux. Sur ces 21 enfants, au moment du premier examen :

> 4 distinguaient *toutes* les couleurs ;
> 5 ne distinguaient que *quelques* couleurs ;
> 12 ne distinguaient *aucune* couleur.

Nos essais d'éducation du sens chromatique ont donc porté sur 17 sujets.

L'éducation a donné chez ces 17 sujets les résultats suivants :

> 6 résultats entièrement *favorables* ;
> 3 améliorations ;
> 8 résultats nettement *défavorables*.

Donc, première conclusion : *l'éducation du sens chromatique est possible, chez les enfants anormaux*. Dans quelles conditions ?

Parmi les 6 résultats favorables :

> 3 ne distinguaient au début que quelques couleurs ;
> 2 n'en distinguaient aucune.

Envisagés à ce même point de vue, les 8 résultats défavorables se répartissent ainsi :

> 1 ne distinguait au début que quelques couleurs ;
> 7 ne distinguaient aucune couleur.

De même pour les 3 améliorations :

> 1 ne distinguait au début que quelques couleurs ;
> 2 n'en distinguaient aucune.

De nos recherches, il ressort d'une manière générale qu'il

existe un certain rapport entre le développement intellectuel de l'enfant et le développement ou l'amélioration de son sens chromatique. Les anormaux de la première catégorie, ceux qui n'ont eu besoin d'aucune éducation, leur sens chromatique étant tout à fait normal dès le début, appartiennent à la classe des dégénérés à débilité mentale, « ces instruments, comme dit Marcé[1], auxquels il manque un certain nombre de cordes ». A part quelques rares exceptions, les éducables et les améliorables sont également surtout des enfants retardataires dont l'intelligence n'a pas encore subi son entier développement. Par contre, ceux qui ne sont susceptibles, malgré les plus patients efforts, d'aucune amélioration sont des infirmes mentaux, des dégénérés inférieurs, disons le mot des imbéciles. Faut-il nous en étonner ? Non, certainement. Chez ceux-là l'éducation est impossible, non pas parce que ces pauvres infirmes ne possédent pas une rétine normalement constituée au point de vue anatomique, mais parce qu'il leur manque le minimum d'intelligence nécessaire, pour leur permettre d'établir la différence entre les couleurs qu'ils voient, adapter le nom à la chose vue. Ainsi que l'a dit le philosophe A. Bain[2] : « Notre intelligence a pour limite absolue notre faculté de dis-« cernement.» Mais, comme le fait remarquer F. Holmgren[3]: « Si l'on considère le développement ou plus exactement « l'éducation du sens chromatique chez les enfants, on « remarque, que d'ordinaire, ils apprennent d'abord le nom « des couleurs, puis, ils arrivent à les appliquer avec jus-« tesse, pour marquer les qualités caractéristiques de « quelques objets connus, et enfin, ils perçoivent eux-« mêmes la qualité de la lumière, chose qu'on remarque

1. MARCÉ, *Traité pratique des maladies mentales.*
2. A. BAIN, *La science et l'éducation.*
3. HOLMGREN, De la cécité des couleurs dans ses rapports avec les chemins de fer et la marine, 1877.

« en les entendant donner leurs noms aux couleurs des
« objets qu'ils n'ont pas vus auparavant. »

Marie et Bonnet [1] dans leur ouvrage sur *la Vision chez les
idiots et les imbéciles*, ont étudié chez ces sujets le sens chromatique. Sur 44 examinés, ils n'ont pas trouvé l'achroma-
topsie. La cécité pour le violet est presque la règle et le
rouge est généralement reconnu. Nous avons nous-mêmes
constaté cette affection particulière de l'imbécile pour le
rouge. En voyant cette couleur, il pousse un cri de joie.
Mais est-ce bien là un signe particulier aux seuls anormaux
inférieurs ? Les hystériques ont une affection particulière
pour le rouge (amblyopie hystérique).

L'éducation du sens chromatique dans les écoles. — Au
sujet du sens chromatique, Truc et Chavernac [2] disent :
« Nous avons, à Montpellier, examiné 231 filles et 280 gar-
« çons, et nous n'avons rencontré aucune anomalie appré-
« ciable. Les cas de dyschromatopsie dans nos écoles
« restent donc exceptionnels ; nous pouvons même les con-
« sidérer en pratique comme absolument négligeables... »

Les résultats que nous avons recueillis sont sensiblement
concordants avec ceux obtenus par MM. le professeur
Truc et Chavernac. Sur une population scolaire totale de
787 élèves fréquentant les écoles primaires de Bègles
(Gironde) se répartissant ainsi : 399 garçons et 388 filles,
nous n'avons pas trouvé un seul cas marqué de dyschromatopsie. Mme la Directrice de l'école primaire de Bègles qui,
avant d'occuper son poste actuel, dirigeait une école maternelle nous disait à ce sujet : « J'ai instruit garçons et filles,
mais j'ai toujours été frappée par ce fait que la petite fille

---

1. MARIE et BONNET, *La vision chez les idiots et les imbéciles*, 1892, chapitre IV
p. 63-66.

2. TRUC et CHAVERNAC, *Hygiène oculaire et inspection des écoles*, 2e édition,
1911, p. 134.

apporte en naissant une connaissance des détails, des couleurs et des nuances que ne possède pas le garçon. » Deneffe [1] a fait même constatation : « Les chiffres établissent, dit-il, la grande supériorité de la femme », et il se demande : « Quelle est la cause de cette différence ? »

D'après cet auteur, « c'est dans l'éducation personnelle « et dans l'hérédité qu'il faut la chercher. Depuis les temps « préhistoriques, la femme, quel que soit le milieu social où « son activité s'exerce, s'intéresse à la couleur par le fait de « ses travaux, par les soins qu'elle apporte à sa toilette, à « sa coquetterie instinctive. Elle a, de temps immémorial, « étudié, appris l'harmonie des couleurs, et ce sens chroma- « tique qu'une éducation séculaire a sans cesse amélioré « se transmet dans sa perfection... »

Cette perfection du sens chromatique a cependant des degrés. Entre ne pas pouvoir séparer les couleurs primordiales constitutives du spectre et être incapable de saisir les nuances d'une même couleur, il y a un abîme... un abîme aussi profond que celui qui existe entre le sens musical de l'auditeur charmé par la douce cadence d'une valse et celui qui, artiste dans l'âme, savoure toutes les finesses d'une sonate de Beethoven. A. Bain [2] dit à ce sujet : « Nous avons « reçu de la nature une certaine faculté de discernement « pour chaque mode de sensibilité. Nous savons tout « d'abord distinguer, avec plus ou moins de délicatesse, les « perceptions fournies par la vue, l'ouïe, le toucher, etc., et « la délicatesse de chaque sens est bien loin d'être égale « chez différents individus. Telle est la première origine des « différences de caractère intellectuel et des goûts de ten- « dances variées que l'on remarque chez différentes per-

---

1. DENEFFE, De la perfectibilité du sens chromatique dans l'espèce humaine (*Annales d'oculistique*, t. CIX, 13e série, juin 1888, p. 248-261).
2. A. BAIN, *La science et l'éducation.*

« sonnes. » C'est là ce qui nous explique que le sens chromatique est perfectible. W. Preyer [1] dans un livre de profonde
observation psychologique, a cherché à apprécier à quel
moment l'enfant se trouve en état de distinguer les couleurs,
tout au moins le rouge, le jaune, le vert et le bleu. Ses observations sont des plus intéressantes. D'après Preyer, l'enfant
ne distingue pas les couleurs avant l'âge de 3 à 4 ans. Nous
avons également entrepris des recherches personnelles sur
les enfants confiés à l'école maternelle de Bègles. De ces
recherches, il résulte que l'enfant de 4 à 5 ans est très imparfaitement fixé sur les différentes couleurs ; mais, par l'exercice, il peut arriver rapidement à perfectionner son sens
chromatique. Il ne faudrait pas cependant, sur ce point,
poser une loi absolue. Le Dr Favre (de Lyon) [2] prétend que
la *cécité congénitale* des couleurs n'est pas incurable, et qu'on
peut y remédier au moyen d'exercices assidus et systéma-
tiques des couleurs. Avec Holmgren et Deneffe, nous pensons que cette opinion de Favre est exagérée et que les sujets améliorés n'étaient réellement pas viciés. Ainsi que le
dit Deneffe, « le daltonisme congénital produit par l'absence
« des éléments chromatiques ne peut être amélioré, ni
« guéri, malgré les efforts auxquels quelques-uns d'entre
« eux se sont livrés pendant des années... » Mais, à côté de
ces cas, liés à des altérations anatomiques congénitales, il
en est d'autres que l'éducation peut améliorer. Le sens chromatique est, chez chacun de nous, plus ou moins développé.
Certains perçoivent des nuances que d'autres ne perçoivent
pas. L'éducation est précisément susceptible de perfectionner notre sens chromatique. C'est dès le très jeune âge de
l'enfant qu'est éducable le sens chromatique, et nos programmes d'instruction modernes ne s'occupent guère de

1. PREYER, *L'âme de l'enfant*, traduction de Varigny.
2. FAVRE, *Recherches cliniques sur le daltonisme*, Lyon, 1874, p. 4.

cette éducation. A 3 ans l'enfant va à l'école, à l'école maternelle si vous voulez, mais c'est toujours à l'école. Ce mot est pernicieux. Il éveille aussitôt dans l'esprit des parents l'idée de l'instruction. Il faut que dès 4 ans M. ou Mlle Bébé sache lire, écrire et compter... Combien sont vraies et devraient être écoutées ces recommandations de J.-J. Rousseau : « La lecture est le fléau de l'enfance, et presque la « seule occupation qu'on leur fait donner. ;A peine à 12 ans, « Émile saura-t-il ce que c'est qu'un livre. Mais il faut bien « au moins, dira-t-on qu'il sache lire. J'en conviens : il faut « qu'il sache lire quand la lecture est utile, jusqu'alors elle n'est « bonne qu'à l'ennuyer. » L'éducation du sens chromatique appartient à l'enfance. Puisqu'on veut qu'il y ait école maternelle, qu'on inscrive cette éducation dans les programmes. On fera ainsi, n'en doutons pas, œuvre utile ; on fera de la bonne hygiène oculaire et en outre on décèlera les imperfections ignorées du sens des couleurs, on les améliorera par l'éducation. On contribuera même ainsi, pour une plus large part qu'on ne le suppose à l'éducation esthétique de l'enfant. Dans son essai de pédagogie expérimentale, l'*Éducation dès le berceau*, Bernard Perez [1] a écrit d'admirables pages sur le « beau visuel de l'enfant » : « L'agrément, la « beauté, dit-il, excitent, dès les premiers moments de la « vie, des impressions qu'éveillent les aptitudes tant phy- « siques et morales et intellectuelles. Ils stimulent de mille « façons à agir. Ce sont là des impressions qui ne peuvent « que favoriser, en bien ou en mal, le développement du « jeune être. Il importe donc de ne pas abandonner ces facul- « tés à elles-mêmes, de ne pas laisser au hasard à l'imprévu, « le développement du sens esthétique chez le nourrisson. « Il faut lui donner, dès le commencement, des aliments qui

---

1. Bernard Perez, *L'éducation dès le berceau. Essai de pédagogie expérimentale*, 1880.

« lui conviennent... » L'enfant de 3 ans ne peut encore apprécier la beauté picturale ou sculpturale ; l'image d'Épinal a, pour lui, plus d'attraits que la toile d'un grand maître, serait-elle la troublante Joconde ; mais la couleur l'attire. Cette couleur, il doit apprendre à la connaître, et cette connaissance sera pour lui, plus tard, essentielle dans le développement de son sens esthétique. Nous avons sur ce point une inégalité native qu'il « est très important de recon-« naître, dit A. Bain, avant de déterminer la tendance spé-« ciale que l'on doit donner à l'éducation d'un enfant... »

Cette éducation essentielle du sens chromatique pourrait être encore utilement complétée par l'éducation du sens de la perspective, de la profondeur et des formes.

Ne serait-ce donc pas suffisant pour l'instruction de l'école maternelle ?

Voilà donc fixé l'âge des premières études scolaires... Et voilà cet âge arrivé...

Que doivent être alors, pour répondre aux nécessités de l'hygiène de la vue, *les locaux et les travaux scolaires ?* Telle est la question que nous allons maintenant étudier, question primordiale, car, on ne saurait trop rappeler ce que disait Paul Bert aux instituteurs en septembre 1881 : « Il ne suffit « pas que l'école soit laïque, il faut encore qu'elle soit spa-« cieuse, hygiénique... »

Bâtiments et locaux scolaires. — La question a été très exactement mise au point dans le très remarquable ouvrage de MM. le professeur Truc et Chavernac sur *l'Hygiène oculaire et l'inspection des écoles.*

L'éclairage suffisant des locaux scolaires prime toutes les autres considérations ; car, « la fleur humaine, a dit Michelet, « est de toutes les fleurs celle qui aime le plus le soleil ».

Quel doit être l'éclairage minimum ? D'accord avec Javal

et les hygiénistes, M. le professeur Gariel [1] est d'avis que
« pour le travail des enfants l'éclairement doit être de 15 à
« 20 lux [2]. Il n'y aurait d'ailleurs, ajoute-t-il, aucun incon-
« vénient à ce que, d'une manière générale, et même dans
« ce cas, cette valeur fût notablement dépassée... »

Comment mesurer l'éclairement des locaux scolaires ? L'œil
est très mauvais juge dans ses appréciations directes, parce
que celles-ci sont variables suivant les sujets. Pour obtenir
des données précises, le recours à une instrumentation est
nécessaire. La *photométrie* a pour objet la mesure de cet éclairement. Les photomètres de Bertin-Sans basés sur la dia-
phragmation, de Weber, Javal, Landolt basés sur l'acuité
visuelle, scientifiquement exacts, ne sont pas applicables en
pratique. M. le professeur Layet (de Bordeaux) [3] a cherché
à utiliser le *radiomètre*, en comptant le nombre des tours de
l'appareil pendant l'unité du temps. Mais c'est encore là un
procédé inutilisable pour des examens nombreux et rapides
comme doivent être ceux de toutes les places de toutes les
salles d'une école. Le mieux serait évidemment de confier à
la lumière son enregistrement direct et comparatif. Crzellitzer, Andresen, Ruzicka ont tenté de mesurer l'éclairement d'après les effets de la lumière sur des papiers sensibles
photographiques ; mais les rayons jaunes qui impressionnent

1. Gariel, Valeur comparative des divers modes d'éclairage (*Société française d'ophtalmologie*, 1910).

2. Note. Nous rappelons que l'unité théorique d'éclairement est le *violle* qui
correspond à l'intensité lumineuse mesurée suivant la normale de la source
lumineuse constituée par 1 centimètre carré de platine au moment de la solidi-
fication. Mais en pratique l'étalon usité en France est la bougie décimale (1/20
de l'unité absolue au platine) ; elle est fournie par la bougie l'Étoile. On donne le
nom de *lumen* à l'unité qui mesure la quantité de lumière reçue par une surface
de 1 mètre carré uniformément éclairée par une source de une bougie décimale
placée à un mètre. Enfin, le *lux* est l'unité qui mesure l'éclairement produit sur
une surface carrée par un lumen.

3. Layet, Art. Ecoles, p. 242, in. *Dictionnaire encyclopédique des sciences
médicales* de Dechambre.

le plus la rétine, et dont dépend notre appréciation de l'éclairement, impressionnent bien moins que les rayons violets les papiers photographiques usuels ; aussi les tentatives de Crzellitzer, Andresen, Ruzicka n'ont-elles pas abouti à un procédé pratique. Nous avons nous-même entrepris des essais de même nature. Nous avons cherché à utiliser les papiers à impression lente sensibles aux rayons jaunes introduits depuis peu dans la pratique photographique. Les résultats que nous avons obtenus ne permettent pas de différenciations suffisamment tranchées pour être utilisables.

Aussi doit-on avoir encore recours à l'antique méthode basée sur l'emploi des milieux absorbants. A vrai dire, la méthode n'est pas parfaite ; peut-être ne donne-t-elle pas parfois une différenciation de détails suffisante ; mais en réalité, elle répond aux exigences de la pratique courante. Plusieurs appareils de ce principe ont été inventés par M. le professeur Imbert (de Montpellier), par Cohn, etc., mais le modèle du genre est celui qui a été imaginé par M. le professeur Truc. La description complète en est donnée dans les thèses de Cure, d'Espinouze (Montpellier), de Vernier (Nancy), dans l'*Hygiène oculaire et inspection des écoles* de Truc et Chavernac (*fig.* 14). Nous la résumons sommairement : l'appareil est constitué par un cadre mesurant $0^m,23$ sur $0^m,17$. Dans ce cadre se trouve un texte choisi répété cinq fois et recouvert successivement par une, deux, trois, quatre et cinq lames de verre ou de gélatine. Il en résulte que le texte recouvert par une seule lame demandera pour être lisible une quantité de lumière beaucoup moins considérable que celui qui est recouvert par plusieurs lames. Un petit cordonnet long de $0^m,23$, dont l'extrémité libre est maintenue contre l'apophyse orbitaire externe de l'observateur, est fixé sur l'un des côtés de l'appareil et règle la lecture des textes à la distance ordinaire du travail.

Ce photomètre est gradué par l'observateur lui-même

dans une chambre obscure, au moyen de la bougie l'Étoile prise comme étalon. On note sur le cadre le nombre de bougies-mètres nécessaire pour lire chaque paragraphe de texte.

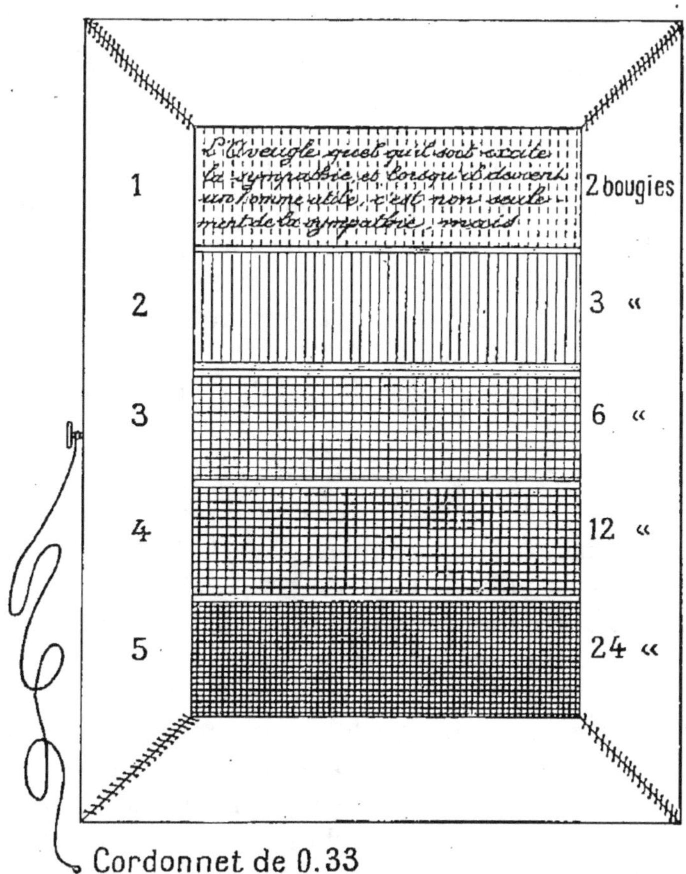

Fig. 14. — Photomètre du professeur Truc.

Cet appareil est utilisé à Montpellier par M. le professeur Truc et à Nancy par M. le professeur Rohmer. Nous l'avons utilisé également dans des recherches personnelles [1] que nous avons faites au lycée de Bordeaux. Il a donné toutes satisfactions et a permis d'obtenir des mensurations photométriques nombreuses, rapides et précises.

C'est ainsi que le professeur Truc a pu très nettement établir qu'à Montpellier, les écoles primaires et normales sont insuffisamment éclairées dans la proportion de 75 p. 100. De nos recherches personnelles basées sur 700 mesures photométriques, il résulte qu'au lycée de Bordeaux, les places les plus favorisées ont un éclairage maximum de 9 bougies, et que par ailleurs on tombe à une limite infime de 4 et même 3 bougies. Nous sommes loin, on le voit, des 15 à 20 lux exigés par Javal et Gariel.

L'éclairage tient à la situation, à l'orientation, à la disposition des bâtiments scolaires.

Nous allons examiner successivement ces différentes parties du problème.

Situation. — Il est nécessaire que l'école soit suffisamment éloignée des constructions voisines. Javal a fixé la distance de séparation au double de la hauteur des bâtiments voisins. Fuchs préconise en d'autres termes la même disposition : les maisons environnant les groupes scolaires ne s'élèvent pas à plus de 20° à 25° au-dessus de l'horizon. Mais Truc et Chavernac [2] ajoutent : « Dans quelques cas, faute d'une assez « considérable étendue de terrain, cette disposition est « irréalisable. On pourra alors avec profit employer la sui- « vante : l'école sera juxtaposée d'un côté au bâtiment voi- « sin, afin d'en éloigner le plus possible la façade, et le ter- « rain vide correspondant, avantageusement transformé en

---

1. L'éclairage du lycée de Bordeaux. Recherches de photométrie scolaire (*Gazette hebdomadaire des sciences médicales de Bordeaux*, mars 1913).

2. Truc et Chavernac, *Hygiène oculaire et inspection des écoles*, p. 53-54.

« cour ou jardin, sur lequel viendront s'ouvrir les fenêtres
« des diverses salles... »

Orientation. — Tous les points cardinaux ont eu leurs
chauds partisans et leur non moins tenaces détracteurs.
L'exposition ouest n'est cependant pas recommandée par
personne « elle donne beaucoup de chaleur et reçoit dans nos
régions des vents humides et violents ». L'exposition est se
combine le plus souvent avec des expositions nord et sud.
En France, Trélat s'est fait l'apôtre de l'exposition nord lui
reconnaissant les avantages « d'une lumière égale, diffuse,
sans rayons solaires directs, éminemment propre à l'exercice de la vision. Erismann, Gruber, Nusbaun, Javal ont
préconisé l'exposition nord-est ou nord-ouest. Par contre,
Arnould[1] recommande l'exposition sud. De tout ce qui précède, il résulte qu'on est dans l'impossibilité absolue de
formuler des règles générales d'orientation des classes. Même
dans chaque pays, les conditions sont essentiellement variables avec les régions. En France, en particulier, le relief
du sol crée des climats par trop différents, pour lesquels le
même cliché de construction scolaire ne peut être appli-
cable. Ce serait une grosse inconséquence que de vouloir
concevoir et imposer un type unique de classe, type modèle
qui se pourrait planter à tous les points cardinaux. Cependant d'après Truc et Chavernac, l'orientation au nord con-
viendrait mieux dans les régions méridionales. Dans les
pays froids et brumeux, on admettra l'exposition au midi.
Dans la zone très tempérée, on doit préférer l'orientation
diagonale est-ouest avec fenêtres au sud, sur cour ou jardin
avec grands arbres.

Disposition générale des locaux scolaires (orientation et
dimensions des baies, etc.). — Certains ont pu mettre en

1. *Congrès international d'hygiène*, à Nuremberg.

garde contre l'excès d'éclairage ; à vrai dire, l'inconvénient est exceptionnel, et c'est plutôt à son insuffisance qu'il y a lieu de remédier ; aussi peut-on dire, avec Javal, « il faut le plus de lumière possible ». « La Commission de l'hygiène de la vue dans les écoles », instituée par arrêté ministériel du 1er juin 1881, adoptant les conclusions de Javal, a fixé l'étendue de la plus petite portion du ciel qui doit être vue de la place la moins favorisée de toute classe et a décidé qu'un œil placé à la hauteur de la table doit voir le ciel dans une étendue verticale d'au moins 30 centimètres, comptés à partir de la partie supérieure de la fenêtre. Mais cela ne suffisait pas, et l'instruction ministérielle du 28 juillet 1882 a réglementé l'éclairage naturel des classes : « Les dimensions « des baies seront calculées de façon que la lumière éclaire « toutes les tables. La largeur des trumeaux sera aussi « réduite que possible. L'intervalle entre le haut de la « fenêtre et les plafonds sera d'environ 20 centimètres. Les « appuis seront taillés en glacis sur les deux faces et élevés « de 1m,20 au-dessus du sol. Lorsque l'éclairage sera unila- « téral, le jour viendra nécessairement de la gauche des « élèves, et les conditions suivantes sont exigées : 1º la hau- « teur de la classe devra être égale aux 2/3 environ de sa « largeur ; 2º des baies d'aération seront placées dans la « face opposée à celle de l'éclairage. Dans tous les cas, la « distance de la face ou des faces d'éclairage aux construc- « tions voisines ne sera jamais inférieure à 8 mètres. On ne « placera jamais de baies d'éclairage dans le mur qui fait « face à la table du maître, ni dans celui qui fait face aux « élèves. L'éclairage par un plafond vitré est interdit, les « châssis des fenêtres seront, dans le sens de la hauteur, « divisés en deux parties s'ouvrant séparément pour la « ventilation... »

L'*éclairage artificiel* est quelquefois nécessaire ; mais c'est un pis aller comme éclairage des locaux scolaires.

De Mets (d'Anvers) [1], au cours de ses recherches a constaté son influence néfaste : dans une école de filles où l'éclairement artificiel était usité pendant toute la journée, il a vu la myopie croître de classe en classe pour atteindre dans la section supérieure plus de 33 p. 100 des élèves. Arnould [2] ne prévoit l'éclairage artificiel que dans les salles d'étude. En aucun cas, on ne devrait y recourir dans les classes de jour ; dans celles-ci, les locaux devraient présenter une disposition permettant un éclairage naturel suffisant, même par un temps très sombre. Cependant que d'infractions à la règle ! Aussi faut-il le rendre aussi lumineux que possible. Ainsi que le font très justement remarquer Truc et Chavernac, il y a toujours dans les classes des places mal éclairées lorsque, par exemple, elles sont trop éloignées des sources lumineuses, ou bien quand la lumière se trouve derrière l'écolier. On a tenté de réaliser avec l'éclairage artificiel ce qui avait été fait avec la lumière du jour : l'éclairage unilatéral en disposant des foyers lumineux soit entre les fenêtres, soit sur le côté des tables. Ces essais ne donnèrent aucun résultat favorable. La meilleure disposition d'éclairage est celle établie au lycée Mignet, à Aix-en-Provence, par le Dr Dargelos. Par cet ingénieux dispositif, on réussit à projeter la lumière directement au plafond et à la diffuser également dans toute la salle. Des réflecteurs paraboliques en cuivre, bronzés à la face inférieure, argentés à la supérieure sont agencés sous les becs Auer de façon que le foyer incandescent se trouve au foyer de la parabole, l'appareil étant à 1^m,20 du plafond. D'après le Dr Dargelos, la lumière ainsi obtenue est « uniforme, douce, sans ombres, à clarté abondante donnant à la salle un aspect joyeux... »

---

1. DE METS, L'éclairage scolaire artificiel (*Revue internationale d'hygiène et de thérapeutique oculaire*, octobre 1910).

2. ARNOULD, *Nouveaux éléments d'hygiène. Hygiène scolaire. Les lycées*, p. 758.

Mobilier scolaire. — La formule « écriture droite, sur papier droit, corps droit » a fait fortune. Qu'il y ait ou non avantage à préférer l'écriture droite à l'écriture penchée, c'est là une question qui sera ultérieurement discutée ; mais, il est certain, — et sur ce point tous les hygiénistes sont d'accord — que la bonne position de l'écolier pendant le travail de la lecture et de l'écriture est une des premières conditions à obtenir. Le Dr Bourgeois (de Reims) disait avec juste raison à la *Société française d'ophtalmologie en* 1905 : « On ne peut exiger une bonne attitude de l'écolier, si on ne « lui fournit pas le moyen d'avoir cette attitude ; et le seul « moyen, celui pour lequel les hygiénistes luttent depuis « tant d'années, c'est le meuble scolaire adapté à la taille de « l'enfant... »

Le mobilier scolaire devient donc de ce fait de première importance ; et il est malheureusement à constater combien on s'en inquiète peu. Dans les familles, même les plus aisées, l'enfant lit, écrit, prépare ses devoirs, étudie ses leçons sur une table quelconque, un bureau non approprié à sa taille. Uffelmann a tracé du travail scolaire familial ce saisissant tableau : « Il y a beaucoup d'enfants qui font leurs devoirs « écrits à l'appui de la fenêtre, dont la faible largeur les « force à placer le cahier obliquement, tandis que la proxi- « mité du mur gêne les genoux de l'enfant et le force à se « placer obliquement. Quand le fait se renouvelle journelle- « ment, et c'est le cas d'un grand nombre d'écoliers, il y a là « une cause d'affection scoliotique encore plus dangereuse « que la défectuosité de l'attitude pour écrire. Il en est de « même de l'habitude de faire les devoirs en d'autres « endroits mal appropriés pour cela, par exemple sur une « commode, sur un sopha, sur une table ronde (de salle à « manger) ou même sur une chaise devant laquelle l'enfant « est assis sur un tabouret. »

Le professeur Combe (de Lausanne) exprime la même

opinion : « ... La position debout, écrit-il, offre des dangers
« d'autant plus considérables que le maître n'a aucun
« moyen de prévoir le moment où la fatigue commence,
« moment qui arrive excessivement vite... »

Dans la famille, passe encore, pourrait-on dire à son
excuse : elle pèche généralement par ignorance. Mais à
l'école publique, la situation n'est guère meilleure : le mobilier scolaire semble être un défi jeté au bon sens et à l'hygiène publique.

En 1878, de Bagnau [1] disait : « Ce qui n'est pas douteux,
« c'est que si tous les écoliers heureusement ne sont pas
« voués à sortir de l'école contrefaits ou myopes, il y en a
« beaucoup qui n'échappent pas aux dangers des tables
« mal disposées.

« Il est donc indispensable que les tables soient vraiment
« faites pour l'usage auquel elles sont destinées ; il faut à
« tout prix proscrire celles qui sont reconnues défectueuses.

« Construire une table et un banc tels qu'un enfant puisse
« s'y asseoir commodément et sans danger pour sa santé,
« afin de lire et d'écrire tour à tour et simultanément pen-
« dant la durée d'une classe, cela semble au premier abord
« une chose bien simple ; et cependant on peut dire que cette
« chose n'est encore réalisée nulle part. »

Une circulaire de M. le Ministre de l'Instruction publique
aux recteurs, en date du 1er janvier 1874 constate que les
étudiants sont placés dans les facultés dans des conditions
défavorables à l'hygiène. En 1898, le Dr Riant fait même
constatation : « Nos facultés elles-mêmes, écrit-il, présentent
« la preuve de l'indifférence la plus absolue à tous ces points
« de vue (bancs et tables). » Mais l' « adjudication est plus
puissante que tous les ministres » ajoute très judicieusement

---

1. DE BAGNAU, Conférence aux instituteurs des départements délégués à
l'exposition universelle de 1878.

notre éminent confrère le Dr Rolland (de Toulouse) en 1908 :
« Elle continue à meubler les facultés de moules à myopes
« et à bossus. »

Aussi, le premier Congrès d'hygiène scolaire tenu à Paris,
le 1er novembre 1903 a-t-il adopté le vœu suivant, qui bien
entendu, est demeuré sans effet :

« ... Considérant que les attitudes vicieuses, pendant les
« leçons d'écriture sont dangereuses pour le développe-
« ment physique de l'enfant, pour sa poitrine, pour sa
« vue, etc.

« Que les mobiliers défectueux fournis par les municipa-
« lités aggravent ce danger,

« Le Congrès émet le vœu :

« ... Que les municipalités soient mises en demeure de
« fournir des mobiliers conformes à l'hygiène. »

Des attitudes défectueuses des écoliers. — De Bagnau [1] les a
merveilleusement décrites : « Avec ce mobilier (celui géné-
« ralement en usage), l'enfant assis n'a aucun point d'appui
« en dehors de la planche étroite sur laquelle il repose ; au
« bout de peu de temps, il ne pourra plus s'y tenir droit :
« séparé du pupitre par un large intervalle, pour y chercher
« un appui il s'avancera au bord du banc, se penchera en
« avant, élèvera ses coudes presque au niveau de ses épaules
« afin de les poser sur la table, puis, sa tête n'étant plus sou-
« tenue, il l'appuiera sur ses deux poings réunis sous le
« menton : alors l'épine dorsale est courbée en avant et les
« deux épaules sont relevées au niveau des oreilles, et, pour
« que la tête reste à peu près droite, le cou violemment
« repoussé en arrière est comme brisé ; l'œil enfin ne se
« trouve plus qu'à 15 centimètres du pupitre, voilà pour la
« lecture (*fig.* 15).

« S'agit-il d'écrire, l'enfant va encore s'avancer au bord

1. *Loc. cit.*

« du banc, et, afin de ne pas glisser à terre, cherche un sou-
« tien sur la table. Mais pour écrire, il faut que les mouve-
« ments du bras droit restent libres : tout le poids de la par-
« tie gauche de son corps va donc se porter sur le bras
« gauche, le coude et l'avant-bras posés sur le pupitre,
« l'épaule gauche relevée et la droite abaissée, et, comme
« une telle posture n'est pas tenable longtemps, peu à peu

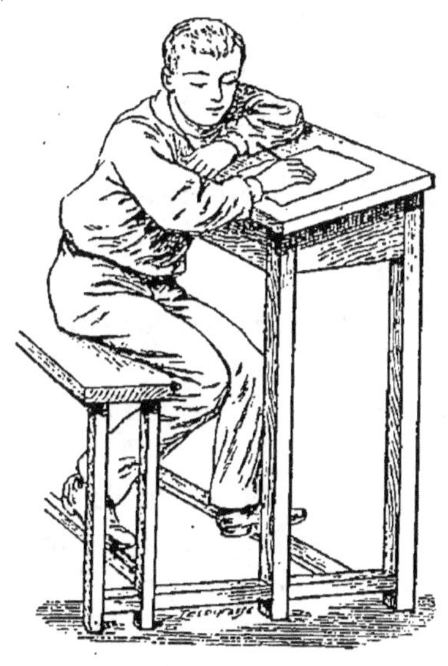

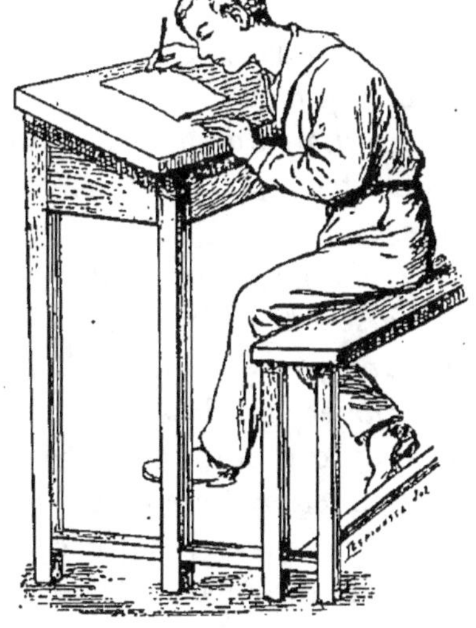

FIG. 15.   FIG. 16.

« le coude et l'avant-bras gauche s'avanceront sur le pu-
« pitre, et la tête se renversera sur l'épaule gauche et en
« même temps le cou se tordra vers la droite pour que le
« regard puisse encore rencontrer le cahier posé sous la
« main droite.

« Dans cette position les vertèbres lombaires seront incli-
« nées en avant, les dorsales portées à gauche et les cervi-
« cales renversées à droite, la colonne vertébrale formera

« presque un Z renversé, et l'œil se trouvera à peine à 15 cen-
« timètres du cahier.

« Il arrivera encore que l'enfant posera son cahier en tra-
« vers de la table, et, se tournant complètement de côté, ne
« sera plus assis que sur la cuisse gauche : pour écrire, il por-
« tera tout l'avant-bras sur le pupitre et alors le poids
« entier de son corps incliné en avant et renversé à gauche
« sera soutenu par la cuisse gauche sur laquelle il appuiera
« le coude gauche, la main du même côté étant accrochée
« par les doigts à l'aide de la table sur le bord du
« cahier.» (*fig.* 16).

Constitution du mobilier scolaire. — Le mobilier scolaire
est constitué par deux éléments principaux : la *table* et
le *banc*.

La *table* présente à considérer sa *hauteur*, sa *largeur*,
l'*inclinaison de la tablette*.

Le *banc* présente à considérer sa *largeur*, sa *profondeur*,
sa *hauteur* et son *dossier*.

Mais ce qui importe surtout ce sont les *rapports de la
table et du banc*, leur *distance* et leur *différence*. On appelle
distance l'écart horizontal de la table et du banc. La *différence* est le rapport vertical entre le dessous du bord postérieur de la tablette à écrire et la partie du dessus du siège
située verticalement au-dessous.

Ces données nous étant connues, nous allons rechercher
*les conditions que doit remplir le mobilier scolaire pour satis-
faire aux nécessités de l'hygiène oculaire.*

*Le mobilier scolaire doit être proportionné à la taille des
élèves.* La table-banc doit s'accommoder à l'enfant et non
l'enfant à la table-banc. Or, dans la plupart des écoles de
France et de l'étranger, il n'est tenu aucun compte de cette
condition essentielle.

La *hauteur du siège* au-dessus du sol ou d'un appui-pied
spécial doit être égale à la longueur mesurée de la planche

du pied au pli des jarrets des élèves (ce qui représente à peu près les 2 /7 de la taille des sujets).

La *différence* est exacte quand la longueur AB (*fig.* 17 et 18) est égale à la distance CS qui sépare le dessous du coude C de la partie du dessus S du siège située verticalement au-dessous du coude quand AB = CS.

Sans la différence exacte, le siège est trop haut ou la table trop basse, ou bien encore le siège est trop bas et la table trop haute.

Rolland (de Toulouse) [1] qui a

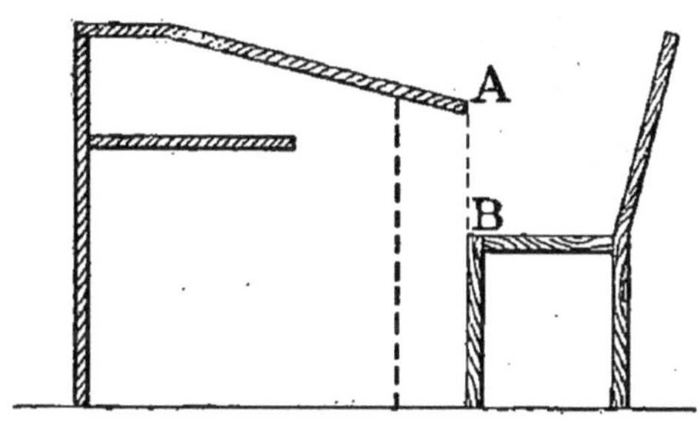

FIG. 17.

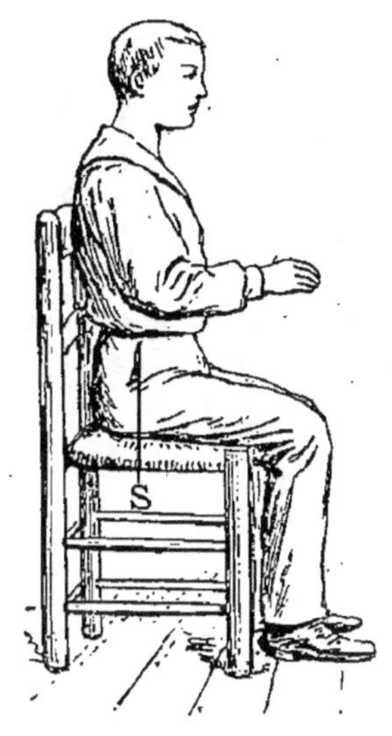

FIG. 18.

très bien établi ces notions en a fait ressortir toutes les conséquences.

Dans les deux premiers cas (siège trop haut ou table trop basse), l'écriveur, le liseur, enfant ou adulte, fléchit graduellement ou brusquement la tête en avant, perd l'équilibre statique, cherche instinctivement un point d'appui, le prend sur ce qu'il trouve devant lui — la table — et y pose un coude ou les deux coudes (*fig.* 19-20–21-22-23). Dans l'appui sur un coude comme dans l'appui sur les deux coudes, pour

1. Prévention et cure par l'hygiène de la myopie, des déviations de la taille et autres accidents du travail de près (*Bulletin oculistique*, mai 1908).

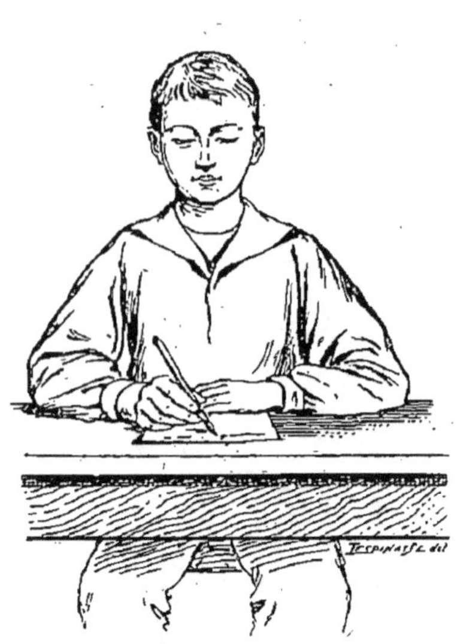

Fig. 19.

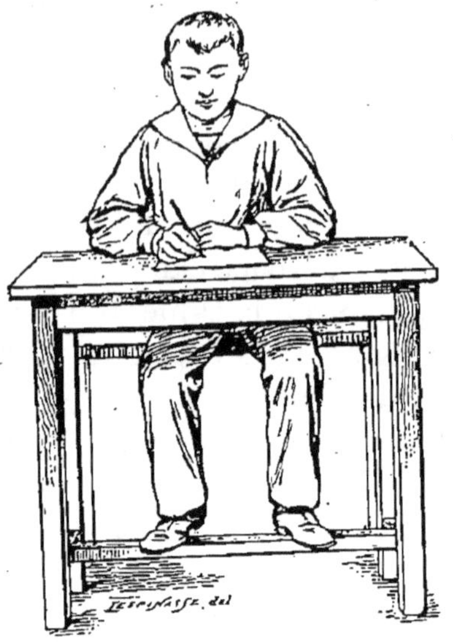

Fig. 20.

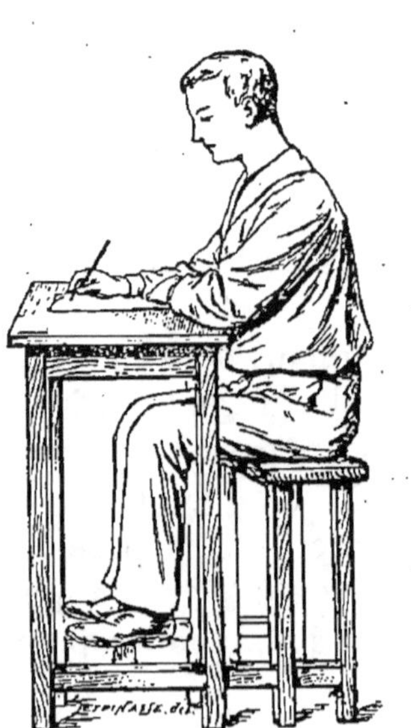

Fig. 21.

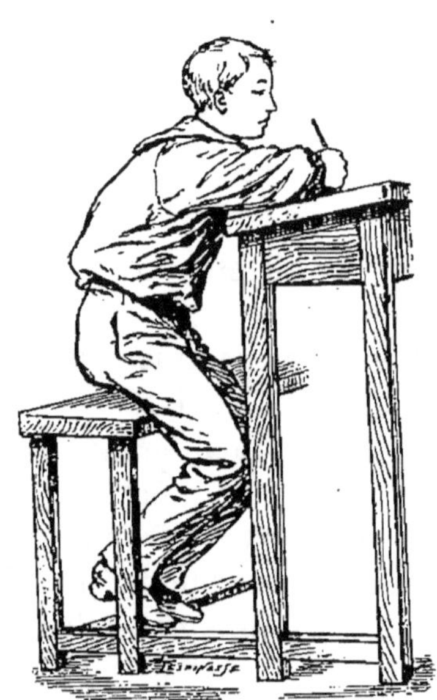

Fig. 22.

les *yeux*, le résultat est le même. Il y a *flexion de la tête* de l'écriveur, du liseur et ses conséquences : *excès de rapprochement* des yeux viseurs de l'objet visé, et, par suite, saccades, variations, excès d'accommodation, spasme du muscle ciliaire (myopie dynamique), variations, excès de convergence, surmenage des muscles obliques, augmentation de pression intraoculaire, dilatation antéropostérieure de l'œil (myopie axile).

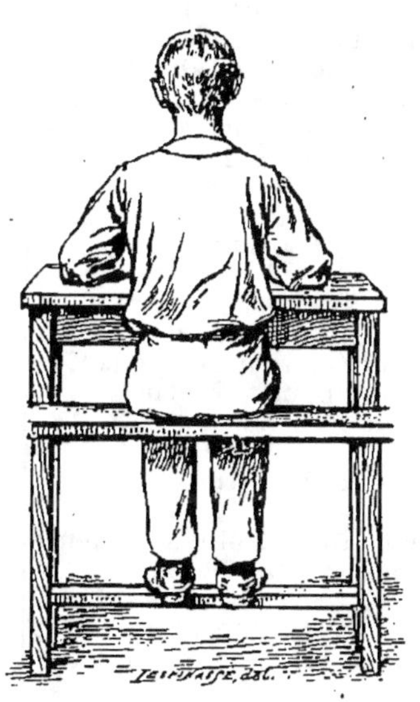

Pour bien faire, chaque enfant devrait avoir sa table-banc ; mais, en pratique, cela n'est pas possible ; car, chaque année et même plusieurs fois par année, il faudrait modifier le mobilier. A l'étranger, on a tenté de faire usage de tables-bancs à distances variables (table-banc Moss en Suisse, Liebreich en Angleterre, etc.) permettant à chaque instant, à l'aide de glissières et de vis, l'adaption individuelle de l'enfant. Mais ces appareils sont coûteux ; ils se dérangent

Fig. 23.

facilement, exposent les enfants à se pincer les doigts. Aussi a-t-on dû se résoudre à des moyennes ; on a constitué des tables fixant les distances suivant les tailles. Cardot a établi 5 grandeurs ou types de tables-bancs pour 5 tailles différentes.

TYPES DE TABLES-BANCS TAILLES CORRESPONDANTES (en centimètres)	I 100 à 110	II 111 à 120	III 121 à 135	IV 136 à 150	V 150 et +
1° TABLE	m	m	m	m	m
Hauteur au-dessus du sol......	0.44	0.49	0.55	0.61	0.70
Largeur d'avant en arrière....	0.35	0.37	0.39	0.42	0.45
Longueur pour la table-banc à une seule place............	0.55	0.55	0.60	0.60	0.60
Longueur par place d'enfant pour la table-banc à 2 places	0.50	0.50	0.55	0.55	0.55
Soit pour les deux places.......	1.00	1.00	1.10	1.10	1.10
2° BANC					
Hauteur au-dessus du sol.....	0.27	0.30	0.34	0.39	0.45
Largeur d'avant en arrière	0.21	0.23	0.25	0.27	0.30
Longueur (banc à une place)...	0.50	0.50	0.55	0.55	0.55
Longueur (banc à 2 places)....	0.45	0.45	0.50	0.50	0.50
Soit pour le banc double......	0.90	0.90	1.00	1.00	1.00
3° DOSSIER					
Hauteur de l'arête supérieure au-dessus du siège.........	0.19	0.21	0.24	0.26	0.28
Longueur égale à celle de la table-banc à une place......	0.50	0.50	0.55	0.55	0.55
Et pour la table-banc à 2 places.	0.90	0.90	1.00	1.00	1.00

En France, le ministère de l'Instruction publique, par son instruction du 18 janvier 1887 et sa notice du 1er juillet 1906, conseille également cinq types différents de tables-bancs, mais peu d'écoles possèdent ces cinq types.

Plus récemment, *The Hygienic School furniture C°* a augmenté les détails de classification ; son tableau répartit en quinze groupes les tailles des écoliers. (V. tableau p. 130)

Ces données théoriques étant connues, quel est le meilleur modèle de mobilier scolaire ?

Les modèles sont nombreux. Suivant les indications précédentes, ils peuvent se diviser en deux groupes : 1° à distance invariable ; 2° à distance variable. Nous ne pouvons pas tous les décrire. Nous nous contenterons d'en représenter un type le plus communément en usage puisé dans l'album ministériel (*fig.* 24).

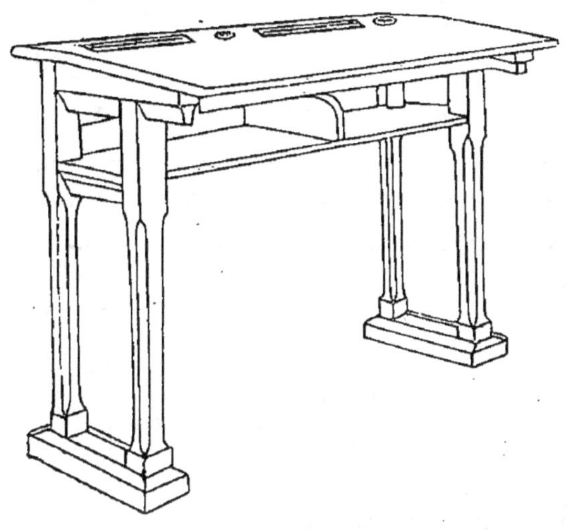

FIG. 24.

Cette table et ses congénères méritent, ainsi que le dit justement Rolland (de Toulouse), l'épithète d'*anachronisme* que leur a donnée le professeur Pinard [1] ; elles constituent un *péril social* et « devraient alimenter le feu » [2].

Mais, le meilleur modèle, celui qui paraît répondre à tous les desiderata, à toutes les exigences de l'hygiène oculaire a été ingénieusement imaginé par notre confrère le Dr Rolland (de Toulouse). Il porte le nom d'optostat intégral. Le professeur Panas [3] le déclare « un moyen hygiénique de premier

1. PINARD, Discours de distribution des prix, 31 juillet 1903.
2. Mme KERGOMARD, *Dépêche de Toulouse*, 27 mai 1903.
3. PANAS, Rapport sur l'optostat intégral du Dr Rolland (de Toulouse) (*Bulletin de l'Académie de Médecine*, 22 janvier 1901).

NUMÉROS D'ORDRE	I	II	III	IV	V	VI
Taille de.......... Des élèves à.......	1 m. $1^m,05$	$1^m,05$ $1^m,15$	$1^m,10$ $1^m,15$	$1^m,15$ $1^m,20$	$1^m,20$ $1^m,25$	$1^m,25$ $1^m,30$
Hauteur du pupitre.	0,50	0,518	0,5375	0,555	0,575	0,5935
Hauteur de la chaise.	0,275	0,2875	0,30	0,3125	0,325	0,3375
Largeur du siège...	0,225	0,231 1/4	0,24	0,246	0,256	0,26 1/4

Le mobilier scolaire est ainsi réparti par classes; les plus petits modèles sont placés dans les classes inférieures, les plus grands dans les supérieures. MM. le Professeurs Truc et Chavernac (1) font très justement observer à ce sujet que « cette répartition « n'est logique qu'en apparence, car l'instruction des « élèves n'est pas en rapport avec leur taille, et tel « enfant de première classe, plus petit qu'un autre « de troisième, est assis devant une table trop haute « pour lui ». MM. Truc et Chavernac proposent de remédier à cet état de choses en tenant compte de quelques principes fondamentaux :

1° Répartition individuelle, selon la taille des élèves du mobilier existant.

2° Constitution de douze types de tables-bancs, à dimensions différentes. Ils ont établi à ce sujet un tableau de répartition basé sur les données fournies par les divers auteurs de projets de mobiliers scolaires et sur les résultats de leurs recherches personnelles.

On pourrait d'ailleurs, pour les vieux mobiliers, réduire ces douze types à quatre, cinq ou six.

3° Tables-bancs à une ou deux places seulement.

4° Inclinaison de 15° et distance de la table au banc négative d'au moins $0^m,04$.

5° Dans les écoles maternelles, la table–banc peut sans inconvénient recevoir huit élèves et la distance être nulle ou légèrement positive.

6° Banc d'appui pour les pieds ou mieux encore, planchette d'une largeur égale à la longueur des chaussures.

1. Truc et Chavernac. *Hygiène oculaire* et *Inspection des écoles*, p. 78.

RÉPARTITION

TYPES	ÉCOLES MATERNELLES
I	Classe des petits
II	Classe des grands
III	
IV	
V	
VI	3e classe
VII	2e classe
VIII	1re classe
IX	
X	
XI	
XII	

VII	VIII	IX	X	XI	XII	XIII	XIV	XV
1^m,30 1^m,35	1^m,35 1^m,40	1^m,40 1^m,45	1^m,45 1^m,50	1^m,50 1^m,543	1^m,543 1^m,593	1^m,593 1^m,643	1^m,643 1^m,693	1^m,693 et au-dessus
0,6125	0,63	0,65	0,66870	0,687	0,7062	0,7225	0,7387	0,76 1/4
0,35	0.3625	0,3755	0,3875	0,40	0,4125	0,425	0,4375	0,45
0,27	0,278	0.2875	0,29375	0,303	0,309	0,325	0,325	0,334

DES TYPES DE TABLES-BANCS D'APRÈS TRUC ET CHAVERNAC

ÉCOLE PRIMAIRE		ÉCOLE PRIMAIRE SUPÉRIEURE		ÉCOLE NORMALE		LYCÉES, ARTS et MÉTIERS, etc...	ÉCOLES SPÉCIALES SAINT-CYR, POLYTECHNIQUE, etc.
Filles	Garçons	Filles	Garçons	Filles	Garçons		
						Cl. enfantine	
						9^e	
						8^e	
5e cl.						7^e	
4e cl.	5e cl.					6^e	
4e cl.						5^e	
3e cl.	4e année					4^e	
2e cl.	3e année	4e année				3^e	
	1e cl.	2e année	3e année			Seconde	
		1re année	2e année			Rhétorique	
			1re année			Philosophie	

ordre à opposer à la myopie » et le juge capable de « conjurer le fléau de la jeunesse studieuse et de tous ceux qui sont appelés à un travail appliqué de près ».

L'optostat intégral du Dr Rolland est un appareil mécanique formé par la réunion de *dix* organes, ou aides rationnels du liseur et de l'écriveur, dont la combinaison, l'action synergique, suppriment toutes les circonstances qui, dans le mobilier familial et scolaire ancien, provoquent, entretiennent et aggravent l'attitude vicieuse que tous les écoliers ont tendance à prendre pendant le travail appliqué de près.

Le Dr Rolland en donne la description suivante : les circonstances qui dans le mobilier ancien provoquent, entretiennent l'attitude vicieuse étant objectives et subjectives, les organes de l'optostat intégral qui les suppriment ou les interdisent sont *objectifs* et *subjectifs* (*fig.* 25).

Les organes *objectifs* procurent la possibilité de *poser* et de *maintenir* réellement et constamment pendant le travail de près (lecture, écriture) l'*objet visé* (livre, cahier) dans la position réputée la moins capable de provoquer la flexion de la tête en avant, et par elle l'excès (moins de 35 centimètres) de rapprochement des yeux viseurs de l'objet visé.

Ces organes objectifs permettent :

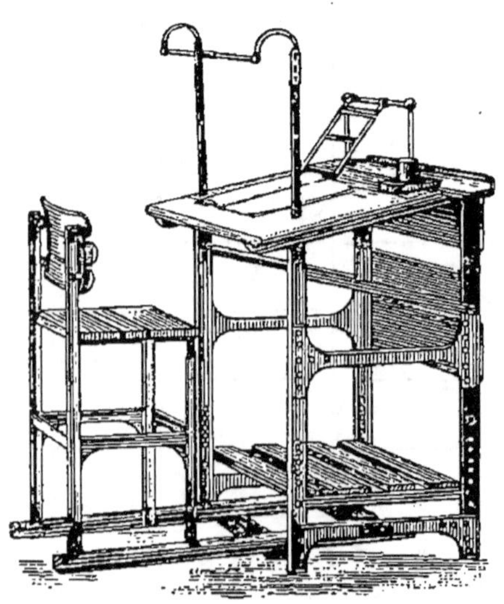

FIG. 25. — Optostat intégral du Dr Rolland.

1º L'écriture *isolée* en position normale ;

2º La lecture *isolée* en position idéale ;

3º L'écriture et la lecture simultanées.

Ces organes *objectifs* sont au nombre de quatre :

I. — Une *tablette à écrire*, inclinée, large, sans rebord fixe, à une ou deux places, mais de préférence à une place.

II. — Un *chevalet porte-livre*, plus incliné, mobile sur un rail et culbutant.

III. — Un *encrier à la portée de la main*, même des bras les plus courts.

IV. — Un *bâti-soulènement de table* à écrire, sans tiroir, sans casier horizontal, la maintenant à une hauteur grande et constante.

Les organes *subjectifs* sont au nombre de six :

I. — Un *appui-pieds*, large, surélevé au-dessus du plancher qu'on peut fixer à la hauteur qu'exige la longueur des jambes de chaque écolier.

Rien n'est plus fatigant, en effet, que la position assise, si les pieds ne reposent pas sur un point d'appui d'une hauteur proportionnée à la longueur des jambes. Si l'appui-pieds est trop bas, les jambes sont ballantes, s'appuient de tout leur poids sur le creux poplité, ce qui cause un agacement bientôt intolérable, l'enfant cherche à l'éviter en glissant en avant, ce qui l'empêche de conserver la position « tête et corps droits ». Si l'appui-pieds est trop haut, les cuisses s'appuient sur le ventre et les jambes sont coudées à angle aigu. Pour éviter cette position très fatigante, l'enfant étend les jambes et se prive ainsi du point d'appui que les pieds à plat lui procurent.

L'appui-pieds de l'optostat intégral empêche tous ces inconvénients.

II. — Un *optostat*. C'est la partie essentielle de l'appareil. Il est formé par :

1º Une *barre métallique* (garnie en son milieu d'un tube de caoutchouc très court) *horizontale*, un peu moins longue que la tablette à écrire, parallèle à son bord postérieur, en avant (6 centimètres) duquel elle est maintenue ;

2º Par deux supports verticaux métalliques gradués, percés d'un nombre de trous équidistants qui permet de placer et de fixer la barre horizontale au niveau du tiers inférieur du front et en avant ;

3º Par deux boulons à oreilles qui, en traversant le trou percé en haut de chaque pied postérieur (fer à T) du bâti-soutènement et ceux des supports gradués qu'indique la hauteur du tiers inférieur du front de l'écolier assis sur sa chaise exactement différenciée et regardant avec ou sans verres correcteurs un objet placé à 2 mètres au-dessus du sol et distant de son front de 5 mètres,

L'optostat ainsi agencé, bien réglé est :

1º Un metteur ordinaire constant, rapide, automatique ;

2º Un *arrière-œil* permettant :

a) De placer et de maintenir, pendant toute la durée normale du travail de près, les yeux également situés à une distance de 35 centimètres (minimum) de l'objet visé, livre, cahier, etc. ;

b) A l'écolier myope de porter sans dangers des verres correcteurs ;

3º Un *appui-tête* diminuant et par suite retardant la fatigue des muscles de la nuque, du dos et des lombes ;

4º Un *avertisseur automatique*.

III. — Une *chaise différentiable* donnant la « différence » exacte, en s'adaptant à la taille de chaque écolier, soit par le raccourcissement de ses quatre pieds droits, soit par leur allongement et leur raccourcissement à l'aide de quatre graduateurs différentiels.

IV. — Un *siège* plat, proportionné à la longueur des cuisses, à bord antérieur arrondi et maintenu en « distance nulle » ou légèrement négative.

V. — Un *dossier rénal rachiformel*, permettant au liseur et à l'écriveur de « ceindre ses reins ». C'est un dossier rénal, bi-incliné et droit qui empoigne vigoureusement l'écolier par la taille, se moule sur ses « reins », en garnit le creux, les étaye, les cale, les soutient, diminue la fatigue de l'écolier, retarde sa chute en *attitude vicieuse*.

VI. — Des *semelles-arrêtoires à coulisse*. — Telle était

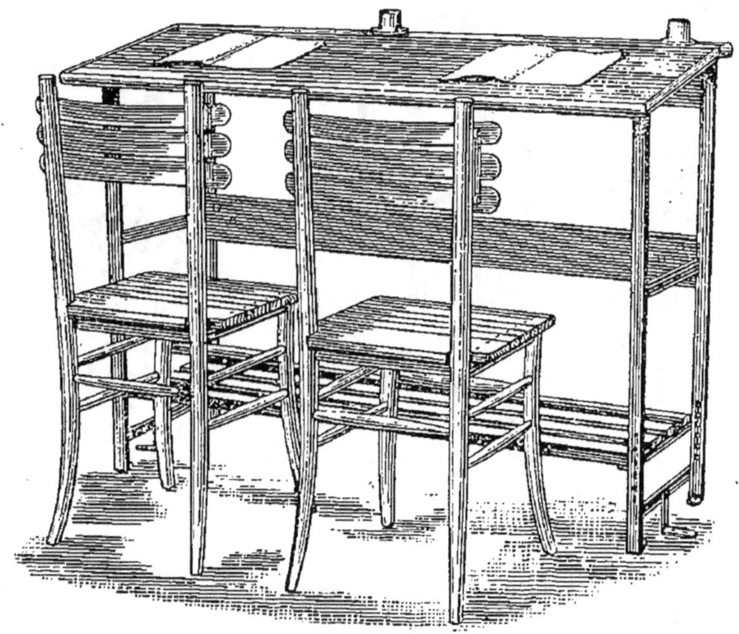

FIG. 26.

la description primitive du mobilier scolaire du Dr Rolland. L'inventeur a, depuis ses débuts, apporté à son matériel des modifications heureuses. Il l'a adapté à tous les âges. L'*oplostal intégral* ne convenait pas en effet aux yeux des élèves grands ou moyens dont les anciens errements du mobilier antiphysiologique avaient compromis

la vision. Pour eux, le Dr Rolland a complété son idée géniale de l'optostat intégral dont il construit trois grandeurs,
ou types, par la création d'une table *dite SPO sériée (fig.* 26-
27) en trois grandeurs ou types, à une ou deux places,
agissant synergiquement avec une ou deux *chaises serielles.*

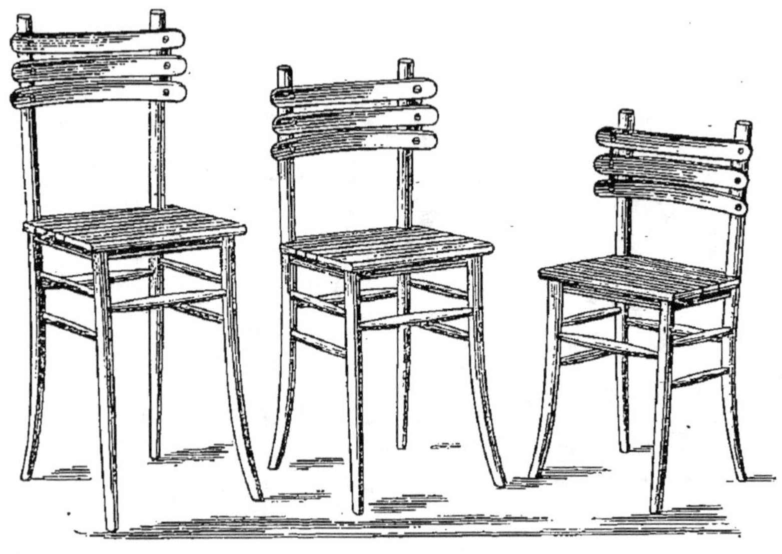

FIG. 27.

Ces chaises sont maintenues en distance nulle par des se-
melles arrêtoires.

Le mobilier du Dr Rolland devient ainsi par cet ensemble
le mobilier véritablement rationnel dont on ne saurait trop
recommander l'emploi.

LA LECTURE. — TYPOGRAPHIE ET HYGIÈNE OCU-
LAIRE. — La lecture est, de nos jours, une nécessité
sociale. On lit et on lit beaucoup. L'enfant, souvent à
un âge trop tendre, épelle son alphabet, plus tard l'écolier
studieux déchiffre, avec des efforts exagérés d'accommoda-

tion, l'élégante locution latine finement, trop finement imprimée dans le Quicherat ; plus tard enfin au bas de la courbe de la presbytie, la bonne grand'mère, abritée derrière ses épaisses lunettes convexes, implore dans son livre d'heures la miséricorde divine. Et dans la vie courante grand encore est le surmenage visuel que nécessite la lecture. Au sortir de l'atelier, l'ouvrier se renseigne dans le journal de son choix, reflet de ses opinions personnelles, sur les événements politiques et les débats parlementaires ; après les assauts bruyants de la Bourse, le coulissier cherche dans les « cours » de sa feuille quotidienne les indications qui le conduiront à la fortune ou à la ruine. Les classes populaires ont leur littérature ; la gentille midinette charme ses loisirs par le roman du jour, et la détestable concierge ne manque pas le moindre détail du feuilleton à la mode ; le voyageur n'admire plus, tranquille, le paysage qui devant ses yeux se déroule : dans le coin du compartiment où il s'assied à l'aise, il lui faut à la main la dernière nouveauté du livre qui fera filer, plus rapide, le temps qui passe pour ne plus revenir.

La lecture est le premier but de la scolarité ; elle se continue dans la vie. Aussi serait-ce faire une étude incomplète que de la limiter aux livres scolaires. La diversité considérable des travaux d'imprimerie nous indique suffisamment que la question est autrement complexe. Nous ne prétendons pas diminuer, même dans la plus faible mesure, l'importance considérable de la surveillance des livres scolaires ; nous nous garderons de négliger cet important côté de la question ; mais nous pensons aussi que cette étude ne doit pas demeurer ainsi restrictive. Nous devons successivement examiner tous les modes de publications, depuis le journal quotidien jusqu'au livre à édition de luxe, en passant par le manuel scolaire, le bréviaire de piété et même la feuille musicale.

HISTORIQUE.—En 1879, dans la *Revue scientifique*, Émile Javal attira l'attention des pédagogues sur la typographie défectueuse des livres scolaires. A la suite de cette communication, M. le ministre de l'Instruction publique chargea une commission, dont M. le professeur Gariel fút nommé rapporteur, de proposer les mesures propres à diminuer les progrès de la myopie dans les écoles. En même temps une commission composée de MM. Giraud-Teulon et Maurice Perrin, rapporteur examina le travail de Javal (23 mars 1880). En 1884, d'autres commissions furent instituées. Les travaux de Javal eurent à l'étranger un grand retentissement, et dans une communication à la treizième réunion des médecins allemands (18 septembre 1880), H. Cohn étudia la « typographie et les progrès de la myopie ». Depuis cette époque, à l'occasion d'un travail de M. le professeur Truc à la Société française d'ophtalmologie (1-4 mai 1905) sur la « pratique et les résultats de l'inspection oculistique des « écoles de Montpellier », M. Parent fit remarquer que la « forme des caractères d'impression a une grande impor- « tance sur la production de la myopie ». Les travaux de Javal ont été réunis dans un livre admirable: *la Physiologie de la lecture et de l'écriture* (Félix Alcan, éditeur, 1905).

Enfin, signalons la technique du livre *Typographie. Illustration. Reliure. Hygiène par Albert Maire, bibliothécaire de l'Université de Paris*, 1908.

Notions élémentaires de typographie [1]. — Ces notions sont nécessaires à la compréhension de notre sujet. L'unité de mesure en typographie est le *point* dont la valeur, rapportée

1. Pour mener à bien ces recherches, j'ai dû pendant plusieurs mois me soumettre à un véritable apprentissage de la typographie. Je remercie très sincèrement mon excellent camarade de lycée et ami Paul Berthelot, secrétaire de la rédaction des journaux *la Gironde* et *la Petite Gironde* ; M. Xavier Valentin, de l'imprimerie Destout aîné (de Bordeaux), M. Claverie, prote de *la Petite Gironde*, qui, avec une extrême obligeance, m'ont initié aux secrets de leur profession et m'ont aidé de leurs conseils.

au système décimal, est variable, suivant qu'il s'agit du point Fournier (0,35 de millimètre), du point Didot (0,376 de millimètre), du *point de l'imprimerie nationale* (0,40 de millimètre). La lettre typographique est constituée par un parallélipipède en métal (alliage de plomb, régule et étain). Sur une des faces étroites du parallélipipède se trouve la lettre en relief. Les caractères typographiques utilisés couramment se terminent en haut et en bas par un trait qui déborde la lettre à droite et à gauche : on appelle ce trait *orbit* ou *empattement*. On appelle *plein* d'une lettre la partie la plus large et la plus épaisse, et *délié* la partie la plus mince et la plus grêle. On appelle *interlignes* les blancs qui séparent chaque ligne l'une de l'autre. Pour reconnaître si un texte est interligné, il suffit de tracer au milieu du blanc, entre les deux lignes, un trait au crayon ; si ce trait rencontre des lettres basses de la première ligne et des lettres hautes de la seconde, on est certain qu'on n'a pas interligné. Une expression courante en typographie est celle de *corps*. On dit, par exemple, que le texte est imprimé en tel *corps*, ce qui signifie que les caractères employés à l'impression de ce texte ont un nombre x de points. C'est ainsi qu'on dit qu'un article ou un livre est en *corps* 7, 8, 9, ... points. Les interlignes se mesurent également en points ; on interligne à 1, 2, etc., points. Un œil exercé indique à simple vue le corps d'un imprimé ; pour éviter toute erreur, on peut faire usage d'une réglette spéciale, le *lignomètre*.

Les caractères typographiques ne sont pas tous d'un caractère uniforme ; un Donat ne ressemble pas à un Jenson, un Garamon à un Jaugeon, un Fournier à un Didot, un Deberny à un Peignot. A un point de vue tout à fait général, nous pouvons cependant dire que les caractères les plus usités peuvent être ainsi classés suivant leurs formes : latin, romain, italique, antique penchée, normande, égyptienne large, elzévir, initiales. Chacun de ces types comprend : les grandes capitales, les petites capitales, les lettres ordinaires ou bas de casse. Enfin, il existe des lettres de fantaisie : ombrées, ornées, blanches, augustales, monastiques, etc.

La visibilité et la lisibilité des caractères. — Visibilité et lisibilité ne sont pas deux termes synonymes. La *visibilité* est la faculté que possède l'œil de séparer à la plus grande distance possible deux points très rapprochés ; ses limites inférieures sont fixées par le « minimum séparabile ». La *lisibilité*, au contraire, consiste à pouvoir définir nettement avec l'œil le dessin d'une lettre ou ses contours, et par conséquent l'ensemble des lettres d'un même mot. Un caractère peut être *visible* et ne pas être *lisible*. Tous les manuscrits ne sont pas uniformément « déchiffrables » ; certaines écritures sont plus facilement lisibles que d'autres ; leur visibilité est cependant généralement la même. La lecture, pour une personne habituée, comporte un acte presque inconscient, de basse conscience. Nous devinons plutôt que nous ne lisons le texte. Les travaux de Lamare [1] ont démontré que l'acte physiologique de la lecture s'opère par saccades ; le lecteur divise la ligne en un certain nombre de sections d'environ dix lettres, qui sont vues grâce à des temps de repos rythmés. Nous ne regardons pas toutes les lettres de chaque mot, mais seulement ce qui est nécessaire pour reconstituer, d'après nos souvenirs, le mot à lire. Cette rapidité dans l'acte physiologique de la lecture, qui nous permet de deviner plutôt que de lire, est heureuse: elle diminue d'autant notre fatigue. Mais, d'autre part, il ne faut pas qu'elle soit gênée par une *typographie défectueuse*. En fait, si la visibilité d'un caractère n'entraîne pas forcément sa lisibilité, le corollaire n'est pas vrai : la lisibilité nécessite

1. LAMARE, Des mouvements des yeux pendant la lecture (*Compte rendu de la Société française d'ophtalmologie*).

un degré minimum de visibilité, nous devons donc examiner successivement ces deux côtés de la question.

a) VISIBILITÉ. — Les recherches cliniques et expérimentales d'Aubert [1], de Druault [2], d'Uthoff, de Macé de Lépinay et Nicati, ont démontré que la visibilité augmente avec la lumière et diminue avec son amoindrissement ; elle est donc en rapport proportionnel de l'éclairage et est liée à la *couleur du papier*. L'œil a intérêt à éclairer suffisamment le papier. La couleur du papier a une très grande importance; sur ce point, les opinions des auteurs sont très différentes. M. le professeur Gariel [3], en 1884, préconisait le papier blanc. « Les teintes tirant sur le bleu, disait-il, doivent être proscrites... » Émile Javal [4], au contraire, s'élève contre l'emploi du papier blanc, et il recommande l'usage du papier jaune ; car « l'œil n'étant pas achromatique, la vision doit être plus « nette quand on supprime l'une des extrémités du spectre « fourni par la couleur du papier. » Giraud-Teulon [5] ne partage pas l'avis de Javal. Pour lui, l'œil fonctionnant physiologiquement est achromatique. « En supprimant dans la « lumière blanche l'une des extrémités du spectre, loin de « remédier à un prétendu achromatisme de l'œil, on met- « trait au contraire en évidence ses composantes chroma- « tiques naturellement équilibrées. Il n'y a donc, ajoute « Giraud-Teulon, nulle indication de principe à condamner « le papier blanc... »

---

1. AUBERT, *Physiologie der Netzhaut*, Breslau, 1865.

2. DRUAULT, *Optique physiologique de Tscherning*, p. 260. Rapports entre l'acuité visuelle et l'éclairage.

3. GARIEL, *Hygiène des écoles primaires et des écoles maternelles* (Rapports et documents présentés à M. le ministre de l'Instruction publique. Paris, Imprimerie Nationale, 1884, in-8°, p. 189-191).

4. Émile JAVAL, *Annales d'oculistique*, novembre-décembre 1879. *Physiologie de la lecture*, 1905, p. 187.

5. GIRAUD-TEULON, *La vision et ses anomalies*, leçon 18e, p. 454-455.

Dans une étude technique, M. Albert Maire[1] bibliothécaire de l'Université de Paris, conclut que « le papier « devrait avoir une teinte d'un blanc mat, exempt de « nuance colorée ; tout au plus permettrait-on une fugitive « nuance tirant très légèrement sur le bleu clair, mais jamais « sur le gris ».

Personnellement, nous nous rangeons à l'opinion de Javal, et nous pensons que le papier de teinte jaune est celui qui convient le mieux à l'hygiène de la vue.

A côté de la question du papier se pose celle de l'*encre*. Horner (de Zurich) cité par Arnould[2] a démontré que, toutes choses égales d'ailleurs, des lettres blanches sur fond noir semblent plus grandes que des lettres noires sur fond blanc, mais ne peuvent être lues qu'à une distance moindre : que des lettres sur fond jaunâtre sont lues avec la même facilité que si elles étaient lues sur fond blanc ; qu'enfin les lettres grises sur fond noir sont moins aisément lues que celles des deux cas précédents. L'encre typographique *noire*, dont Émile Leclerc[3] a donné la composition, est celle qui donne la plus grande visibilité aux caractères.

b) LISIBILITÉ. — Une des principales préoccupations de l'édition moderne est de faire entrer le maximum de composition dans le minimum d'espace. Cela ne peut aller sans diminuer d'autant la lisibilité de l'impression typographique. On perd en netteté ce qu'on gagne en surface.

Les conditions de *lisibilité* des caractères ont été bien établies par Javal et Gariel en France, par Hermann Cohn[4] en Allemagne.

1. Albert MAIRE, *Typographie. Illustration. Reliure. Hygiène.* Paris, 1908.

2. ARNOULD, *Nouveaux éléments d'hygiène*, 5e édition, 1907, p. 767.

3. Émile LECLERC, *Nouveau manuel complet de typographie.* Paris, Mulo, 1897, in-16, p. 531-532.

4. Hermann COHN, L'écriture, la typographie et les progrès de la myopie. 18 septembre 1880.

1° *Dimensions des caractères typographiques.* — Les images rétiniennes ne sont pas de dimensions égales dans les différentes amétropies et dans l'œil amétrope. Dans l'œil myope les images sont grandes ; aussi, les myopes préfèrent-ils généralement les impressions fines, et cette prédilection est tout à fait justifiée, car la proximité du livre leur fait paraître suffisamment grands les plus fins parmi les caractères usités d'habitude. Le contraire se passe dans l'œil hypermétrope qui, pour bien voir, est obligé de se livrer à des efforts exagérés d'accommodation. La vision des astigmates leur permet de voir distinctement soit les traits verticaux, soit les traits horizontaux, suivant la variété de l'astigmatisme. De Wecker [1] et Javal [2] ont fait observer que si dans les caractères hébraïques dits « carrés » les pleins sont horizontaux, cela tient sans doute à ce que l'astigmatisme inverse est fréquent chez les juifs.

Il en résulte que si l'on voulait tenir compte de cette considérable diversité, il faudrait construire des livres pour les myopes, d'autres pour les hypermétropes, d'autres enfin pour les astigmates. Il n'est point besoin de faire remarquer l'impossibilité pratique dans laquelle on se trouverait. La typographie doit s'en tenir à un moyen terme et adopter des caractères de dimensions susceptibles de satisfaire tout à la fois emmétropes et amétropes. Les recherches de Javal ont démontré que, « choses égales d'ailleurs, la lisibilité d'un « texte imprimé ne dépend pas de la hauteur des lettres, « mais de leur largeur ». Il en résulte, ainsi que le faisaient remarquer Javal et Perrin [3], que le minimum de lisibilité serait déterminé avec une précision suffisante en fixant le nombre

<hr>

1. DE WECKER, *Bulletin de la Société d'anthropométrie*, 15 juillet 1869, p. 545.
2. JAVAL, *Bulletin de la Société d'anthropométrie*, 1er mars 1877, p. 157.
3. *Bulletin de l'Académie de Médecine*, 23 mars 1880. Rapport : Commission composée de MM. Giraud-Teulon et Maurice Perrin, rapporteur sur le travail de Javal : *Les livres scolaires et la myopie.*

maximum des lettres que doit contenir un centimètre courant de texte. Cohn, qui tient compte de la hauteur des lettres, estime qu'une impression plus petite que $1^{mm},5$ est nuisible aux yeux. Pour cet auteur, l'épaisseur des traits qui forment les caractères est de la dernière importance ; elle est plus difficile à mesurer : « Il faut prendre, dit-il, une « échelle avec un vernier et une loupe. Les types étroits sont « très agréables aux éditeurs à cause de l'économie de pa-« pier. Il est clair que l'image d'un gros caractère occupe « plus de place sur la rétine que celle d'une lettre étroite, et « par conséquent est plus lisible... »

Pour les livres de classe, Javal avait proposé de n'admettre à l'estampille que des livres ayant au maximum *six* lettres par centimètre courant pour les enfants de 7 ans, *six et demi* de 10 à 12 ans, et *sept* à partir de 12 ans.

Perrin, dans son rapport, trouva le système de Javal peu pratique, plus compliqué que ne le comporte la nature des choses : « Nous nous contenterions, disait-il, d'une « mesure uniforme imposant pour tous les livres de classe « un maximum de *sept* lettres au centimètre courant, ce qui « correspond en général à 8 points typographiques. »

Le Dr Trousseau [1] admet également sept lettres par centimètre courant.

2º *Les empattements.* — Ainsi que le dit Javal, les empattements n'ont pas simplement un but d'ornement : ils augmentent la lisibilité des caractères. Les empattements ne doivent pas être grêles, comme Granjeau et Didot l'ont fait, mais au contraire se terminer par un cavet, comme dans les types Garamond et Jaugeon.

3º *Les pleins et les déliés.* — Les déliés donnent une forme plus agréable à la lettre ; mais la rendent-ils plus lisible ? Quand il s'agit de gros caractères, l'égalité des traits cons-

---

1. Trousseau, *Hygiène de l'œil*, p. 79.

titutifs peut être conservée, bien que cela soit loin d'être gracieux, et on peut former ces caractères de traits relativement grêles. A mesure qu'on passe à des caractères plus fins, on doit augmenter l'épaisseur relative des pleins. A ce sujet, Javal critique les caractères créés par Didot en 1811.

4º *Les interlignes et les approches.* — Javal est le grand ennemi de l'interlignage, dont la « suppression, dit-il, ne nuit pas à la « lisibilité ». H. Cohn est d'un avis opposé ; il conseille de prodiguer l'interligne, car il trouve que « l'on se fatigue beaucoup plus par l'impression compacte ». Pour notre part, nous croyons que ces deux auteurs sont dans le vrai. Javal a raison lorsqu'il dit qu'il vaut mieux « un 8 non interligné, qu'un 7 interligné ». Il compare alors deux quantités inégales. La vérité est que, pour deux textes de même valeur en points typographiques, celui qui est interligné est plus lisible que l'autre. L'interlignage évite la rencontre des jambages des lettres longues supérieures avec ceux des lettres longues inférieures.

En ce qui concerne les approches, les auteurs sont d'accord. L'espacement des lettres facilite la lecture. On doit donc éviter de diminuer l'approche pour augmenter la quantité de matière contenue dans un texte.

5º *Longueur des lignes.* — Les recherches de Lamare ont démontré que pendant la lecture le mouvement des yeux se fait par saccades. Plus la ligne est courte, plus il y a de facilité à lire, parce qu'il faut moins mouvoir les yeux. Javal fixait — du moins pour les livres de classe — la longueur des lignes à 65 millimètres et à 48 centimètres au maximum. M. Perrin fit remarquer que les lignes de 65 millimètres ne seraient réalisables qu'autant qu'on adopterait un texte à deux colonnes, et que les lignes de 8 centimètres peuvent donner satisfaction à l'hygiène. Avec Albert Maire, nous estimons que les lignes ne devraient jamais avoir au delà de 10 centimètres.

6° *Formes et netteté des caractères.* — Après plusieurs impressions, les caractères typographiques perdent de leur netteté ; aussi est-il nécessaire de faire usage de lettres neuves. De plus, les caractères doivent être bien appliqués et uniformément imprégnés d'encre. L'extrait ci-dessous nous fournit un exemple d'impression défectueuse (*fig.* 28).

Toutes les lettres de l'alphabet n'ont pas une lisibilité

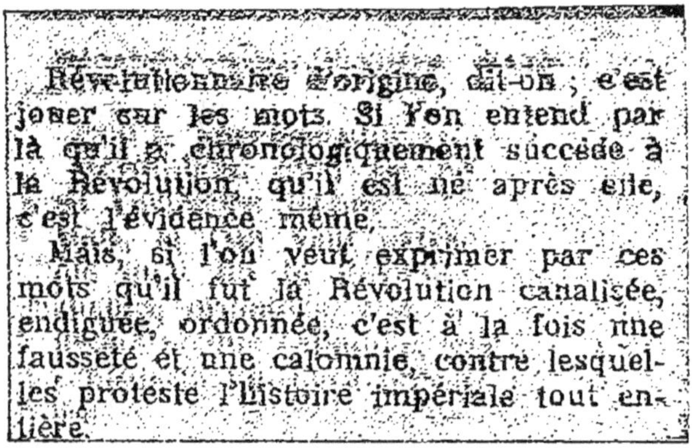

> Révolutionnaire d'origine, dit-on ; c'est jouer sur les mots. Si l'on entend par là qu'il a chronologiquement succédé à la Révolution, qu'il est né après elle, c'est l'évidence même.
>
> Mais, si l'on veut exprimer par ces mots qu'il fut la Révolution canalisée, endiguée, ordonnée, c'est à la fois une fausseté et une calomnie, contre lesquelles proteste l'histoire impériale tout entière.

Fig. 28.

égale. Le dessin et la forme les différencient ; mais certaines lettres ont entre elles une ressemblance trop grande permettant une confusion facile. Les capitales sont moins aisées à différencier que les minuscules « bas de casse » (confusion du C et du G ; B et R ; D O Q).

Il y a quelque quinze ans, Théophile Beaudoire modifia les formes des lettres de manière à les accommoder le mieux à la vue. Il prit comme principe les caractères d'écriture droite des premiers graveurs. Le type Beaudoire est lisible, gracieux ; mais lorsque ce caractère fut soumis à l'appréciation du public, il surprit par ses formes nouvelles, et l'usage ne le consacra pas.

MM. André Broca et Sulzer [1] ont entrepris des recherches très scientifiques sur la vision des lettres. Après avoir étudié dans un premier mémoire [2] le problème le plus simple possible relatif au sens des formes, celui du *minimum separabile* pur, et avoir déterminé les temps minimum pendant lesquels la lumière doit agir pour permettre la distinction d'un gril, en fonction de l'intensité lumineuse et du diamètre apparent de l'objet, ces auteurs s'adressèrent à des phénomènes plus complexes, ceux qui produisent la reconnaissance des lettres. Il résulte de ces recherches d'André Broca et Sulzer que l'énergie cérébrale relative à la reconnaissance des diverses lettres n'est pas la même. La lettre la plus facilement reconnue dans toutes les conditions est le T, ensuite le V, enfin l'E. Il est remarquable que l'ordre de ces lettres au point de vue de l'inertie cérébrale est différent de celui qui les classe par fréquence d'emploi. Ceci nous prouve que l'acte cérébral de la reconnaissance d'une lettre exige une dépense d'énergie inévitable, sur laquelle l'entraînement ne peut avoir qu'une faible influence. André Broca et Sulzer ajoutent : « C'est là une considération qui a été tout à fait « négligée dans le choix de nos caractères actuels. » Et ils indiquent « les formes qui leur semblent les mieux appro- « priées au point de vue du fonctionnement visuel pour la « composition d'un alphabet de grandes lettres ». Ces formes seraient les seules répondant parfaitement à la condition de dépense minimum d'énergie pour leur reconnaissance. Mais en pareille matière, il y a loin de la théorie à la pratique, et André Broca et Sulzer ne se font aucune illusion sur le sort réservé à leur ingénieuse tentative d' « alphabet rationnel » *fig.* 29 ; on ne modifie pas les habitudes séculaires d'une

1. André Broca et Sulzer, Vision des lettres (*Journal de physiologie et de pathologie générales*, n° 4, juillet 1903, p. 637).

2. André Broca et Sulzer, *Journal de physiologie et de pathologie générales*, mars 1903.

race, même pour changer au nom de l'hygiène les caractères alphabétiques perpétués intacts à travers les temps.

LES LIVRES SCOLAIRES. — Les règles générales de l'impression des livres d'étude ont été formulées en 1884 dans le rapport du professeur Gariel : « Sauf pour les livres de physique et

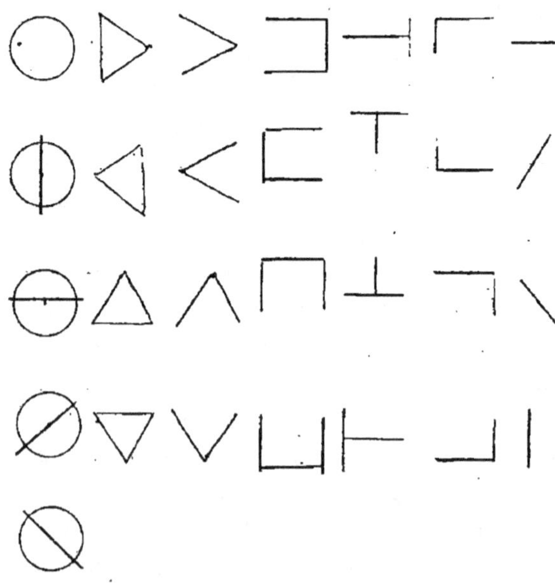

FIG. 29. — Alphabet rationnel de Broca et Sulzer.

« de mathématiques, qui exigent l'emploi de formules qu'il
« y aurait un inconvénient réel à diviser en deux lignes, la
« longueur des lignes ne devra pas dépasser 8 centimètres.
« Les livres classiques ne doivent pas être imprimés plus
« fins qu'en 8 interligné d'un point ; il ne doit pas y avoir
« plus de 7 lettres par centimètre courant de texte. Pour les

« dictionnaires, tout en conservant la condition de 7 lettres
« par centimètre, on admettrait du 7 interligné d'un point. »

Mais ce sont là des règles générales ; chaque âge a son
hygiène et les exigences de la typographie scolaire ne sont
pas les mêmes pour un enfant de 6 ans et pour un autre de
15 ans. Dans notre travail, nous tiendrons compte de cette
considération [1] et nous examinerons successivement la
typographie des livres scolaires dans :

    I. Les écoles maternelles ;
   II. Les écoles primaires ;
  III. L'enseignement secondaire ;
  IV. L'enseignement supérieur.

   I. **Dans les écoles maternelles.** — Nous n'avons pas à revenir sur les critiques que nous avons précédemment adressées
aux écoles maternelles. Puisque malheureusement *écoles
maternelles* il y a, au moins assurons-leur le maximum
d'hygiène possible. Il existe une bibliothèque pour la classe
enfantine. On y apprend la lecture, l'écriture, la grammaire.
Les exercices d'écriture et de lecture sont, suivant l'expression de M. Buisson, « comme le lien et le centre de toutes les
parties de l'enseignement ». L'enfant de 4 à 5 ans ne tarde
pas à avoir un livre entre les mains. On lui remet la méthode Cuissart (*Enseignement pratique et simultané de la
lecture, de l'écriture, de l'orthographe et du dessin*), la *Méthode expliquée de lecture par l'écriture*, d'Adrien Carrère.
Elles sont bien imprimées dans leur texte en 12 interligné,

<hr>

1. M. l'Inspecteur d'Académie, M. l'Inspecteur primaire et M. Canivinq,
ancien proviseur du lycée de Bordeaux, ont mis gracieusement à ma disposition
les livres scolaires nécessaires à mes recherches. Je les remercie de leur extrême
obligeance.

mais voyez si cette carte n'exige pas des efforts exagérés d'accommodation (*fig.* 30).

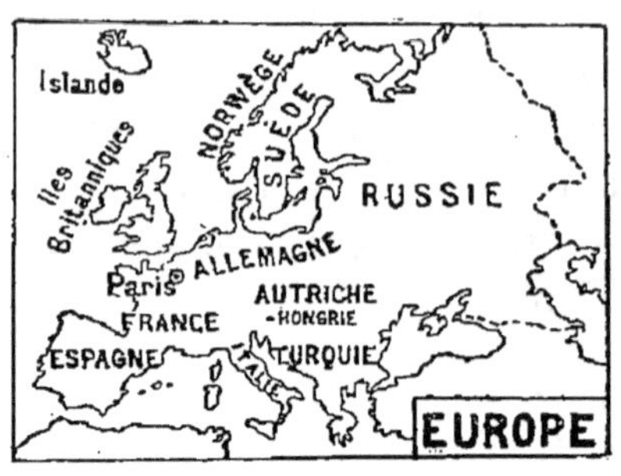

Fig. 50.

Dès que l'enfant sait lire, et même parfois avant qu'il sache lire couramment, on lui apprend la *grammaire française*. Voici des extraits du *Premier livre de grammaire enfantine* de Claude Augé. Les caractères italiques en sont défectueux. Dans le questionnaire, les caractères sont en corps 6, peu lisibles (*fig.* 31).

Pour parler et pour écrire on se sert de *mots*.
Les mots sont composés de *lettres*.

Questionnaire. — Est-ce que tous les hommes parlent la même langue? — Quelle langue parle-t-on en Angleterre? en Italie? en Espagne? en Allemagne? en France? — Comment appelle-t-on le livre dans lequel on apprend à bien parler et à bien écrire le français? — Que nous enseigne la grammaire française? — De quoi se sert-on pour parler et pour écrire? — De quoi sont composés les mots?

Fig. 31.

Est-il possible de trouver une impression plus défectueuse que celle de ces verbes irréguliers? (*fig.* 32).

C'est du 4 non interligné !

II. Dans les écoles primaires.

— La *Grammaire française* de Claude Augé, la *Langue française* de Cazes, la *Première année de lecture courante* de Guyau, les *Exercices de mémoire* de A. Delapierre, l'*Arithmétique des écoliers* de Pierre et Paul, celles d'Auvert, d'Alexis et Bazenant, de Cazes, etc., sont

aller. — *Ind. pr.* Je vais, tu vas, il va, n. allons, v. allez, ils vont; *Imp.* j'allais... n. allions...; *Pas. déf.* j'allai... n. allâmes...; *Fut.* j'irai... n. irons...; *Cond. pr.* j'irais... nous irions...; *Impér.* va, allons, allez; *Subj. pr.* que j'aille... que n. allions, que v. alliez, qu'ils aillent; *Imparf.* que j'allasse... que n. allassions...; *Part. pr.* allant; *part. pas.* allé, allée.

Fig. 32.

assez bien imprimées ; mais par contre voyez cet extrait de :
Pour nos filles, choix de lectures expliquées, par Ch. Lebaigue

Un mousse, échappé à un naufrage comme par miracle, a été recueilli à bord d'un vaisseau qui revenait en France. Sa mère, qui depuis quelque temps n'a plus entendu parler de lui, vient tous les jours sur le port où il s'est embarqué ; et là,

Fig. 33.

(corps 8 et lignes de 8 centimètres) : (*fig.* 33), et surtout l'impression de ce dictionnaire ! (*fig.* 34).

Une loupe serait utile pour le lire !

Les *cartes de géographie* murales ou autres attirèrent plus particulièrement, en

humide, *adj. 2 g*. Qui tient de la nature de l'eau. ‖ Qui est imprégné d'un liquide : *terrain humide*. ‖ Ctr. Sec, aride.

Fig. 24.

en 1884, l'attention de la troisième Sous-Commission, instituée au ministère de l'Instruction publique pour la réforme des livres scolaires. Les conclusions du rapporteur, M. le professeur Gariel, peuvent être ainsi résumées : « Après avoir étudié un assez grand nombre d'atlas français « et étrangers, des mesures ont montré qu'une carte posée « verticalement à un mètre de distance d'une bougie devra « être lisible très facilement pour une bonne vue à la dis- « tance de 40 centimètres. Pour les cartes murales, la Com- « mission pense qu'il faut éviter soigneusement les cartes « trop chargées... Pour une carte de France au 1 /600.000e, « on peut, sans nuire à la netteté, inscrire les noms du dépar- « tement, du chef-lieu et des chefs-lieux d'arrondissement, « mais il serait impossible d'ajouter d'autres noms sans sur- « charger la carte et lui faire perdre sa netteté... Il y aurait « intérêt à ce que les cartes pussent ne pas être vernies ; le « vernis donne naissance à des réflexions, des miroitements « qui sont un inconvénient sérieux. Les couleurs doivent

« être disposées de telle manière que deux couleurs voisines
« ne puissent se confondre ni au jour, ni à l'éclairage arti-
« ficiel... » Que d'infractions encore à ces sages recommandations ! Les *notions élémentaires de géographie* de Melfort,
le *Premier livre de géographie* de Niox et Braeunig sont assez
bien typographiés ; mais, par contre, que de critiques ne
faut-il pas adresser à la *Géographie de Foncin* dont nous
regrettons de ne pouvoir reproduire ici un extrait ? Le texte
est imprimé en caractères trop fins (10 au centimètre courant) ; dans les cartes, les noms se perdent dans les ombres
et les couleurs sont agencées suivant la plus grande des confusions !

III. **Dans les écoles d'enseignement secondaire.**— H. Cohn
a défendu avec une énergie chauvine l'écriture de son pays
d'origine contre les attaques qui lui ont été adressées, notamment par Javal : « Je ne comprends guère, a-t-il

Ἀλλ' εἰς οἶκον ἰοῦσα τὰ σαυτῆς ἔργα κόμιζε,
ἱστόν τ' ἠλακάτην τε, καὶ ἀμφιπόλοισι κέλευε
ἔργον ἐποίχεσθαι · μῦθος δ' ἄνδρεσσι μελήσει

Fig. 35.

écrit, « la colère du conseiller médical Gross et du Français
« Javal contre nos lettres allemandes... Les écritures courantes
« latines, françaises et anglaises sont aussi obliques que
« l'écriture allemande. Et quand le Dr Javal soutient que

Eine Sendung vom Bildhauer David.

Unterdessen hatte der Bediente Friedrich eine große von Paris
angekommene Kiste ausgepackt. Es war eine Sendung vom Bild=

Fig· 36.

« depuis l'annexion le nombre des myopes a augmenté en
« Alsace, il est encore redevable de la preuve... »
Comparez simplement ces deux extraits grec et *allemand*

à nos lettres françaises. L'avantage n'est-il pas en faveur de ces dernières ? Chaque caractère typographique allemand constitue un dessin dont il faut saisir tous les détails, et sa lisibilité est moins grande. (*fig.* 35-36).

IV. **Dans l'enseignement supérieur.** — Les branches des connaissances humaines sont si nombreuses et si diverses qu'il ne nous est pas possible de passer en revue tous les ouvrages placés entre les mains de la jeunesse des écoles. Peut-être serait-il possible d'adresser de justifiées critiques au *Droit romain* de Girard, et aux *Tables* de logarithme? Par contre, il serait injuste de faire le moindre reproche au *Droit civil* de Baudry-Lacantinerie, à l'*Anatomie classique* de Testut, à l'attrayant Dieulafoy, surtout au *Traité d'hygiène* d'Arnould ?

Les journaux. — La composition manuelle n'est plus, à de rares exceptions près, qu'un souvenir historique. De plus en plus la machine se substitue au travail manuel. Les grands journaux à informations rapides ont tous recours à la machine à composer. Quelles sont, au point de vue de la lisibilité des caractères, les conséquences de la transformation du mode de production du travail typographique? Le journal n'est plus, comme le livre, destiné à être conservé. De ce fait on a tendance à user de papiers pouvant se plier sous la presse; le caractère, mal appliqué, devient peu net et difficilement lisible. Si l'épaisseur n'est pas suffisante, l'impression du recto obscurcit celle du verso qui devient indéchiffrable. (*fig.* 37).

Examinons maintenant comment dans l'industrie moderne se compose un journal. Le composteur n'existe plus ; le « typo » ne cherche plus comme au temps jadis, dans chaque petit casier, la lettre qui formera le mot et finira par compléter la ligne. Assis devant un clavier, comme un dactylographe devant sa machine, il compose à la mécanique le texte qui, de là, ligne par ligne, sortira tout fondu... La *linotype* et la *monotype* sont des merveilles de mécanisme. La ligne est fondue, le journal est composé. La machine *rotative* rendra le tirage rapide. Le carton-plâtre, flexible et enroulable, reçoit l'impression du caractère sorti de la lino-

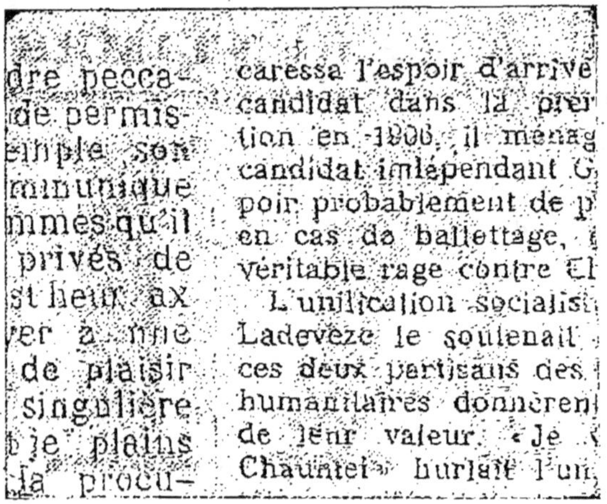

FIG. 37.

type, et ce même carton-plâtre impressionnera à son tour le cylindre de plomb qui, lui, pourra tourner et impressionner la feuille. A la linotype et à la rotative, le journal est tiré. Que vaut-il au point de vue hygiène oculaire ?

Dans des articles parus en 1906 et en 1907 dans la *Fonderie typographique*, M. Pierre Cuchet a entrepris, pour des raisons professionnelles, une ardente campagne contre les machines à composer. Sous ce titre : « Un mystère éclairci ! » il écrivait en mars 1907 : « La dernière grève des électriciens « de Paris eut pour nous une conséquence bien inattendue ;

1. Pierre Cuchet, Études sur les machines à composer et l'esthétique du livre, publiées dans la *Fonderie typographique*. Un mystère éclairci, mars 1907.

« alors que, de par la volonté souveraine des ouvriers de
« l'industrie électrique, la lumière fut tout d'abord suppri-
« mée dans la capitale et les dynamos immobilisées, nous
« éprouvâmes la grande joie de découvrir la raison de l'illi-
« sibilité des feuilles quotidiennes... Depuis quelque temps
« nous étions questionnés par des gens inquiets, effrayés,
« nous confiaient-ils, de voir diminuer leur acuité visuelle ;
« ils avaient une peine infinie à déchiffrer leur gazette, et
« conservaient de leur lecture une fatigue oculaire dont ils
« se désolaient... Voici que tout à coup un miracle s'accom-
» plit. Un beau matin, nous ne trouvions pas chez la mar-
« chande le journal que nous étions accoutumés de lire ; il
« fallut bien en choisir un autre, puisque les électriciens de
« Paris nous y contraignaient.

« Nous déplions cette feuille, et ô prodige ! nous parve-
« nons à la lire avec une aisance, une facilité à quoi nous
« n'étions plus accoutumés. Par quel sortilège notre vue a-
« t-elle reconquis sa clarté ? Comment, alors que la lumière
« ne brille plus à Paris, se fait-elle pour nous aussi pure ?...
« Il fallait en chercher la cause... Et voici ce que nous lûmes
« en tête de la première page : « La grève spontanée des
« électriciens des secteurs parisiens ayant immobilisé les mo-
« teurs nécessaires au fonctionnement de nos machines à
« composer, force nous est aujourd'hui de faire notre jour-
« nal par l'antique méthode de la composition à la main ;
« nous nous en excusons et espérons servir demain à nos
« lecteurs un numéro composé normalement. »

« Tout s'expliquait et vraiment nous trouvions un peu
« ironiques les excuses de l'honnête rédacteur, excessif snob
« du progrès, semblant désolé d'offrir un journal *lisible* et
« promettant de ne pas recommencer !... Et il tint parole.
« Dès le lendemain, la lecture de sa feuille — et aussi la
« plupart des autres — redevint un martyre... »

A Bordeaux, le 12 décembre 1907, éclata également la

grève du gaz. De ce fait, linotypes et monotypes durent arrêter leur intelligente fabrication. Comme leurs confrères parisiens, les quotidiens bordelais furent obligés de faire un

Situation générale
DU 9 SEPTEMBRE
Bureau central météorologique de Paris.

La dépression, qui était hier près des Iles-Britanniques, s'est déplacée vers le nord-est. Son centre se trouve ce matin sur le nord de l'Angleterre, où le baromètre marque 740^{mm}.

Le vent est violent du nord en Irlande ; il est fort du sud-ouest sur la Manche, où la mer devient très houleuse.

FIG. 38.

retour sur le passé et de revenir à la composition manuelle. Nous avons conservé les journaux bordelais imprimés ainsi manuellement au moment de la grève du gaz. Nous en avons

Situation générale
Bureau central météorologique de Paris.

La dépression qui se trouvait hier sur le nord-ouest de l'Europe s'est étendue vers le centre et le sud du Continent. Le baromètre marque 744^{mm} à Shields, 749 au Pas de Calais, 756 sur le golfe de Gênes, où se forme une dépression secondaire.

FIG. 39.

détaché un extrait que nous mettons en parallèle avec un autre extrait traitant le même sujet, dans le même journal (celui-là imprimé *mécaniquement*) portant la date du 9 septembre 1908. (*fig.* 38 et 39). Il suffit de comparer pour voir que, comme lisibilité, l'*impression manuelle est bien supérieure à l'impression mécanique*. Les caractères de l'une sont nets, bien marqués, bien distincts ; ceux de l'autre, au contraire, sont flous, mal venus et difficiles à distinguer.

Pour nous rendre mieux compte encore des défectuosités de cette typographie moderne, nous l'avons soumise au grossissement photographique. Il est facile par ce moyen de

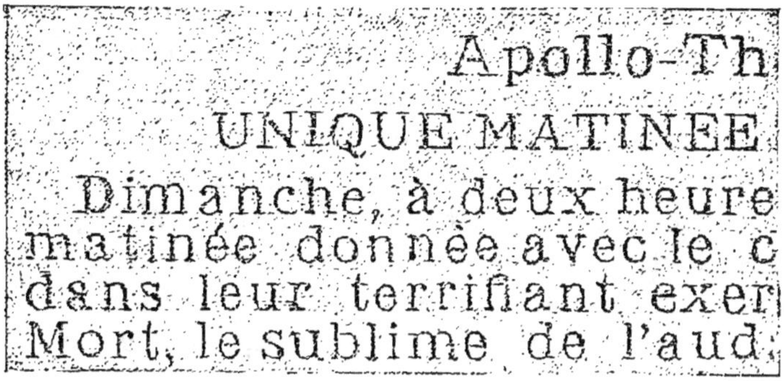

Apollo-Th
UNIQUE MATINEE
Dimanche, à deux heure
matinée donnée avec le c
dans leur terrifiant exer
Mort, le sublime de l'aud

FIG. 40.

saisir sur le vif les causes de l'illisibilité de la plupart des journaux actuels (*fig.* 40 et 41).

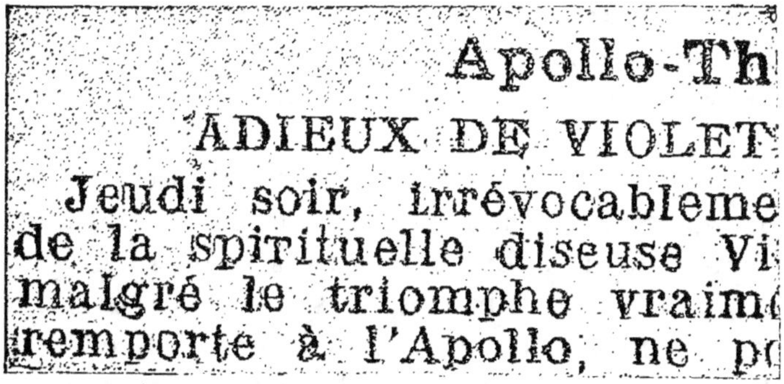

Apollo-Th
ADIEUX DE VIOLET
Jeudi soir, irrévocableme
de la spirituelle diseuse Vi
malgré le triomphe vraim
remporté à l'Apollo, ne p

FIG. 41.

C'est faire du progrès à rebours que d'imposer au public ces textes embrumés par les petits traits fâcheux apparaissant entre chacune des lettres. Ce sont autant d'obstacles opposés à la lecture des mots, l'épellation des lettres et, opposés à la lecture normale ; inconsciemment, il faut substituer à l'enchaînement syllabique des mots, l'épellation des lettres, et c'est pour cela que le déchiffrement de nos gazettes est si laborieux et que nos pauvres muscles ciliaires, soumis à des contractions trop souvent répétées, demandent grâce lorsque nous leur imposons ce pénible travail. M. Pierre Cuchet ajoute avec raison : « Ce sont là des méfaits de la « machine à composer qui n'a que mépris et pitié pour les « antiques méthodes. Combien de lecteurs bénévoles, s'ils « connaissaient les raisons de leur fatigue visuelle, enver- « raient au diable les engins merveilleux, cause de leur tor- « ture !... »

La typographie des quotidiens présente encore d'autres défauts. Il n'y a rien à dire contre la longueur des lignes qui ne dépasse pas la limite fixée ; elle est à peine d'habitude de 6 centimètres. Les premiers Paris ou Bordeaux sont en 9, même parfois en 10, bien interlignés. Mais reportez-vous au *Cours de la Bourse* ou aux *Annonces-réclames*, et vous plaindrez ceux que leurs occupations professionnelles ou la recherche d'un emploi obligent à les lire. C'est à peine du 5 plein !

Les journaux illustrés. — Si l'on parcourt la collection de l'un de nos journaux illustrés qui fut le premier du monde, on voit, en remontant à dix ou douze ans, combien est grande la différence avec ses numéros présents. Hier bois admirables, exécution artistique, textes soignés, en caractères clairs et réguliers ; maintenant photographies tramées et creusées dans le zinc par l'acide ; croquis pochés, lâchés, traités avec hâte... Le papier couché sur lequel ce journal est imprimé complète cet ensemble... Et nous ne parlons pas des illustrés populaires. Certes, que sont-ils ?

Les journaux scientifiques. — Nous nous garderions d'adresser à une presse si bienveillamment hospitalière de sévères critiques. Peut-être pourrait-on reprocher à certains journaux, comme la *Nature*, de publier en caractères minuscules d'intéressantes informations... Mais de louables efforts ont été faits pour conserver aux feuilles médicales les conditions exigées par les hygiénistes.

Les labeurs. — On appelle labeur tout ouvrage de longue haleine tiré à un grand nombre d'exemplaires que l'on termine rapidement et auxquels on a donné le nom de bilboquets ou de travaux de ville. En réalité, la différence entre les deux catégories est peu marquée, et tel travail qui est un bilboquet aujourd'hui peut devenir le lendemain un labeur. Ainsi un article paru dans un journal scientifique est un bilboquet ; dès qu'il est transformé en « tirage à part », il devient un labeur.

A l'heure présente, nous assistons à la lente et graduelle décadence du livre. Il s'en fait encore de fort beaux, mais ils deviennent de plus en plus rares, et il faut être millionnaire pour s'en permettre l'achat.

La liberté de l'imprimerie n'a pas été favorable à l'art typographique ; elle a provoqué l'éclosion de trop nombreuses officines, qui infligent à l'innocent papier l'outrage d'une abominable flétrissure. Pour cinq sous, treize sous, dix-neuf sous, comme au bazar, on met en vente des volumes faits de papier à chandelle sali par une mauvaise impression de caractères informes, écrasés ou illisibles. Pareil outrage n'a pas été épargné aux chefs-d'œuvre de Victor Hugo.

Les livres de piété. — Parmi les labeurs, ceux-ci ont en hygiène oculaire une importance spéciale. De 1868 à 1883, toute l'industrie du livre fut sérieusement menacée par l'éditeur Fr. Pustet (de Ratisbonne) qui, très habilement, sut obtenir du Saint-Siège des brefs pontificaux prescrivant à toute la catholicité l'emploi exclusif des livres liturgiques imprimés — à la mode allemande — par le dit Pustet. Pendant longtemps les évêques français firent la sourde oreille ; le seul évêque de Périgueux s'était conformé en 1889 aux ordres de Rome. Mais en 1893, voici que M. Lelong, évêque de Nevers, se mit à son tour à imposer les livres de chœur de Pustet à son clergé. Ce fut alors que Th. Beaudoire adressa le 12 juillet 1893 un mémoire au ministre du Commerce pour lui exposer la situation faite par la Congrégation des Rites. Il mit en évidence les défauts typographiques condamnant les textes allemands à l'illisibilité presque complète. Le gouvernement français s'opposa à l'exécution d'une décision dont il n'avait pas autorisé la publication en France, et le 2 août 1893, le Saint-Siège dut se soumettre aux justes revendications de l'industrie française.

Quoiqu'il en soit, n'est-il pas logique de songer à la pauvre bonne femme qui, chaque jour, prie dans son livre d'heures ? Il est des livres de piété très fins comme caractères, mais il en est aussi à caractères très gros. Celui de l'imprimeur H. Dessain, éditeur Veuve Magnier et fils, est très bien compris ; c'est un bréviaire portatif très léger, mais à grands caractères ; pourquoi donc alors avoir imprimé en 5 peu lisible le texte latin qui fait suite ?

Le prêtre également doit pouvoir lire sans fatigue les livres saints pour accomplir son ministère. Le *Missale Romanum* est lu non plus, comme le paroissien ordinaire, à la distance de 30 centimètres, mais à une distance plus grande, parfois 1^m,50. On y retrouve la préoccupation constante des éditeurs de fournir des impressions claires et lisibles sur papier fort.

Les affiches. — Les conditions de visibilité et de lisibilité des caractères typographiques ne peuvent pas être — du moins dans une certaine mesure — les mêmes pour les affiches et pour les journaux et les livres. En effet, la lecture d'étude ou de distraction — la lecture musicale mise à part — se fait à la distance normale de 30 centimètres. Les affiches, au contraire, sont destinées à être vues et lues à une distance beaucoup plus grande. Il en résulte que les caractères employés doivent avoir des dimensions suffisantes pour être nettement perçus. Nous devons nous en rapporter sur ce point aux règles de construction des échelles optométriques.

Les affiches peuvent être divisées en deux classes : 1º celles qui sont utiles et profitables à ceux qui les apposent ; 2º celles dont la lecture est utile, même parfois nécessaire, à ceux auxquels elles sont destinées. Cette classification a son importance au sujet de la lisibilité.

On peut être certain qu'une affiche-réclame est toujours imprimée en caractères lisibles : le chocolat X... choisit une impression convenable, et le candidat électoral fait imprimer ses belles promesses en typographie très nette. Il faut être lu, et on sait se faire lire.

Il en est tout autrement pour les affiches de la deuxième catégorie. Pour celles-ci, l'intéressé est le lecteur. Le titre est imprimé en gros caractères, pour attirer le regard ; quant au résultat de l'affiche, l'imprimeur sait bien que le lecteur a intérêt à le connaître et qu'il le lira.

La musique.—Le 22 août 1742, à l'Académie des Sciences, J.-J. Rousseau lut un *projet concernant de nouveaux signes pour la musique :* « Il paraît étonnant, écrivait-il, que les « signes de la musique étant restés aussi longtemps dans « l'état d'imperfection où nous les voyons aujourd'hui, la « difficulté de l'apprendre n'ait pas averti le public que « c'était la faute des caractères et non pas celle de l'art. » Et l'illustre auteur proposa de remplacer la notation habituelle de la musique sur une portée de 5 lignes par un système plus simple, utilisant des signes déjà connus de l'élève. L'école Galin-Paris-Chevé a tenté de mettre en pratique ces principes qui ne manquent pas de logique. Mais l'antique notation a de tels droits acquis par l'usage qu'elle n'est pas près de disparaître au bénéfice de la musique chiffrée. Quoi qu'il en soit, la première notation en caractères mobiles de la musique date de 1490, elle est due à M. le professeur P. Schoffer et fut exécutée à la main.

Vers 1526, Pierre Attaignant grava les premiers poinçons pour l'impression de la musique. En 1550, Robert Ballard obtint du roi de France un privilège pour l'impression de la musique en typographie. Vers 1756, Simon-Pierre Fournier essaya la gravure d'une musique qu'il imprimait en deux fois ; mais les difficultés de faire retomber exactement les notes sur les lignes de portée l'engagèrent à transformer cet essai en un autre type dont les notes gravées tenaient aux lignes de portée. Duverger, imprimeur à Paris, essaya une nouvelle combinaison en 1829. Il s'arrêta devant les nom-

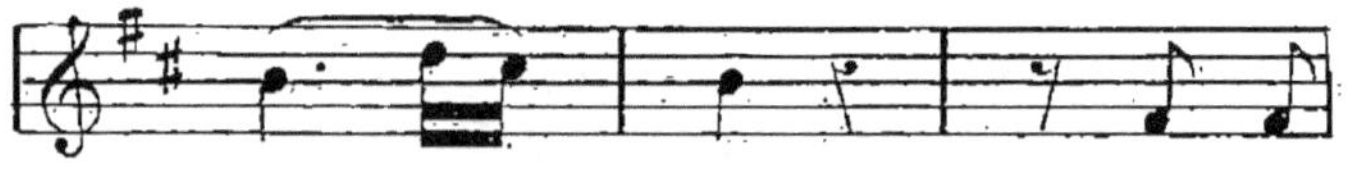

FIG. 42.

breuses difficultés de son mécanisme, et sa machine à imprimer la musique est reléguée dans les archives de l'Imprimerie Nationale. Il en fut de même de la pyrostéréotypie, de la tentative de Charles Derriey en 1851, de Tanteustein en 1885. Par le fait de la complexité des signes à écrire, l'impression typographique devient très difficile et peu pratique. Cependant, par une gravure spéciale, Théophile Beaudoire [1] est parvenu à constituer une musique répondant aux besoins usuels de l'imprimerie. (*fig.* 42).

Même dans ce système très ingénieux, et bien que sur les bas de casse soient indiquées les dimensions des caractères en points typographiques, il faut bien reconnaître que la

____

1. Th. BEAUDOIRE, *Manuel de typographie musicale*, Paris, 1891.

confusion la plus complète règne dans la mensuration des imprimés musicaux. Cela est d'autant plus regrettable que l'impression des textes musicaux est des plus défectueuses en ce qui concerne l'hygiène oculaire.

Il faut tenir compte, en effet, que le musicien est obligé de se tenir à une distance plus ou moins éloignée de sa partition et que, par conséquent, il fera des efforts accommodatifs d'autant plus préjudiciables que les caractères sont plus fins. Alors que dans les myopies faibles, nous ne prescrivons pas de verres correcteurs pour la lecture ordinaire à 30 centimètres, nous devons au contraire en prescrire, dès qu'il s'agit de la lecture musicale, qui s'effectue à 1^m,50. Et même faut-il encore tenir compte de la variété de l'instrument employé.

D'une manière générale, il faut le reconnaître, les textes musicaux ne sont pas de merveilleux exemples de bonne impression typographique.

L'Écriture. — L'écriture a une importance tout aussi considérable que la lecture. Elle peut devenir un facteur primordial du développement de la myopie. L'écriture peut être :

1º penchée { à droite / à gauche

2º droite

Écriture droite

Quelle est, au point de vue de l'hygiène oculaire, de *l'écriture penchée* ou de *l'écriture droite*, celle qui présente le maximum d'avantages et le maximum d'inconvénients ?

Telle est la question qui, tout d'abord, se pose, question de grande importance qui a soulevé un véritable débat d'intérêt *national* ; car, nous possédons deux ligues, l'une pour l'*écriture droite*, l'autre pour l'*écriture penchée*, toutes deux, dans leurs titres, aussi nationales l'une que l'autre.

écriture droite

France　　*France*

L'écriture droite et le procès de l'écriture penchée. — En octobre 1879, à la Société de Médecine publique, le Dr Delly attire l'attention sur l'influence exercée par l'écriture sur les attitudes des enfants. Mais c'est surtout Javal qui s'est fait le propagateur ou mieux le rénovateur de l'écriture droite... Rénovateur, en effet, est plus exact, car, la « vie « d'un homme ne suffirait pas pour étudier les variations « que l'écriture a subies jusqu'à nos jours depuis le siècle « d'Auguste... ; et si on examine les capitulaires de Charle- « magne (789), les manuscrits produits à l'abbaye de Saint- « Martin de Tours sous la direction d'Alcuin (786 à 804), les « belles écritures franques minuscules du xiie siècle, les « gothiques qui apparaissent au xive siècle, les manuscrits « de la Renaissance italienne, le célèbre Champfleury de « Geoffroy Tiry (1529), on voit que pendant tout le Moyen- « âge et la Renaissance, les écritures soignées sont généra- « lement droites [1] ». C'est au xvie siècle qu'apparut en

---

1. JAVAL, *Physiologie de la lecture et de l'écriture*, chapitre xviii, Propagation de l'écriture droite, p. 235.

Italie l'écriture penchée qui prit successivement en France le nom d'*italienne* et de *bâlarde slalique* et qui fut importée en France par Jehan de Beauchesne. Cette écriture italienne est très voisine de l'écriture anglaise moderne qui a fait son apparition en France sous les auspices de Bedigis en 1768, mais qui a pris sa forme actuelle au commencement du XIXᵉ siècle, en Angleterre, sous l'impulsion de Castairs.

Quoi qu'il en soit, ce fut Javal qui, à l'occasion de la communication du Dᵣ Delly à la *Société de Médecine pratique* en octobre 1879, souleva le véritable débat. A la suite d'un important rapport du Dᵣ Thorens, dans la séance du 25 mai 1881, la Société adopta les conclusions de ce rapport modifiées par un amendement de Javal [1] :

1º L'élève sera assis également sur les deux fesses, la ligne des épaules horizontale et parallèle au bord de la table, en évitant de creuser les reins ;

2º L'élève ne devra pas appuyer les coudes et, s'il les appuie, il devra les placer tous les deux également sur la table ;

3º Il se bornera à maintenir le papier avec les doigts de la main gauche ;

4º Il y a lieu de recommander exclusivement, au moins pour les débutants, l'*écriture droite* (à pleins verticaux), le papier étant maintenu droit. Si l'on adopte une écriture inclinée, il faut que le papier ait une inclinaison égale à celle demandée à l'écriture, mais en sens inverse. Il est nécessaire que pour une écriture inclinée de gauche à droite de 45º, le papier soit incliné de droite à gauche de 45º, de telle façon que les pleins soient toujours tracés perpendiculairement au bord de la table.

Ces conclusions furent transmises à M. le ministre de l'Instruction publique.

---

1. JAVAL, *Revue d'hygiène*, t. II, p. 409.

Il est vrai qu'antérieurement George Sand [1] avait posé la mémorable formule « écriture droite, sur papier droit, corps droit » qui devait faire le tour du monde civilisé ; mais le judicieux précepte de l'illustre romancière était tombé dans l'oubli. L'intervention de Javal eut un résultat plus pratique. Elle entraîna la nomination par M. le Ministre de l'Instruction publique d'une Commission composée de MM. Gariel, Gauthier-Villars, Gavarret, G. Hachette, Javal, G. Masson de Montmahon, Panas et Perrin, et chargée par arrêté du 1er juin 1881 « de rechercher les causes du pro- « grès de la myopie parmi les écoliers, et d'indiquer les « remèdes à une situation qui va empirant de jour en jour ». Nous avons déjà indiqué le rôle joué par cette commission en ce qui concerne l'éclairage des écoles et la typographie des livres scolaires. Voici quelles furent au sujet de l'écri- ture les conclusions de la Commission :

« La Commission pense qu'on obtiendra un très grand « progrès en exigeant, suivant la formule de Mme George « Sand, une *écriture droite, sur papier droit, corps droit*. On « évitera ainsi du même coup la scoliose et la myopie. Nous « ne nous dissimulons pas que l'idée de substituer absolu- « ment, pour les enfants, l'écriture droite à l'écriture pen- « chée paraîtra singulière tout d'abord ; mais nous avons « cherché vainement les raisons sérieuses que l'on pourrait « opposer à cette proposition qui a, d'ailleurs, l'avantage de « rendre les caractères plus lisibles, ainsi que nous croyons « que tout le monde pourra s'en assurer, comme nous l'avons « fait nous-mêmes. Il faut remarquer, d'ailleurs, que lorsque « l'enfant devenu adulte voudra écrire penché, ce qui per- « met une plus grande rapidité et une plus grande rectitude « des lignes sur le papier non réglé, il lui suffira d'incliner « son papier vers la gauche. Mais en tout cas, la solution que

---

1. George SAND, *Impressions et souvenirs*, février 1872.

« nous préconisons, en plaçant le corps dans une symétrie
« parfaite, parallèlement au bord de la table, le papier placé
« devant le milieu du corps, paraît devoir éviter les défor-
« mations latérales qui sont actuellement si fréquentes ;
« rendant naturelle la position normale de la tête, elle s'op-
« posera au rapprochement continu de celle-ci vers le papier.
« Aussi nous pensons que si l'Administration adopte cette
« conclusion la principale cause de myopie aura disparu... »

Cependant l'Administration ne prit aucune décision. Un
décret du 24 janvier 1882 nomma une nouvelle commission
de 80 membres chargée d'étudier les conditions de l'hygiène
des écoles primaires et des écoles maternelles. Elle aboutit
à un rapport de Javal dont les conclusions furent encore
comme en 1881 :

« Pendant le cours élémentaire et le cours moyen, on
« obligera les enfants à se conformer à la formule de
« Mme Sand : *écriture droite, sur papier droit, corps droit.* »

Mais Javal n'en dut pas moins poursuivre sa campagne.
Il porta la question devant l'Académie de Médecine dans les
séances des 26 janvier 1892, 2 février 1892, 29 août 1893,
6 mars 1894, 27 août 1895. Par un arrêté de novembre 1893,
M. le ministre de l'Instruction publique « autorise l'emploi
« de l'écriture droite dans toutes les épreuves des examens
« de l'enseignement primaire ».

Javal aurait désiré une mesure plus radicale : au lieu
de la simple autorisation, l'obligation de l'écriture droite.

La lutte entreprise n'en eut pas moins pour conséquence
de stimuler le zèle des éditeurs de cahiers de méthodes d'écriture. C'est ainsi qu'on vit successivement apparaître les
méthodes Bergougnan, Laclef, Vilain, Bussereau, Robquin.

*Quels sont donc les inconvénients de l'écriture penchée,
quels sont donc les avantages de l'écriture droite ?* — On a
reproché à l'écriture de favoriser les attitudes vicieuses et
conséquemment le développement de la scoliose et de la

myopie. Les photographies publiées par Ph. Tissié sont particulièrement démonstratives. Elles mettent en évidence les résultats de l'écriture penchée. Sur le dos de l'enfant a été tracée la ligne des apophyses épineuses avec numérotation des vertèbres dorsales. Un fil à plomb partant de la septième cervicale fait ressortir la rectitude ou la déviation de la colonne. Ph. Tissié pense d'ailleurs que l'axe de la feuille de papier peut être à peu près parallèle à l'axe de la main et de l'avant-bras.

L'*écriture penchée* est enseignée de deux manières. Tantôt le papier est tenu droit, presque en face de l'épaule droite: le coude droit s'approche du tronc qui s'incurve alors de façon à présenter de ce côté une concavité très prononcée ; l'épaule s'abaisse, s'incline à droite pour mettre la ligne du regard (celle qui joint les centres de rotation) perpendiculairement à la direction générale de l'écriture ; le poids du corps se porte sur la fesse gauche et accessoirement sur le bras gauche. Tantôt on penche le papier à gauche, et alors la tête s'incline du même côté ; pour éviter aux muscles du cou un excès de fatigue et ramener vers la droite le centre de gravité du corps, le tronc s'incurve de telle sorte que la colonne vertébrale présente une inflexion à gauche, à l'inverse de ce qui se produisait dans le cas précédent. Ces attitudes anormales, maintenues pendant de longues heures chaque jour, entraînent des déviations rachidiennes et par l'inégal éloignement des yeux et du papier favorisent le développement de la myopie par effort exagéré d'accommodation.

M. le professeur Layet a fait ressortir sur la question des aperçus très intéressants et très personnels. Il a établi l'importance de la corrélation intime entre le jeu de la vision et l'attitude que prend l'écolier en écrivant. Le professeur Layet est arrivé aux conclusions suivantes : l'œil fixé sur les caractères suit les mouvements de la plume, et la *ligne de regard* ou *ligne de base* du plan du regard se place instinctivement et d'après la loi physiologique perpendiculairement aux traits pleins des lettres.

Si l'on écrit droit, comme dans l'exemple ci-dessous, la ligne du regard L R reste parallèle à la ligne d'écriture.

Dans ce cas la tête est droite, et sa rectitude entraîne la rectitude du corps.

Si l'on trace de l'écriture inclinée, la ligne de regard tendant forcément à se mettre perpendiculairement aux traits pleins des lettres, la tête s'incline légèrement à droite, si l'écriture est oblique de haut en bas, et de droite à gauche comme c'est l'ordinaire, et alors la ligne de regard coupe obliquement la ligne d'écriture, comme dans l'exemple précédent.

Si l'écriture est oblique de gauche à droite et de haut en bas (comme c'est l'exception), la ligne de regard coupe encore obliquement, mais en sens opposé, la ligne d'écriture. Ce fait établi, il n'est pas difficile de voir que l'écriture droite seule permet à la fois la rectitude du papier devant le corps, la rectitude de la tête et la rectitude du corps.

Avec les écritures inclinées, de deux choses l'une : ou bien la tête étant maintenue droite et le tronc aussi, le papier de celui qui écrit incline de haut en bas, en sens opposé de l'obliquité des lettres qu'il forme, pour que la ligne de regard coupe perpendiculairement les traits pleins des lettres, de telle sorte que la ligne de regard L R formant un angle droit avec les lignes des traits pleins D T, la ligne d'obliquité P O du papier constitue la bissectrice de cet angle.

Si, au contraire, le papier est maintenu droit devant le corps, la tête va s'incliner dans le sens de la ligne de regard, et cette inclinaison de la tête entraîne un mouvement de torsion du corps, le bras qui écrit s'appliquant fortement contre le tronc, et il se produit une scoliose à convexité à gauche, si l'écriture est inclinée à gauche, selon l'ordinaire, autrement dit de haut en bas et de droite à gauche.

Si l'écriture est inclinée à droite, c'est-à-dire de haut en bas et de gauche à droite, ce qui est le cas très rare, la tête s'incline à gauche, et la convexité de la scoliose se prononce à droite, de sorte que l'on peut formuler cette loi caractéristique des rapports de l'attitude avec les écritures inclinées :

1° Écriture droite ; ligne de regard et tête droites, corps droit ;

2° Écriture inclinée à gauche ; ligne de regard et tête inclinées à droite, scoliose à convexité à gauche ;

3° Écriture inclinée à droite ; ligne de regard et tête inclinées à gauche, scoliose à convexité à droite.

Ces considérations inspirèrent les pédagogues, et les méthodes d'écriture furent accompagnées de conseils pour la mieux appliquer.

La défense de l'écriture penchée. — Nous connaissons le réquisitoire de l'*écriture droite* contre l'*écriture penchée*. Cette dernière n'a pas accepté condamnation sans protester et sans se défendre. Voyons quel est son plaidoyer.

Il a été on ne peut mieux formulé par MM. Péchin et Ducroquet [1] chargés des services d'ophtalmologie et d'orthopédie à la polyclinique H. de Rotschild. Nos éminents confrères ont acquis la conviction que le rôle de l'écriture doit être interprété autrement qu'il ne l'a été. Ils ont étudié le mécanisme de l'*écriture penchée* et de l'*écriture droite* ; ils ont publié des clichés tout aussi suggestifs que les précédents, mais ils arrivent à des conclusions diamétralement opposées. D'après MM. Péchin et Ducroquet, dans l'*écriture penchée*, le sujet appuie les deux coudes sur la table ; le coude

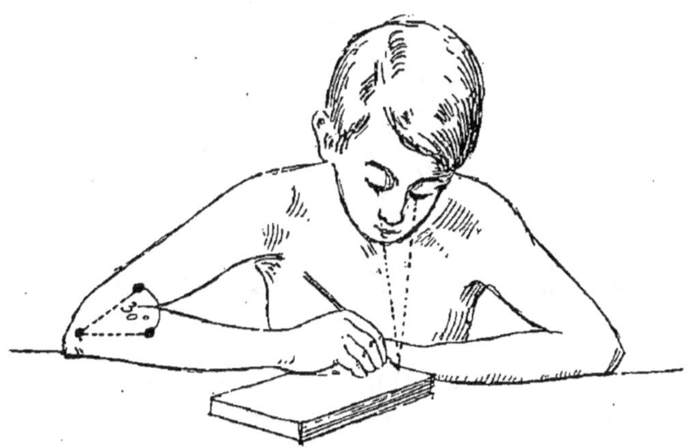

Fig. 43. — Mécanisme de l'écriture penchée d'après Pechin et Ducroquet.

droit reste fixe ; pour écrire une ligne, l'avant-bras se développe en faisant un mouvement de pivot autour du coude. L'angle que fait l'avant-bras sur le bras varie, mais le coude reste fixe. Pour l'exécution du mot, les doigts ont des mouvements de flexion et d'extension exécutés par des muscles

1. Péchin et Ducroquet, Rôle de l'écriture au point de vue orthopédique (*Annales d'oculistique*, janvier 1909).

synergiques (fléchisseurs, extenseurs). Le poignet n'est pas immobile, mais les mouvements légers dont il peut être le siège sont accessoires. Ce mécanisme devient facilement automatique. Dans l'écriture penchée, le commencement de la ligne est placé devant le sujet, au milieu du corps (*fig.*43). Pendant l'écriture, la tête exécute un mouvement de rota-

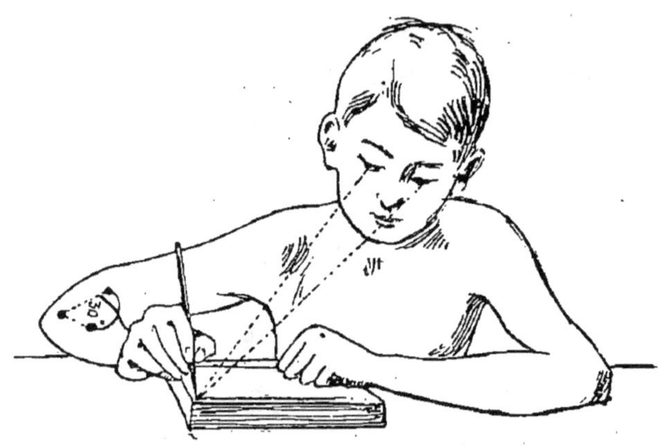

FIG. 44. — Mécanisme de l'écriture penchée d'après Pechin et Ducroquet.

tion de gauche à droite combiné à un mouvement d'extension de la tête parce que la fin de la ligne, en écriture penchée, est plus éloignée que le commencement (*fig.* 44 et 45).

MM. Péchin et Ducroquet donnent du mécanisme de l'écriture droite l'explication suivante :

Le sujet appuie les deux coudes sur la table. L'angle du bras et de l'avant-bras ne varie pas.

Pour parcourir la ligne, le sujet déplace le membre supérieur en marche. Le coude est en mobilité constante.

Pour l'exécution des lettres, les mouvements de flexion et d'extension des doigts ne suffisent plus, il faut des mouvements complexes de circumduction et de rotation du poignet, mouvements combinés, bien autrement fatigants que les simples mouvements de flexion et d'extension des doigts que nous trouvons dans l'écriture penchée. Et ces mouvements nécessitent une assez grande attention du sujet afin d'être exécutés correctement.

Après avoir ainsi établi le mécanisme de l'écriture,

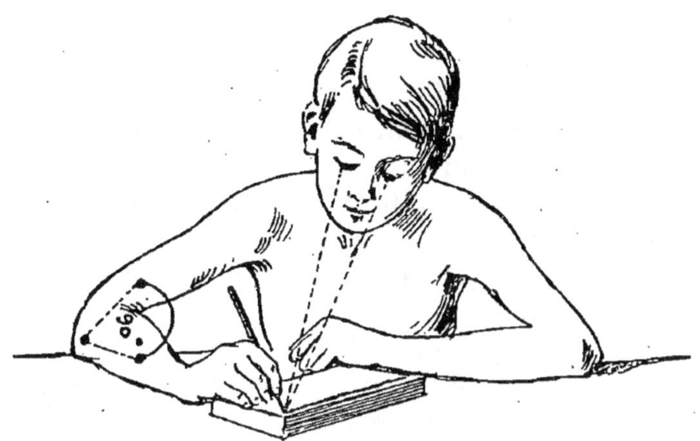

Fig. 45. — Mécanisme et inconvénient de l'écriture droite
d'après Péchin et Ducroquet.

MM. Péchin et Ducroquet adressent à l'*écriture droite* les reproches suivants :

1° L'*écriture droite* est FATIGANTE.

La fatigue pour l'exécution des lettres dans l'*écriture droite* est telle, disent-ils, que presque tous les écoliers arrivent à utiliser le mécanisme de l'écriture penchée afin d'éviter cette fatigue. Il en résulte une écriture oblique à *gauche* (écriture renversée) au lieu d'être oblique *à droite*.

2° L'*écriture droite* est DISGRACIEUSE.

Tous les maîtres qui ont adopté l'écriture droite, malgré leur enthousiasme pour cette écriture, reconnaissent que les cahiers sont beaucoup plus mal tenus avec l'écriture droite qu'avec l'écriture penchée. L'inclinaison des lettres exécutées à l'aide de ce mécanisme est irrégulière et varie d'un mot à l'autre, la ligne prend ainsi un aspect asymétrique très disgracieux. En effet, en prenant l'attitude de l'écriture droite pour l'exécution de la ligne, l'utilisation du mécanisme de l'écriture penchée dans la formation des lettres arriverait à donner une écriture très *renversée*, écriture que le maître ne tolérerait pas.

3º *L'écriture droite* est DIFFICILE.

L'écriture penchée est d'un mécanisme facile, l'écriture droite a au contraire un mécanisme compliqué ; elle demande en plus un effort cérébral ; elle comporte par conséquent un automatisme plus difficile à acquérir.

4º *L'écriture droite favorise les* ATTITUDES VICIEUSES ; *l'écriture penchée les évite.*

La meilleure méthode est celle qui assure *la position de repos au rachis*, position exclusive d'une attitude vicieuse.

La position de repos idéale est de se tenir appuyé sur les deux coudes comme dans la figure .

Dans l'écriture penchée, le repos sur les deux coudes est assuré. L'écolier s'appuie sur la table avec les deux coudes et les deux avant-bras. Et ce point d'appui ne peut faire défaut au cours de l'écriture et exposer à une attitude de fatigue car l'avant-bras droit pivote sur le coude qui reste fixe.

La position est ainsi bifessière, la colonne vertébrale reste droite et les épaules sont à égale hauteur. Le mécanisme de l'écriture penchée assure à l'écolier une position de repos plus commode que les positions de repos de l'écriture droite.

Au contraire, dans l'écriture droite, le coude droit est mobile ; cette mobilité est la caractéristique du mécanisme de cette écriture. L'appui ne se fait et ne peut se faire que sur un seul coude, le gauche. Le sujet ainsi appuyé sur un coude et sur les deux fesses se trouve dans un état d'instabilité, le corps ayant une tendance à s'appuyer sur un point pour ne pas tomber en avant.

Que l'attitude dans l'écriture droite prise au moment où l'écolier *va écrire* soit une bonne attitude qui assure la rectitude de la colonne vertébrale, c'est tout à fait exact ; mais c'est aussi l'*a priori trompeur de la méthode*. En effet, l'avant-bras droit se déplace constamment pendant que la ligne se poursuit et ce déplacement se traduit par un abaissement de l'épaule correspondante (*fig.* 46, p. 176). Cet abaissement de l'épaule est déjà une première déformation ; les deux épaules ne sont plus sur le même plan ; la symétrie parfaite du début, alors que l'écolier n'écrivait pas encore, mais s'apprêtait à écrire, n'existe plus. Ce n'est pas tout. L'avant-bras droit se déplaçant sans cesse ne peut fournir un point d'appui. Le point d'appui était parfait au début, mais il a disparu dès que l'avant-bras s'est mis en marche. L'écolier n'ayant qu'un point d'appui instable sur le coude gauche va rechercher une position de repos qu'il ne peut trouver dans le mécanisme de l'écriture droite. Il prend le plus souvent l'attitude unifessière ; il s'appuie fortement sur l'avant-bras gauche et hanche du même côté ; l'appui se prend sur l'ischion et le coude gauche d'où fléchissement avec convexité tournée à gauche et il y a tension des ligaments du côté de la convexité (*fig.* 46).

MM. Péchin et Ducroquet en concluent : *l'écriture droite est la plus fatigante de toutes les écritures, c'est elle par conséquent qui est la plus apte à faire contracter une attitude vicieuse alors que l'écriture penchée, qui est la moins fatigante, a un mécanisme propre qui assure la position de repos dans un maintien correct.*

5° *L'écriture penchée ne favorise pas le développement de la myopie.*

Aussi bien dans *l'écriture penchée* que dans *l'écriture droite*, on peut facilement avoir un éloignement de la tête aussi grand qu'il conviendra. D'ailleurs MM. Péchin et Ducroquet n'acceptent pas comme prouvé que la distance trop rapprochée soit la cause de la myopie dite scolaire. Ils n'admettent pas la théorie du spasme ciliaire. En tout cas, affirment-ils, en raison seule de l'attitude de la tête, aucune

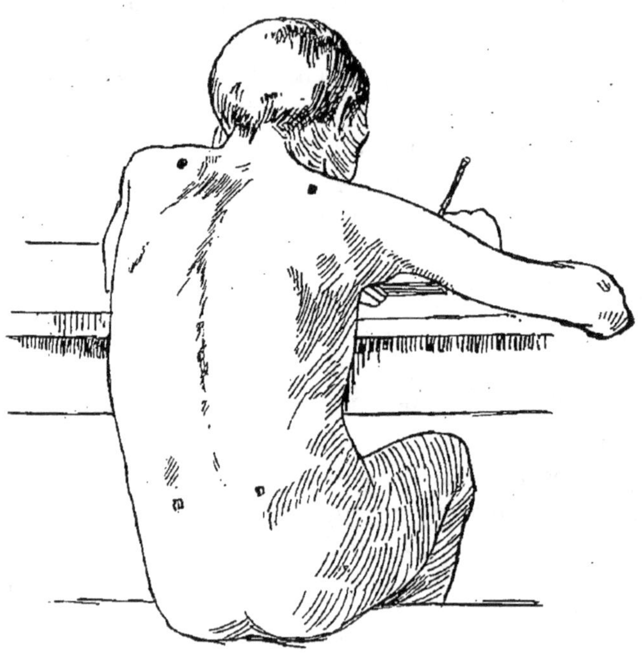

FIG. 46. — Mécanisme et inconvénient de l'écriture droite
d'après Péchin et Ducroquet.

écriture penchée ou droite ne peut s'attribuer le mérite d'éviter la myopie.

Et MM. Péchin et Ducroquet arrivent à cette conclusion générale : *l'écriture penchée est préférable à l'écriture droite. On doit la recommander dans les écoles.*

M. Étienne Raba, professeur de calligraphie au lycée de Bordeaux, nous a remis à ce sujet ces intéressantes obser-

vations : « Pour ma part, j'ai toujours combattu l'écriture droite, et ma longue expérience me confirme de plus en plus, sans aucune sorte de parti pris dans cette opinion, que seule l'écriture penchée est hygiénique, naturelle, rapide, élégante et surtout rationnelle. Et en cela, je suis entièrement d'accord avec M. Desnoyers, l'éminent professeur de calligraphie de Paris, quand il dit que « l'écriture droite ne peut se pro-
« duire dans une attitude naturelle et qu'elle occasionne une
« fatigue musculaire offrant un certain danger pour les per-
« sonnes prédisposées à la crampe des écrivains. Cela provient
« de ce que, pour produire l'écriture droite, il faut déplacer à
« chaque instant le coude droit, et que tous les muscles qui se
« rejoignent à l'épaule sont mis en action ; il faut écrire de
« l'épaule. Et enfin, pour alléger ce bras qui doit constamment
« glisser, l'enfant se porte sur le côté gauche ; et alors sa
« colonne vertébrale, qui n'est ni droite ni perpendiculaire à
« son siège, prend une position favorable à la scoliose. » Pour être lisible, l'écriture droite doit être tracée avec lenteur. Elle ne peut s'obtenir que par un renversement de la main dont l'effet est de porter vers la gauche le bec de la plume. De sorte qu'après un parcours de 4 ou 5 centimètres, la main, ne pouvant pas se déplacer et ne pivotant plus sur le papier, entraîne avec elle le poignet et même le bras tout entier. Les doigts sont alors fortement compressés les uns contre les autres et presque immobilisés. Afin de remédier à cet inconvénient, les grands écoliers, surtout les étudiants, placent leur porte-plume entre l'index et le majeur dans cette position : (*fig.* 47).

« De cette manière, ils donnent à leur graphique un aspect dans lequel le côté gracieux et esthétique de l'écriture est absolument sacrifié, les pleins se trouvant à la place des déliés, et réciproquement. Dans la rapidité de l'exécution, ils en arrivent à produire des traits informes et rudimentaires où les *i*, les *n*, les *m*, les *r*, les *v* sont similaires et mettent parfois le scripteur dans l'impossibilité de se relire et de se déchiffrer.

« L'écriture penchée ne présente pas ces inconvénients ; car elle peut être tracée très rapidement et avec lisibilité ; il

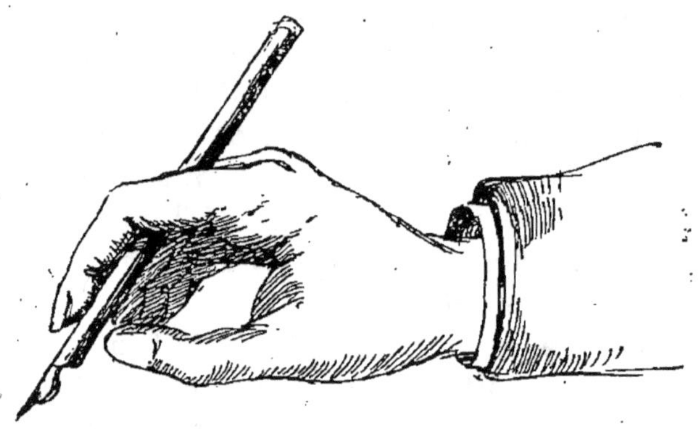

FIG. 47. — Manière défectueuse de tenir la plume entre l'index et le majeur.

suffit pour cela d'observer les principes de bonne tenue du corps et de la plume et de bien placer le cahier ou le papier...

« Et maintenant une question se pose. L'écriture droite existe-t-elle réellement ? Je n'hésite pas à répondre par la négative. En réalité, il n'existe que l'écriture penchée et l'écriture renversée. Dans l'écriture droite, l'axe du graphisme prend la direction de la verticale, ce qui nécessite une attention et un effort soutenus. Voici un schéma de la direction que suit la plume dans le tracé du trait :

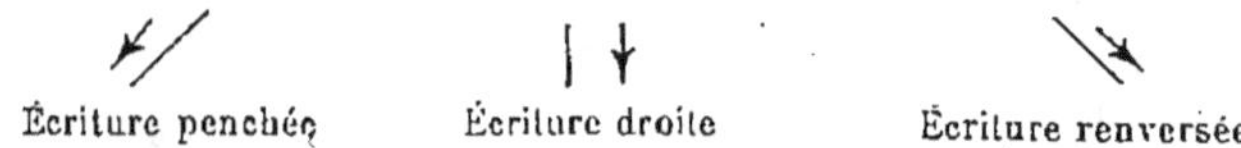

« A mon avis, les droitiers se servent naturellement de l'écriture penchée et les gauchers de l'écriture renversée. Elles sont symétriques l'une par rapport à l'autre. L'écriture

droite n'est que l'intermédiaire, la moyenne des deux directions... S'il s'agit d'un enfant qui aborde l'écriture pour la
première fois, il obéira à ses mouvements naturels et à sa
propre initiative. Et si on le place normalement devant une
table, ses gestes seront franchement dextrogyres dans ce
sens /////, soit en montant ↑, soit en descendant ↓. Pour
écrire droit, il devrait donc s'imposer une gêne, une con-
trainte en désaccord avec ses tendances naturelles.

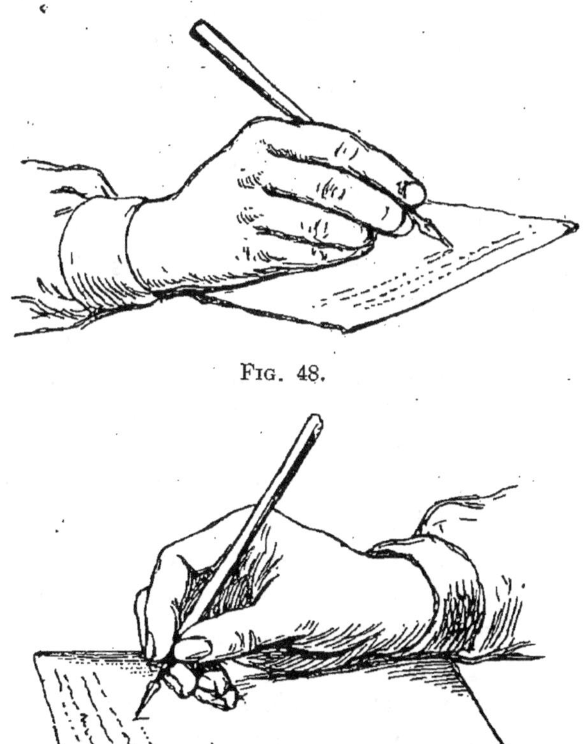

Fig. 48.

Fig. 49.

« En résumé, le but que doivent poursuivre les hygiénistes
et les éducateurs doit être de faire acquérir à l'enfant une

écriture penchée courante, exécutée en observant rigoureusement les principes de bonne tenue du corps, du cahier et de la plume. Quant à l'écriture droite, très fatigante à exécuter, même à une allure modérée, on ne doit en faire qu'un usage discret et dans certaines conditions que j'ai déterminées. » (*fig.* 48-49).

La vérité est entre les extrêmes. — Nous connaissons les deux éléments du débat. Partisans de l'écriture droite, partisans de l'écriture penchée, sont tout aussi absolus dans leurs conclusions. Tous deux prétendent également posséder l'exacte vérité. Où donc est-elle ? A notre avis, elle se trouve entre les extrêmes. Peut-être a-t-on tant soit peu exagéré l'importance de la méthode alors qu'il eût fallu plutôt incriminer la mauvaise manière de l'appliquer ; ce qui nous explique que l'une ou l'autre puisse tour à tour avoir tout aussi raison que l'autre. Avec le professeur Truc et Chavernac, nous pensons que ce qui importe surtout, c'est la surveillance de l'écolier : « Ce qui est capital, croyons-nous, c'est que, en écriture inclinée comme en écriture droite, les deux avant-bras soient également appuyés jusqu'aux coudes sur la table, que la station se maintienne droite et bifessière. Il importera peu ensuite que le cahier soit droit, légèrement incliné, que la plume soit rectiligne ou coudée, et sur bec large ou pointu. Affaire d'habitude, d'application et de surveillance... »

Les travaux scolaires et les exercices physiques. — Les améliorations apportées à l'organisation des locaux et du mobilier scolaire, à l'imprimerie des livres n'ont pas suffi cependant à obtenir une diminution notable du pourcentage des myopes. Pendant ces quarante dernières années, on a fait beaucoup pour obtenir une application rationnelle de l'hygiène oculaire dans les écoles en Allemagne. Malgré tout, le nombre très élevé des myopes parmi les étudiants allemands n'a qu'à peine diminué. Le vétéran du combat contre la myopie, Hermann Cohn, a dû en convenir et la déception causée par cet échec se fait remarquer dans la littérature ophtalmologique de la fin du siècle dernier et du commencement du siècle présent.

Un auteur suédois, le Dr Fritz Ask, professeur agrégé à l'Université de Lund (Suède), a constaté au contraire au cours des dernières périodes décennales une diminution très frappante de la fréquence de la myopie dans les lycées de garçons de Suède. L'examen oculistique des élèves a démontré que la proportion des myopes qui était en 1893 de 40 à 50 p. 100 et même plus est tombée, il y a quelques années, à 25 p. 100 parmi les étudiants des deux classes supérieures des lycées. Widmark est arrivé aux mêmes conclusions par l'examen du « Karolinska Institutet » de Stockholm.

Fritz Ask et Widmark sont d'avis que, sans vouloir contester l'importance d'une amélioration de l'hygiène scolaire tant à l'école qu'à la maison, d'autres facteurs doivent être pris en considération dans la diminution de la myopie : en première ligne la *diminution de l'étude des langues classiques*. Il a été constaté par des recherches que l'étude du latin et du grec dans les écoles est bien plus fatigante pour l'organe visuel que les études faites dans les écoles ne donnant pas l'enseignement classique. Fritz Ask, dans neuf lycées, a trouvé pour 966 « classiques » examinés et 1.665 «modernes » respectivement 18,8 et 13,3 p. 100 de myopes et parmi les 136 « classiques » et les 138 « modernes » de la dernière classe respectivement 20,6 et 15,9 p. 100 de myopes. Fritz Ask ajoute : « Les études classiques n'exigent pas nécessai- « rement plus de travail que les études modernes, mais

---

1. Georges MARTIN, *Myopie, hypermétropie, astigmatisme*, p. 251.

« l'étude du latin et du grec fatigue l'organe visuel infini-
« ment plus que par exemple l'étude des mathématiques. »
Des changements opérés dans le programme d'études des
« classiques » au profit des sciences naturelles ont produit
un allégement des études classiques.

D'autre part, différentes recherches de Widmark dans des
écoles où l'on fait beaucoup de sport et de gymnastique ont
démontré que le pourcentage de la myopie y était remarquablement bas. Pareilles constatations avaient été faites
par nos confrères le professeur Motais (d'Angers) et
le Dʳ Georges Martin (de Bordeaux). Motais a constaté
qu'à l'école des Arts et Métiers d'Angers et au Prytanée
militaire, la myopie n'augmente pas et est inférieure aux
autres lycées. A la Flèche, la proportion des myopes était,
en rhétorique et en philosophie, de 26 p. 100, tandis que cette
proportion atteignait, pour ces deux mêmes classes, 46 p. 100
dans les collèges et les lycées du centre-ouest de la France.
Le professeur Motais attribue cette proportion moins grande
des myopes à l'École d'Angers et au Prytanée militaire a
l'effet que les études dans ces établissements sont d'une
heure, une heure un quart au plus, et sont coupées par des
travaux manuels et des exercices physiques. Le Dʳ Georges
Martin a également tout particulièrement attiré l'attention
sur l'importance des exercices physiques dans le développement de la myopie. A ce sujet, il écrit : « Une cause con-
« nexe d'une grande importance réside dans l'insuffisance
« des exercices physiques auxquels se trouve condamnée la
« majeure partie de nos écoliers... »

Les justes remarques de nos confrères suédois Widmark
et Fritz Ask ne font donc que confirmer les conclusions précédentes de nos confrères français, Motais et Georges Martin. Avec eux, nous pouvons dire : « Nous ne devons pas bor-
« ner nos efforts seulement à l'amélioration des palais sco-
« laires. Il faut aussi réformer les études et approprier les

« objets d'enseignement et les méthodes aux forces de la
« jeunesse. Enfin, il est non moins important de donner
« l'occasion à nos enfants de jouer — selon leur instinct
« naturel — en plein air pendant les heures de récréa-
« tion. »

CHAPITRE III

HYGIÈNE OCULAIRE DE L'ADULTE
L'INDUSTRIE ET LES PROFESSIONS
LES ACCIDENTS DU TRAVAIL
ET LES MALADIES PROFESSIONNELLES

L'âge adulte, est l'âge de l'activité humaine ; c'est celui
où l'homme doit, par son travail, subvenir à ses besoins et à
ceux de sa famille. Si la première enfance est exposée aux
néfastes contagions, aux dangers des jeux imprudents et des
joyeux ébats ; si l'adolescence est menacée par les impré-
voyances du surmenage et des travaux scolaires, l'ouvrier
est à l'atelier ou à l'usine comme le soldat sur le champ de
bataille, continuellement à la merci du coup soudain et le
plus effroyable, de l'accident le plus inique. Aussi, si l'hygiène oculaire de la deuxième enfance s'est presque entièrement confondue avec l'hygiène scolaire, celle de l'âge adulte
se confondra-t-elle également avec l'hygiène industrielle et
des professions.

C'est cette partie très importante de l'hygiène oculaire
que nous étudierons dans ce chapitre.

M. Ch. de Freycinet a pu écrire : « La plupart des indus-
« tries, on pourrait dire toutes les industries sont insa-
« lubres. » C'est là une affirmation peut-être exagérée. Il
n'en est pas moins nécessaire que l'organisation du local
industriel réponde aux conditions générales de l'hygiène

oculaire. Telle sera la première question que nous examinerons. Nous étudierons ensuite les accidents et les maladies oculaires d'origine professionnelle.

A. *Aménagement du local industriel.* — Par son aménagement, le local industriel doit présenter les conditions générales d'*aération*, de *ventilation*, d'*éclairage*.

Aération. Ventilation. — Nous ne reviendrons pas sur ce que nous avons dit au sujet de l'*aération* : elle est nécessaire pour modifier les conditions préjudiciables de l'air confiné. Mais la *ventilation* est particulièrement indispensable dans les milieux industriels pour en éloigner les gaz et vapeurs délétères et toxiques, les poussières irritantes et dangereuses. L'hygiène industrielle a imaginé des ventilateurs et appareils aspirateurs de poussières, des hottes destinées à évacuer les gaz, vapeurs et fumées incommodes, insalubres ou toxiques.

Éclairage. — Terrien (de Paris) a attiré l'attention sur les conditions d'éclairage des ateliers. Mme Thibaut [1], inspectrice du travail à Paris, a signalé l'insuffisance de lumière naturelle dans les ateliers de couture de la capitale. Miss Anderson [2] a fait à Londres les mêmes constatations. Le professeur Motais [3] a trouvé 69 p. 100 d'yeux anormaux sur 250 typographes examinés sur 97 compositeurs, 51 étaient myopes ; et il attribue ce fait pour une grande part à l'insuffisance de l'éclairage artificiel. L'atelier n'a jamais trop de lumière. Leclerc de Pulligny et Boulin [4] font avec raison cette remarque : « ... Une « nombreuse population d'ouvriers et d'employés des deux « sexes vivent dans des sous-sols tout le jour, simplement « parce que la location de locaux convenables est chère dans

1. *Annales d'hygiène publique et de médecine légale*, 1905, p. 439.
2. *Annales d'hygiène publique et de médecine légale*, 1905, p. 463.
3. Motais, *Éclairage artificiel*, p. 3.
4. Leclerc de Pulligny et Boulin, *Hygiène industrielle*, p. 185.

« les quartiers où ils travaillent. Nous citerons en particulier
« un grand nombre d'ateliers de la mode, dans les plus belles
« rues de Paris, et divers services des plus grands magasins
« de nouveautés de la capitale. » Ces auteurs estiment qu'il
faut exiger comme éclairement minimum d'un atelier ou d'un
magasin 20 bougies-mètre sur la table de travail ou l'établi.
Motais demande même 40 bougies-mètres. André Broca et
F. Laporte [1] arrivent également aux mêmes conclusions :
« Nous recommandons, écrivent-ils, comme éclairement
« favorable au travail la valeur de 20 à 40 lux... »

B. *Accidents oculaires du travail.* — Les lois de solidarité sociale des 9 avril 1898, 22 mars 1902, 31 mars 1905 ont
augmenté le domaine de la médecine légale, en y ajoutant
l'étude des « accidents survenus par le fait du travail ou à
l'occasion du travail ». Il existe depuis la législation nouvelle
une médecine des accidents du travail, et s'il serait abusif et
regrettable à tous points de vue de vouloir créer, pour les
accidentés, une spécialité médicale dans une profession qui
compte déjà peut-être trop de branches séparées, il n'en est
pas moins vrai — on est bien forcé de le reconnaître — que
les blessés de l'atelier et de l'usine constituent aujourd'hui
une catégorie particulière de malades, ayant, par certains
côtés, leur pathologie propre, réclamant parfois des soins
spéciaux, et toujours en droit d'exiger de celui à qui ils se
confient la reconnaissance des garanties prévues par la loi.
Les statistiques du ministère du Commerce [2] indiquent que
le pourcentage par année de 1899 à 1904 des accidents du
travail ayant donné lieu à décision judiciaire subit une progression croissante... inquiétante même, puisqu'aux termes

1. Broca et F. Laporte, Étude des principales sources de lumière au point
de vue de l'hygiène de l'œil (*Annales d'oculistique*, mars 1914, p. 190-218).

2. Recueil des documents sur les accidents du travail réunis par le Ministère
du Commerce (Direction de l'assistance et de la prévoyance sociale, n° 19.
Deuxième rapport sur l'application de la loi du 9 avril 1898, mars 1906).

de l'article 22 de la loi du 22 mars 1902, « le bénéfice de l'as-
« sistance judiciaire étant accordé de plein droit à la victime
« de l'accident », le budget des dépenses de la Justice se
trouve forcément grevé de ce fait. Pour une part, il faut
l'attribuer à la connaissance de plus en plus approfondie que
les ouvriers acquièrent de leurs droits ; pour une part encore
au progrès croissant du machinisme, à la rapidité et à l'intensité de la production. Mais n'y a-t-il pas lieu d'incriminer
une autre cause, l'absence de soins ou l'application d'une
thérapeutique mal appropriée et de se demander si bon
nombre d'accidents du travail ne pourraient pas souvent,
très souvent même être évités, soit dans leur production,
soit dans leur aggravation, par une prophylaxie et une
hygiène bien comprises : « Il ressort, écrit le Dr Trousseau [1]
« dans son rapport sur la cécité en France, des documents
« qui m'ont été envoyés, la fréquence des traumatismes
« aggravés par l'ignorance et le défaut de précautions des
« sujets, le manque de soins hâtifs, et l'existence antérieure
« des affections lacrymales génératrices d'infections to-
« tales. »

La plupart des Universités allemandes ont installé
depuis longtemps, à côté de leurs cours de clinique chirurgicale et médicale et ne faisant pas double emploi avec eux,
un enseignement spécial portant sur la médecine des accidents. Bernacchi en 1902, au Congrès de Dusseldorf, en comptait 22. En réalité, on ne traite pas un traumatisé de l'atelier
et de l'usine comme un autre blessé ; les accidentés ont leur
thérapeutique propre, rien de plus naturel qu'ils aient également leur hygiène qui, d'après Bouchardat, « est une partie
des sciences médicales ». L'hygiène ou médecine préventive
nous paraît particulièrement utile et bienfaisante en matière
d'accidents du travail.

1. TROUSSEAU, La cécité et les aveugles en France (Rapport à la *Société française d'ophtalmologie*, 6 mai 1902).

Fréquence des accidents oculaires du travail. — Les statistiques démontrent que les blessures de l'œil doivent être rangées parmi les premières, comme fréquence et comme gravité. Une statistique faite par Lauder et Jeissler en 1841 montre qu'à cette époque, sur 1.852 malades venus dans les cliniques ophtalmologiques, 30 seulement s'y étaient rendus pour des blessures de l'œil ; la proportion était donc de 1 /61 : sur ces 30 traumatismes, les 2 /3, comme c'est d'ailleurs presque toujours le cas, étaient d'origine professionnelle. Mais actuellement, ces chiffres seraient loin d'être exacts. Kaiser, dans sa thèse, rapporte une statistique faite à Moscou cinq ans après celle de Lander et Jeissler ; elle révèle une légère augmentation en faveur des traumatismes oculaires : sur 1.093 malades examinés, 27 étaient venus pour des blessures, soit une proportion de 1 /40. A Wurtzbourg, pour la période décennale de 1887 à 1897, les statistiques recueillies par Kaiser montrent que sur 52.862 malades reçus dans les cliniques ophtalmologiques de la ville, 3.951 y sont venus pour des blessures de l'œil, soit une proportion de 1 /13. Une statistique faite à Sheffield, la grande cité industrielle de l'Angleterre, de 1884 à 1898, donne, sur un total de 48.262 accidents, 2.506 traumatismes oculaires, soit 5,19 p. 100. Clause [1] dans sa thèse inaugurale signale la fréquence des accidents oculaires observés à la clinique ophtalmologique de la Faculté de Médecine de Nancy (180 cas en 2 ans). Niedem, ayant eu à soigner des ouvriers fondeurs et forgerons, a noté chez eux, de 1885 à 1894, 5.433 maladies des yeux, parmi lesquelles 3.723 blessures.

D'après les renseignements particuliers qui nous ont été fournis par MM. Schneider et Cie du Creusot, 5 p. 100 des accidents intéressent les yeux. Nos statistiques personnelles

---

1. CLAUSE, La loi du 9 avril 1898 sur les accidents du travail et l'appareil de la vision (*Thèse de Nancy*, 1901-1902).

arrivent à une proportion plus élevée, 8 à 9 p. 100 d'accidentés.

Historique. — Malgré son importance, l'hygiène des accidents du travail est traitée avec assez d'indifférence dans les ouvrages spéciaux. On rencontre bien, il est vrai, épars dans la littérature industrielle ou ophtalmologique où il faut les chercher pour les trouver quelques travaux spéciaux se rapportant, chacun dans leur genre, et suivant les préoccupations professionnelles de leurs auteurs, à la question qui nous occupe ; mais ces documents n'ont jamais été réunis dans un travail d'ensemble.

En 1867, le grand industriel mulhousien Engel Dolfus fondait une *Association de prévention des accidents du travail.* Des musées spéciaux contenant tous les appareils protecteurs furent organisés à Vienne (1890), à Amsterdam (1891), à Munich (1900), à Charlottenbourg (1903). Enfin, l'Association des Industriels de France, dont le siège est à Paris, 3, rue de Lutèce, qui, depuis 1883, époque de sa création par Émile Muller, luttait pour diminuer la fréquence et la gravité des accidents du travail, qui notamment en 1892 avait ouvert un concours sur les lunettes d'atelier, fut autorisée, par décret du 24 septembre 1904, à créer un musée semblable à ceux de l'étranger, où elle réunit dans un local unique les modèles assemblés par ses soins depuis dix années. A la réalisation de cette œuvre philanthropique resteront attachés les noms de Buquet, Bussat, Liebaut, Carmichaël, Cheysson, Compère, Dumont, Marny, Millerand, Périssé, Sartiaux auxquels il faut associer celui de Chaudèze, directeur du Conservatoire des Arts et Métiers à cette époque.

Inauguré le 9 décembre 1905 dans la galerie Vaucanson, le musée de prévention des accidents du travail et d'hygiène industrielle est une exposition permanente où viennent figurer à tour de rôle les inventions récentes dans cet ordre d'idées, les appareils nouveaux ou les perfectionnements aux anciens y remplacent au fur et à mesure de leur apparition les modèles depuis longtemps exposés. De cette manière, les visiteurs peuvent suivre les progrès réalisés et les industriels s'y instruire sur les différentes façons de prémunir les ouvriers contre les accidents. Constitué par des ressources privées, le musée fonctionne comme un service du Conservatoire des Arts et Métiers, sous le contrôle d'une commission technique et l'autorité du directeur du Conservatoire.

Parmi les travaux, ouvrages, monographies, se rapportant dans leur ensemble ou en partie à notre sujet, nous citerons le rapport présenté le 25 janvier 1893 par M. Henri Mamy sur le concours ouvert par l'Association des Industriels de France au sujet des lunettes d'atelier, la communication de Haale (15 août 1900) à la Société zurichoise d'hygiène scientifique sur « la prophylaxie des traumatismes oculaires », les rapports de Sulzer-Axenfeld-Wurdermann au Xe Congrès international d'ophtalmologie de Lucerne (13-17 septembre 1901), l'article de E. Raybaud et J. Jacquey dans l'*Écho médical du Nord* (1903, p. 49 et 51) sur l'aggravation volontaire des blessures ; les monographies d'Yvert sur les blessures de l'œil et la loi sur les accidents du travail (*Recueil d'ophtalmologie*, février 1903), de J. de Lantshere sur la prophylaxie des traumatismes de l'œil (1904), les blessures de l'œil à la suite d'accidents du travail (1906), etc.

Ajoutons à cette nomenclature les recherches et études de nos confrères les Drs Bourgeois et Detourbe, de M. Lebrun pour créer des types d'appareils parfaits de protection et nous aurons une idée à peu près complète des travaux publiés sur la question.

Professions et traumatismes. — D'après le Dr Trousseau, les traumatismes du globe oculaire amènent 6 p. 100 de cécités binoculaires, 20 p. 100 de cécités monoculaires, « chiffres qui seraient, dit-il, réduits dans une notable proportion si des mesures sérieuses concernant leur prévention étaient soigneusement appliquées. Fieuzal, sur 300 aveugles de l'hospice des Quinze-Vingts, a noté la cécité traumatique dans la proportion de 9,8 p. 100. Magnus, dans sa table de cécité attribue à la cécité traumatique 8,5 p. 100. En Autriche, elle est sur le nombre des aveugles de 7,9 p. 100.

Les différents métiers ne seraient pas également exposés aux traumatismes. Voici, à ce sujet, la statistique dressée par Coccius :

Serruriers	156
Artisans	62
Maçons	43
Conducteurs de machines	22
Forgerons	23
Meuniers	18
Charpentiers	14
Casseurs de pierres	8
Tourneurs de métal	6

Le Dr Trousseau, dans son *Rapport sur la cécité en France* (1902), énumère sans indiquer leur fréquence respective les professions qui exposent aux traumatismes oculaires : les serruriers, les mécaniciens-ajusteurs, les rémouleurs et les ouvriers qui se servent de la meule à émeri, les meuniers, les tailleurs de pierres, les cantonniers, les mineurs, les artificiers, les chimistes, les maçons, les mécaniciens de chemins de fer, les chauffeurs d'industrie, les campagnards.

Le Dr Aubineau (de Brest), dans le *Précis des accidents du travail* d'Ollive et Le Meignen, dit que « les ouvriers les « plus fréquemment atteints sont les ouvriers en métaux, « d'abord les polisseurs de fonte, ensuite les constructeurs « de machines, tourneurs, perceurs, chaudronniers, serru-« riers, forgerons, fondeurs ; puis viennent les ouvriers qui « travaillent la pierre et le bois ».

En réalité, nous croyons que la fréquence des accidents

oculaires suivant les professions est très variable d'après les régions d'exercice des praticiens. C'est ainsi que dans la contrée de l'Ouest, Dianoux (de Nantes) estime que les causes les plus fréquentes des traumatismes chez les adultes sont les explosions de mines et les éclats de fer (chantiers de construction dès navires de Nantes et de Saint-Nazaire) ; dans la contrée de l'Ouest, d'après les statistiques de Chevalier (du Mans), le traumatisme est la cause dominante de la cécité, surtout chez les ouvriers carriers, maçons ou tailleurs de pierre. Bagnéris (de Reims) a particulièrement constaté dans le Nord-Est les éclats de verre et projections de fil de fer provenant des bouteilles de champagne, aiguilles de rouleaux de peignage chez les tisseurs et filateurs, des brûlures par des agents chimiques dans les teintureries. Si nous nous en rapportions uniquement à nos statistiques personnelles, nous serions tentés de placer au premier rang parmi les professions exposées aux traumatismes oculaires, les charpentiers de navires, les tourneurs sur métaux et les mécaniciens ; mais nous devons tenir compte que notre clientèle est en partie composée d'ouvriers travaillant dans l'industrie du fer et de l'acier.

Les statistiques fournies sur la nature dès lésions sont manifestement plus concordantes et plus précises. Kaiser dans sa thèse répartit ainsi les diverses blessures oculaires :

```
Corps étrangers...........................   2132
Caractères traumatiques...................     61
Brûlures..................................    367
Contusions................................    581
Blessures diverses........................    810
```

A la clinique ophtalmologique du professeur Rohmer, à Nancy, suivant les chiffres publiés par Clause[1], sur 180 cas,

1. CLAUSE, *Loc. cit.* (*Thèse de Nancy*, 1901-1902).

on a rencontré :

Corps étrangers........................... 84
Cataractes traumatiques................... 40
Plaies de la cornée....................... 25
Plaies de la sclérotique..................   4
Contusions................................ 21
Brûlures..................................   6

D'une façon générale, on peut dire que les blessures de l'œil par corps étrangers représentent 55 p. 100 environ de toutes les blessures de cet organe.

Où se localisent les corps étrangers ?

D'après les statistiques, nous pouvons les répartir ainsi :

Dans 16,91 0/0 des cas........... la conjonctive
  —   74,68 0/0   —   .... la cornée
  —   0,397 0/0   —   .... l'iris
  —   0,737 0/0   —   .... le cristallin
  —   6,015 0/0   —   .... le corps vitré
  —   0,17 0/0   —   .... la rétine

D'après Coppez [1] qui a étudié 96 cas de blessures de l'œil par corps étrangers, dans 70 cas, le corps vulnérant après sa pénétration par la cornée ou la sclérotique aurait envahi l'hémisphère postérieur de l'œil pour se fixer :

22 fois dans l'humeur vitré,
38 fois dans la région ciliaire.
 2 fois entre la rétine et la choroïde,
 2 fois dans le nerf optique ou sa gaine,
 8 fois dans un exsudat ayant remplacé le corps vitré
        dans les yeux atrophiés.

____

1. Coppez, Corps étrangers intraoculaires (*Archives d'ophtalmologie*, septembre 1900).

Ces corps étrangers se décomposaient ainsi quant à leur nature :

    Fer ou acier.............................. 42 fois
    Fragments de capsules ou de cuivre...... 10 fois
    Zinc...................................... 1 fois
    Grains de plomb.......................... 10 fois
    Éclats de pierre......................... 6 fois
    Bois...................................... 1 fois

Les progrès de l'industrie, les perfectionnements du machinisme, en mettant à la disposition de l'homme et en adaptant à ses besoins les forces de la nature, ont permis à des affections, jusqu'à ce jour inconnues, de se manifester. Au premier rang de celles-ci se trouve l'ophtalmie électrique bien étudiée cliniquement par le professeur Panas [1], Terrien [2], et Le Roux [3], et expérimentalement par Mettey [4]. Cette affection est relativement aujourd'hui assez fréquente dans les grandes villes où est développée la traction électrique, et de nombreuses observations en ont été publiées depuis que l'attention a été attirée par les travaux de Panas et de Terrien. Nous en avons personnellement publié un cas [5] et Coullaud [6] a repris en 1909 dans les *Archives d'ophtalmologie* une étude très complète de la question au sujet de « huit cas » d'ophtalmologie électrique qu'il a eu l'occasion

1. PANAS, Amblyopie et amaurose par décharge électrique (*Archives d'ophtalmologie*, 1902, p. 625).

2. TERRIEN, Du pronostic des troubles visuels d'origine électrique (*Archives d'ophtalmologie*, 1902, p. 692).

3. LE ROUX, Troubles oculaires d'origine électrique (*Archives d'ophtalmologie*, 1902).

4. METTEY, Recherches expérimentales sur le phototraumatisme oculaire par la lumière électrique (*Archives d'ophtalmologie*, 1904, p. 227).

5. GINESTOUS, Ophtalmie électrique (*Gazette hebdomadaire des sciences médicales de Bordeaux*, n° 48, 2 décembre 1906).

6. COULLAUD, Huit cas d'ophtalmie électrique (*Archives d'ophtalmologie*, janvier 1909).

d'observer aux sapeurs-pompiers de Paris. Le pronostic est essentiellement variable. Parfois tout se borne à une hyperhémie plus ou moins intense et passagère de la conjonctive, et, au bout de quelques jours, tout rentre dans l'ordre ; mais, d'autres fois, au contraire, 8 ou 15 jours après l'accident, même à une échéance plus éloignée, les membranes profondes sont elles-mêmes intéressées et le blessé est atteint d'une incapacité permanente et partielle. Il ressort du travail de Coullaud [3] que plus les accidents apparaissent tardivement plus ils sont légers et bénins. Faut-il incriminer dans l'étiologie de cette affection l'action directe du courant électrique ? On ne saurait l'admettre ; car, dans tous les cas signalés, le sujet n'a jamais été traversé par le courant. Ou bien, doit-on faire intervenir l'action seule de la lumière ? Cette hypothèse est plutôt admissible. L'affection débute, en effet, toujours à la suite d'un éblouissement produit par la lumière d'un « court-circuit ». Les uns incriminent les radiations chimiques, d'autres les radiations lumineuses du spectre, violettes et ultra-violettes. Ce qui est certain, c'est que le port de verres d'urane, qui absorbent les rayons chimiques, constitue le meilleur moyen prophylactique de l'affection et que les compagnies de transports agiraient sagement en munissant de ces verres leurs ouvriers d'usines (voir lunettes, systèmes Eugène Sartiaux, p.208).

La faute inexcusable. — L'article 20 de la loi du 9 avril 1898 prévoit les conséquences de la faute inexcusable, qu'elle soit le fait de l'ouvrier ou celui du patron. « Le tribunal a le droit, dit cet article, s'il est prouvé que l'accident est dû à une faute inexcusable de l'ouvrier, de diminuer la pension fixée au titre Ier. Lorsqu'il est prouvé que l'accident est dû à la faute inexcusable du patron ou de ceux qu'il s'est substitué dans la direction, l'indemnité pourra être majorée, mais sans que la rente ou le total des rentes allouées puisse dépasser soit la réduction, soit le montant du salaire annuel. »

Voilà le principe. Mais on sait qu'un texte législatif, aussi clair qu'il soit, donne toujours matière à discussion, et que son interprétation varie souvent avec les jurisconsultes.

Tout d'abord que faut-il entendre par faute inexcusable. Où commence l'excuse ? Où finit-elle ?

D'après une définition judiciaire : c'est la faute commise à dessein, en pleine connaissance de cause, celle qui dénote une incurie, une imprévoyance, en quelque sorte coupable, qui va jusqu'au mauvais vouloir et à la méchanceté. D'après une définition doctrinale : « C'est la faute qu'implique la volonté d'agir ou d'émettre avec la connaissance du danger pouvant résulter de l'action ou de l'omission, et l'absence d'une cause justificative ou explicative. »

Un jugement de Besançon du 28 février 1900 déclare que la faute inexcusable ne peut s'entendre d'une faute qui ne serait que grave, mais seulement d'une faute commise à dessein, en pleine connaissance de cause, qui dénote une incurie, une imprévoyance en quelque sorte coupable, et allant jusqu'à la méchanceté et au mauvais vouloir (Droit pénal, 1900, 2-227). Le tribunal de Dijon (21 mai 1901, *Revue judiciaire des accidents du travail*, 1901) exige pour la faute inexcusable trois conditions : « Il faut que cet acte, sans supposer chez son auteur l'intention de provoquer l'accident, soit cependant le produit de sa propre volonté ; que cet acte soit d'une gravité exceptionnelle, de nature à amener presque fatalement un accident, ne pouvant échapper à l'homme ayant le plus léger souci de la vie et de celle de ses semblables ; que cet acte ait été commis sans motif légitime, c'est-à-dire en dehors de circonstances exceptionnelles ou de nécessités impératives pouvant justifier, dans une certaine mesure, soit l'omission d'une précaution, soit la violation d'un règlement. » D'après les jugements de Vouziers

(28 mars 1900), des Andelys (23 janvier 1900), de Nancy (5 novembre 1902), *Recueil de Besançon* (1902, 179), la *faute inexcusable* de l'ouvrier telle que l'entend la loi sur les accidents du travail confine au dol et n'en diffère que par l'absence d'intention coupable. Mais on sait qu'aux termes de l'article 116 du Code civil, le dol n'est une cause de nullité de la convention que lorsque les manœuvres pratiquées par l'une des parties sont telles qu'il est évident que, sans ces manœuvres, l'autre partie n'aurait pas contracté. Le dol ne se présume pas et doit être prouvé. Enfin, un jugement d'Orléans (18 décembre 1903, *Gazette des tribunaux*, 29 décembre 1903) place la faute inexcusable en matière d'accidents du travail entre la faute civile lourde et la faute pénale. Au cours des travaux préparatoires de la loi de 1898, on a substitué aux mots *faute lourde* ceux de *faute inexcusable*. C'est donc à tort, à notre avis, qu'Ollive et Le Meignen, dans leur ouvrage sur les accidents du travail, confondent *faute lourde* et *faute inexcusable* et veulent appliquer à cette dernière la définition donnée de la première par les auteurs belges, notamment von Berghem.

En somme, il faut bien le reconnaître, ces explications doctrinales ne jettent pas grand jour sur la question. Mieux vaut encore déduire une opinion des faits particuliers ayant nécessité décision de justice. La faute inexcusable ne se rapporte pas uniquement à l'instant où se produit l'accident ; elle peut encore être invoquée dans ses conséquences ultérieures, et la victime qui, volontairement ou par négligence, aggrave ou laisse aggraver sa blessure est légalement considérée sans excuse ; il en est de même du patron qui refuse de donner à son ouvrier le moyen de se soigner. C'est ainsi qu'un jugement du tribunal de Bordeaux (14 décembre 1903, *Recueil des accidents du travail*, 1904, 115) déclare que le « blessé qui accepte qu'un tiers sans qualité et sans connaissances médicales modifie, hors de la présence du docteur, la position d'un membre blessé, placé dans un appareil, commet une faute inexcusable légitimant un abaissement de la rente ». Dans le même sens, la cour d'Aix (17 janvier 1904) a décidé que « l'aggravation qui s'est produite dans l'état de la victime d'un accident du travail ne peut être considérée comme une conséquence normale de l'accident lorsqu'elle est due à des causes étrangères à l'accident et tient surtout à la façon défectueuse avec laquelle le blessé a cru devoir se traiter lui-même ».

Nombreux sont les accidents oculaires professionnels qui doivent uniquement leurs conséquences fâcheuses ultérieures au traitement du début confié à des mains inexpérimentées. Les ouvriers prétendus habiles à extraire les corps étrangers de l'œil sont encore fréquents dans nos usines, et patrons et ouvriers acceptent trop facilement leurs services.

L'ouvrier qui refuse de se soumettre à un traitement, commet-il une *faute inexcusable?* La jurisprudence, au premier abord assez confuse sur ce point, est, au contraire, parfaitement établie lorsqu'on l'examine de près. L'ouvrier est tenu de se soigner, et si l'état dans lequel il se trouve est, pour partie, la conséquence de son incurie, le chef d'entreprise ne peut être tenu de payer qu'une rente réduite. Ainsi en a décidé un jugement du tribunal de Toulouse du 4 août 1903 (*Recueil d'accidents du travail*, 1903, 218). Mais ce droit qu'a le patron d'obliger son ouvrier de se soumettre à un traitement a des limites. L'ouvrier ne peut se soustraire à la médication préconisée lorsque celle-ci est sans danger ; il doit même consentir à une intervention chirurgicale sans danger qui améliorera sa capacité professionnelle (Douai, 1re classe, 10 avril 1905. *Recueil de Douai*, 1905, 209 ; *Gazette du Palais*, 1905, 1.702 ; Douai, 1re classe, 28 novembre 1906, *Recueil de Douai*, 1907, 42).

Mais il n'en est pas de même lorsque l'opération proposée peut présenter un danger grave ou dont le résultat est douteux (cour de Besançon, 31 décembre 1901).

Le tribunal civil de Lyon a abaissé la rente d'un paveur blessé à l'œil par un éclat de pierre. L'ouvrier avait refusé une opération simple (iridectomie optique) qui devait diminuer de moitié l'incapacité permanente de travail (jugement du 2 août 1901). Un arrêt de la cour de Bordeaux (10 mars 1901) décide que le refus d'un ouvrier n'est excusable que si l'intervention doit faire courir un danger de mort ; il s'agissait d'une énucléation préventive de l'ophtalmie sympathique.

Enfin, dernière et importante question : l'ouvrier commet-il une *faute inexcusable* lorsqu'il refuse de se protéger contre les accidents à l'aide des appareils mis à sa disposition ? Et d'autre part, par réciprocité, y a-t-il également *faute inexcusable* du patron qui a négligé de fournir à son ouvrier les appareils connus de préservation?

Un jugement du tribunal civil de Pontoise (11 novembre 1903) a décidé que l'ouvrier qui, employé à la réparation des fils électriques aériens, n'use pas de la ceinture de sûreté qui est mise à sa disposition, doit être considéré comme ayant commis une faute inexcusable. Mais ce jugement contredit tous les autres rendus en la matière et sur une question qui nous intéresse plus particulièrement, nous pouvons dire qu'il est de *jurisprudence* constante que « ne « commet pas la faute inexcusable prévue par l'article 20 « l'ouvrier tailleur de pierre ou autre auquel on a remis des « lunettes et qui ne s'en est pas muni » (tribunal civil Bourgoin, 4 août 1906, *Recueil de Grenoble*, 1906, 118 ; tribunal civil de Reims, 30 décembre 1904, *Gazette des tribunaux*, 20 janvier 1905).

La négligence d'un patron qui n'a pas employé les moyens les plus efficaces pour mettre un ouvrier à l'abri d'un accident pas plus que la négligence de l'ouvrier qui a omis de mettre un masque destiné à protéger la vue et qui eût empêché l'accident ne revêtent, ni à l'égard de l'un ni à l'égard de l'autre, le caractère de faute inexcusable (tribunal civil de Toulouse, 30 mai 1901, *Gazette des tribunaux du Midi*, 23 juin 1901 ; tribunal civil des Andelys, 17 décembre 1901, la loi du 19 mars 1902).

Appareils de préservation contre les accidents oculaires. — Mettre l'œil à l'abri des corps traumatisants, tel doit être le but de tout appareil de préservation contre les accidents.

Au premier abord, la solution semble facile ; mais, pour peu qu'on y réfléchisse, le résultat apparaît, au contraire, des plus difficiles à obtenir.

En premier lieu, et d'une manière générale, les accidents oculaires sont d'une infinie variété, et les professions qui y sont exposées ne sont pas moins nombreuses. De cette diversité résulte une première difficulté qui ne serait pas cependant insurmontable ; car il est toujours possible d'établir des groupes et sous-groupes justiciables des mêmes moyens de préservation.

Dans la pratique, les difficultés sont autres et plus sérieuses : tel procédé qu'on peut croire, en théorie, des plus efficaces, ne donne pas, dans l'application, les résultats attendus.

Les appareils de préservation contre les accidents du travail se divisent en deux classes :

A. — *Appareils s'adaptant à la face et protégeant directement les yeux.*

B. — *Appareils s'adaptant à l'outil ou à la machine, et protégeant indirectement les yeux en empêchant les éclats, etc.*

A. — Les appareils de la première catégorie s'adaptant à la face et protégeant directement les yeux doivent être au premier examen les plus efficaces et les plus pratiques. En est-il réellement ainsi ? Nous le verrons par la suite. Ces appareils sont de deux sortes :

1° *Ils peuvent s'adapter entièrement à la face qu'ils recouvrent dans sa totalité ;* ce sont les *masques respirateurs (fig.* 50). On les construit en toiles métalliques plus ou moins résistantes ou légères ; et elles sont surtout utilisées par les forgerons et fondeurs. Leurs dimensions sont trop volumineuses et trop encombrantes pour le résultat à atteindre. Ils dépassent le but, et sont plutôt indiqués pour protéger les voies respiratoires en empêchant l'absorption de poussières irritantes.

2° *Ils peuvent s'adapter uniquement aux yeux.* Ce sont les *lunettes d'atelier.* En 1902, l'Association des Industriels de France contre les Accidents

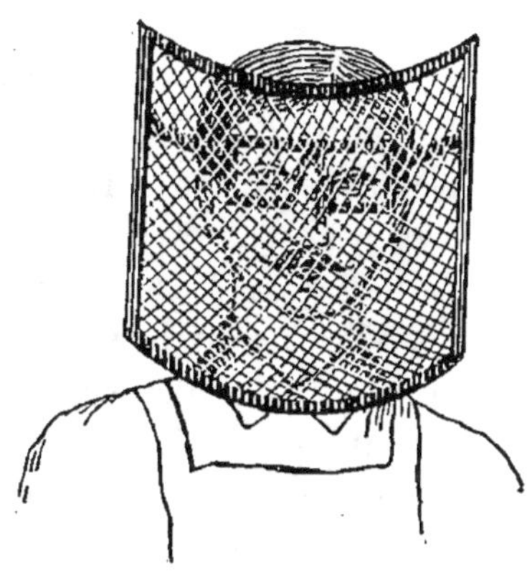

Fig. 50. — Masque respirateur.

du travail mit au concours la construction de lunettes d'atelier, ces lunettes devaient remplir les conditions suivantes : 1° être à la fois légères et solides, d'un port facile et commode ; 2° être d'un prix peu élevé ; 3° garantir les yeux contre les projections directes ou latérales de particules métalliques ou pierreuses ou de gouttelettes en fusion ; 4° ne pas produire l'échauffement des yeux ; 5° ne pas gêner la vision de l'ouvrier.

Une commission spéciale à laquelle appartenaient trois des membres de la Société, M. Périssé, président de l'Association, M. Cheysson, vice-président, et le secrétaire général le Dr de Napias, fut chargée de l'examen des types proposés.

Plus de 30 modèles furent soumis à son examen. Une première sélection porte sur 13 d'entre eux qui furent mis en essai pendant quinze jours dans différents ateliers. Dans un remarquable rapport qui est une mise au point complète de la question, M. H. Mamy fit connaître à l'Association le résultat de ces épreuves.

Les lunettes d'atelier peuvent se répartir en quatre classes :

1º Les lunettes avec verres et montures en cuir ;

2º Les lunettes avec verres et grillage métallique ;

3º Les lunettes entièrement métalliques ;

4º Les lunettes du type Simmelbauer.

1º *Lunettes avec verres et monture en cuir.* — Ce type de lunettes offre un inconvénient sérieux, l'un des plus graves que l'on reproche généralement à ces organes. Il échauffe rapidement et sensiblement les yeux de l'ouvrier. Ceux-ci, en effet, sont enfermés dans une cavité close où ne se produit aucun renouvellement d'air, et ils en souffrent bien réellement.

2º *Lunettes avec verres et grillage métallique.* — Au point de vue de l'échauffement des yeux, ils présentent une réelle supériorité sur la classe précédente, bien qu'ils soient loin de donner complètement satisfaction. Malgré la présence du grillage métallique, ils échauffent cependant les yeux d'une manière assez sensible. Ils limitent beaucoup trop le champ visuel, en raison du peu d'étendue des verres. Enfin la monture s'applique mal sur le visage et constitue une gêne et un encombrement. C'est à cette classe qu'appartiennent la plupart des lunettes mises actuellement en service dans nos ateliers et pour lesquelles les ouvriers témoignent une répulsion très marquée.

Une exception doit être faite cependant pour le type nº 5 présenté par la Société des lunetiers. Les verres sont grands, le grillage métallique est large et assez bombé, ce qui donne une chambre d'air suffisante pour ne pas échauffer les yeux. Le champ de vision est suffisant aussi et les ouvriers myopes ou presbytes peuvent porter leurs lorgnons sous ces lunettes.

Reproches : un peu lourds, 64 grammes avec verres de 42 millimètres d'épaisseur, mais prix peu élevé.

3° *Lunettes entièrement métalliques.* — Double inconvénient : 1° elles déterminent au bout d'un temps variable un trouble de la vue, une sorte de brouillard dû à la présence de la toile métallique. Cet effet est d'autant plus sensible que le treillis est plus serré ; 2° elles ne protègent pas les yeux d'une manière suffisante. Dans plusieurs cas, des parcelles métalliques ont traversé le treillis de la lunette et blessé les yeux de l'ouvrier.

4° *Lunettes du type Simmelbauer* (de Montigny-les-Metz). — Ces lunettes sont à monture en fer-blanc, et portent un peu en saillie de larges verres trapézoïdaux dont l'épaisseur peut varier de 2 à 6 millimètres. La circulation de l'air autour des yeux est assurée d'une manière efficace par deux larges conduits rectangulaires disposés latéralement, et par plusieurs ouvertures ménagées en haut et en bas sur la monture. On évite ainsi l'échauffement et le gonflement des yeux. Les verres logés dans les rainures de la monture et maintenus par un simple crochet en tôle peuvent s'enlever très facilement et se remplacer à volonté. Ces lunettes sont d'un port facile et commode. Par suite de la dimension des verres, le champ visuel est suffisamment étendu. Le seul reproche qu'on leur a fait, c'est d'être un peu lourdes quand on emploie des verres épais. La monture seule pèse de 38 à 40 grammes. Avec les verres, on atteint les poids suivants :

Avec des verres de 2 millimètres....... 57 grammes
—   de 3 millimètres....... 64 grammds
—   de 5 millimètres....... 80 grammes

On pourrait, abstraction faite du prix, les alléger en remplaçant la monture en tôle par une monture en aluminium, métal dont le prix s'est considérablement abaissé. Prix de 15 à 17 francs.

5° *Lunettes pour travaux au feu.* — Lorsqu'il s'agit de lunettes destinées aux ouvriers qui doivent travailler au feu ou en présence de masses incandescentes, il faut tenir compte à la fois de la construction des lunettes et de la couleur du verre employé.

Après lecture de ce rapport, l'*Association des Industriels de France contre les accidents du travail* classa au premier rang le modèle présenté par Simmelbauer (de Montigny-les-Metz), et, au Congrès international des « accidents du travail et des assurances sociales », tenu à Dusseldorf du 17 au 24 juin 1902, M. Henri Mamy fit ressortir l'utilité de ce concours ; car depuis 1893 jusqu'à 1902 il fut vendu près de 20.000 paires de lunettes d'atelier de ce modèle.

Lunettes du Dr Detourbe. — Depuis 1893, de nouveaux

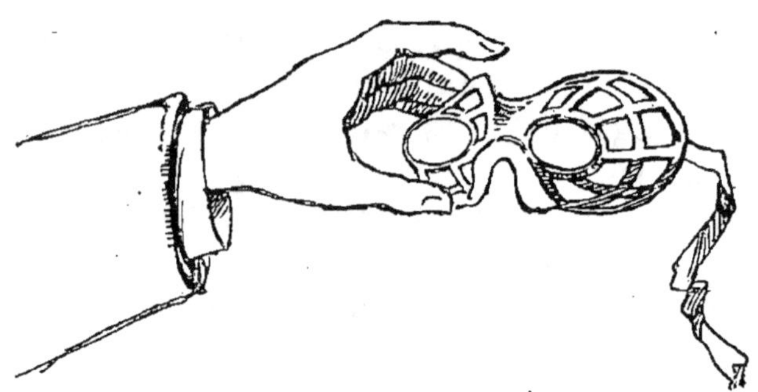

FIG. 51. — Lunettes du Dr Detourbe.

modèles de lunettes d'atelier ont été inventés. Le type créé par le Dr Detourbe paraît jouir de nombreuses faveurs parmi les industriels et les ouvriers. Voici dans tous ses détails la description de ces lunettes [1] (*fig.* 51). Il en existe plusieurs variétés suivant qu'elles sont destinées : 1° à protéger l'œil contre les éclats et les projections ; 2° contre les

---

1. DETOURBE, *Étude sur les lunettes de protection*, Paris, 1902.

poussières abondantes ; 3° contre les liquides dangereux, les vapeurs et les gaz nuisibles ; 4° tantôt enfin contre l'éclat éblouissant des objets ou des foyers intensifs. Malgré ces différences dans le but à atteindre et leur destination particulière, ces divers types ont une forme commune, celle pour chacune de leurs moitiés, d'un tronc de cône irrégulier à grande base dirigée en arrière et appliquée sur les régions péri-orbitaires et à petite base antérieure répondant au verre ; à surface largement ajourée et variablement garnie, suivant le but qu'elles doivent remplir.

1° *Lunettes contre les éclats et les projections.* — Leur base d'application se moule, sans pression douloureuse, sur les régions situées autour des yeux. La chambre à air comprend théoriquement l'espace compris entre les deux bases du tronc de cône. Mais, en réalité, ses dimensions sont beaucoup moindres : les régions péri-orbitaires en effet, d'une conformation variée, pénètrent plus ou moins profondément dans sa partie postérieure, et les réduisent dans des proportions également variables. Cependant, on peut donner une longueur moyenne de 18 millimètres à la distance minima qui sépare la face postérieure des verres du centre de la cornée. La chambre à air est entourée d'une surface légèrement ajourée, doublée d'une toile métallique résistante et légère qui assure une active ventilation et empêche l'échauffement des parties protégées et la production de buée sur les verres. Ces verres sont ou géométriquement plans ou dérivés de cette forme par la substitution à ses deux faces planes de deux surfaces sphériques convexes ou de deux surfaces sphériques concaves. Ils ont de grandes dimensions, 0^m,050 de grand axe sur 0^m,040 de petit axe. L'intervalle qui sépare les verres, entre leurs points les plus rapprochés, est de 0^m,025. Leur champ visuel est, pour chaque œil, de 78° dans le sens horizontal et de 67° dans le sens vertical. Leur champ visuel binoculaire est de 90° dans le sens horizontal. La partie commune aux deux champs visuels monoculaires des verres est de 65° dans sa plus grande dimension horizontale et la largeur de sa base de $0^m,270$ à $0^m,25$ du plan tangent au centre des deux cornées, de $0^m,335$ à $0^m,30$, de $0^m,460$ à $0^m,40$; distance habituelle des instruments de travail. Les lunettes sont maintenues au-devant des yeux par une bande élastique de $0^m,015$ de largeur, passant sur les tempes au-dessus des oreilles et sur le derrière de la tête, cousue à l'une de ses extrémités sur le petit prolongement rectangulaire gauche de la base d'application et pourvue à l'autre extrémité d'un anneau métallique de $0^m,015$ de diamètre, fixé par une épingle de sûreté, par conséquent mobile, et s'engageant avec facilité dans le long crochet d'une agrafe cousue sur le petit prolongement rectangulaire droit. Les lunettes fabriquées surtout en aluminium rigide faiblement allié au cuivre sont légères ; elles pèsent, avec tous leurs accessoires, environ 65 grammes, le poids des verres seuls étant supérieur à 30 grammes. Elles sont suffisamment solides et peuvent, avec quelques précautions durer très longtemps.

2° *Lunettes contre les poussières.* — Elles sont presque toujours portées réunies au respirateur, auquel elles s'adaptent exactement. Leur surface ajourée est doublée d'une toile de lin grise ; elles sont *étanches par rapport aux poussières*, tout en permettant une ventilation suffisante ; pas d'échauffement d'yeux, ni de buée sur les verres.

3° *Lunettes contre la lumière.* — Elles ne diffèrent des lunettes contre les éclats et les projections que par la garniture de la surface ajourée et la couleur noire des verres. Ceux-ci sont fumés de deux teintes, l'une moyennement foncée, contre les foyers de moyenne intensité (lampes à incandescence, à acétylène, etc.), l'autre très foncée, contre les foyers de haute intensité (lampes à arc, etc.) ; ils conservent aux objets leur couleur naturelle. Ces lunettes ne conviennent pas *contre les foyers de chaleur de grande inten-sité* comme les fours de verrerie, de fonderies, les feux de forges, les masses incandescentes de grand volume, etc. Leurs verres fumés, en effet, absorbent presque tous les rayons caloriques, obscurs ou volumineux, incidents, s'échauffent rapidement et émettent vers les yeux leur chaleur obscure.

Lunettes du Dr *Bourgeois.* — Le Dr Bourgeois, de Reims, est l'inventeur de lunettes d'atelier dont il a donné la description dans une brochure parue en 1903 [1]. Cette lunette se compose de deux systèmes :

1º Une partie fixe identique à celle de la lunette pour opéré de cataracte ;

2º A la place des verres superposables, et se fixant comme ces derniers à la partie supérieure de la monture au moyen d'une charnière à ressort, un grillage métallique construit de la même façon que celui des lunettes de cantonnier. La lunette est aussi légère que possible (31 grammes avec verres plans). L'agencement de la lunette est déterminé

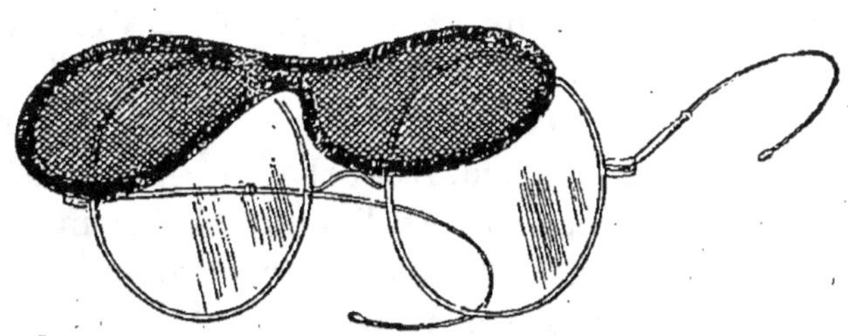

FIG. 52. — Lunettes du Dr Bourgeois.

pour chaque personne, dans les mêmes conditions que s'il s'agissait de lunettes ordinaires suivant la réfraction (em-

1. A. BOURGEOIS (de Reims), *Blessures de l'organe de la vision. Lunettes protectrices d'atelier*, Doin, éditeur (octobre, 1903).

métropie, amétropie). Le grillage métallique est analogue à celui de la lunette connue, à l'usage des cantonniers, tailleurs de pierre, etc. ; il est bordé par une garniture en cuir, surtout à la partie inférieure et non par une garniture en métal. L'ensemble du grillage est fixé à la partie supérieure de la lunette, au moyen de charnières dont il a été parlé, de sorte qu'il peut être levé ou abaissé rapidement, avec la plus grande facilité ; lorsqu'il est relevé, il est perpendiculaire au front et ne gêne pas la vision dans la direction du regard pour le travail. Comme métal on choisit de préférence l'aluminium pour éviter l'oxydation (*fig.* 52).

Lunettes du professeur Truc. — M. le professeur Truc (de Montpellier) a créé également un nouveau modèle de lunettes métalliques d'atelier en essai dans les chantiers de chemins de fer de Paris à Lyon et à la Méditerranée.

Lunettes système Eugène Sartiaux — Ces lunettes sont destinées à permettre l'examen de l'arc électrique et à éviter les accidents (ophtalmie électrique, voir p. 194). Il en existe deux modèles: 1º à verres fumés ; 2º à verres colorés. Celles du premier type (verres fumés) se composent essentiellement de verres bombés et fortement fumés. Ces verres sont enchâssés dans une monture nickelée dont les branches de fixation sur les oreilles sont formées d'un ressort spiral formant tige, recourbées et flexibles facilitant l'adaptation rapide derrière l'oreille. Cette monture porte également sur les côtés deux œillères en toile métallique articulées sur la monture. Elles sont très légères, leur poids ne dépasse pas 17 grammes.

Utilisation. — Ces lunettes sont destinées à l'examen de l'arc électrique, principalement pendant le réglage et la visite des régulateurs des lampes à arc, pour se rendre compte de la longueur, de la forme, de la régularité et de la stabilité ainsi que de la sensibilité du régulateur avec dévidage. Elles sont également employées avec utilité pour la réception des crayons de charbon pour lampes à arc en permettant de se rendre compte pendant les essais de la durée de la taille des charbons ainsi que de la formation des champignons. Dans les essais de charbon à mèche minéralisée (charbons à flamme), l'on peut, grâce à ces lunettes, suivre le mouvement de l'arc et par suite sa stabilité ainsi que la formation ou non des scories isolantes, cause principale d'extinction dans ce genre d'arc. Les œillères des côtés empêchent les rayons obliques d'arriver jusqu'aux yeux, tout en permettant, grâce à la toile métallique, la circulation de l'air entre les yeux et les verres. Grâce à leur légèreté, elles peuvent être utilisées sans fatigue, pendant plusieurs heures consécutives.

Les lunettes système Eugène Sartiaux, à verres colorés, se composent d'une monture nickelée dont les branches recourbées viennent se fixer derrière l'oreille. Cette monture embrasse des verres rectangulaires à coins légèrement arrondis. Les verres sont formés par deux verres colorés superposés : l'un rouge du côté de l'arc à examiner, l'autre vert du côté de l'œil observateur.

Ces lunettes ont la même utilisation que les lunettes fumées. Leurs avantages résident surtout dans la couleur des verres employés. En effet, les verres *rouge* et *vert* sont des couleurs complémentaires, et par suite possèdent la propriété d'atténuer fortement et indistinctement toutes les radiations dont se composent les rayons émis par l'arc électrique.

Les progrès considérables réalisés pendant ces dernières années par l'industrie automobile, les accidents oculaires pouvant résulter de ce genre de locomotion ont poussé les lunetiers dans la voie de fabrication des lunettes protectrices de route. Celles-ci sont parfaitement applicables aux ouvriers des ateliers et de l'usine, et le mieux est encore de laisser à chacun le soin de choisir le modèle qui lui convient.

Quels que soient d'ailleurs les modèles adoptés, les lunettes d'atelier présentent des avantages et des inconvénients généraux que nous allons passer successivement en revue.

Avantages des lunettes d'atelier. — Bien appliquées, soigneusement adaptées aux dispositions anatomiques de l'individu, les lunettes d'atelier, quel qu'en soit le type, à la condition d'être suffisamment résistantes et occlusives, empêchent l'action de tout corps traumatisant, caustique ou autre sur le globe oculaire. Elles sont donc réellement préservatrices des accidents. Et cependant, elles sont bien loin d'être universellement adoptées et d'être entrées dans la pratique. Elles ne produisent pas tout le bien qu'on se croyait en droit d'attendre d'elles. Si elles présentent de sérieux avantages, elles offrent également de sérieux inconvénients.

Inconvénients des lunettes d'atelier. — L'enquête dont on trouvera plus loin les détails nous renseignera très explicitement à ce sujet. Pour le moment, n'envisageant la question qu'à un point de vue tout à fait général, nous pouvons ainsi formuler les reproches adressés aux lunettes d'atelier : 1º elles sont lourdes et plus ou moins gênantes, malgré les dimensions et le poids très réduits des modèles même les plus perfectionnés ; 2º l'œil s'échauffe, les verres se recouvrent de buée et le travail doit être interrompu ; 3º le champ visuel de l'ouvrier est diminué ; 4º la valeur professionnelle de l'ouvrier se trouve amoindrie pour les raisons précédentes ; 5º enfin, dans certains cas exceptionnels, les lunettes brisées par le traumatisme deviennent un danger pour l'œil qu'elles devraient garantir contre les éclats ou autres. Elles vont ainsi à l'encontre de leur but. Le Dr Bourgeois (de Reims) [1] en a rapporté deux exemples. Dans un

---

1. BOURGEOIS (de Reims), Blessures oculaires par les lunettes d'atelier (*Recueil d'ophtalmologie*, octobre 1901, p. 591).

cas, chez un casseur de pierres, de 53 ans, un éclat brisa les lunettes protectrices à grillage métallique, garniture en cuivre. Le Dr Bourgeois trouva une parcelle métallique provenant de ces lunettes implantée dans la sclérotique. Dans un autre cas, chez un ajusteur de 42 ans, un éclat de bronze brisa le verre gauche des lunettes (modèle de la Société des lunetiers) et provoqua une section de la cornée.

Nous avons suffisamment exposé les caractères de la faute inexcusable, et nous savons que, dans l'état actuel de la jurisprudence, ces caractères n'existent pas pour l'ouvrier qui a négligé de se servir des lunettes mises à sa disposition, et qu'il n'existe pas davantage pour le patron qui n'a pas eu la précaution d'en munir ceux qu'il emploie. Il avait été demandé que l'usage des lunettes d'atelier soit rendu obligatoire par un article additionnel au décret du 10 mars 1894 ; mais la circulaire ministérielle du 14 novembre 1895, après avis du Comité consultatif des Arts et Manufactures, a repoussé cette proposition en déclarant *insuffisants les moyens de protection qui nécessitent la coopération volontaire de l'ouvrier*. Le chef d'industrie ou d'atelier n'en a pas moins le droit le plus absolu, et qu'on ne saurait lui contester, de prendre chez lui telles mesures qu'il croit nécessaires à la sécurité de ceux qu'il emploie.

Dans quelle mesure est-il usé de ce droit par le patronat ? Telle est la question que nous nous sommes posée, et que nous nous sommes efforcé de résoudre par une enquête auprès des directeurs des principaux établissements industriels.

M. Clavel [1], ingénieur en chef du département de la Gironde, a eu l'extrême obligeance de nous adresser les renseignements suivants relatifs à l'Administration des Ponts et Chaussées: « Le règlement du 27 mars 1904 sur le service des

---

1. Lettre particulière du 17 août 1907.

cantonniers est muet sur le port des lunettes spéciales pour la protection des yeux des casseurs de pierres ; mais l'emploi de ces lunettes n'en est pas moins prescrit par l'Administration.

« En effet, en premier lieu, une circulaire en date du 22 août 1894 a d'abord prescrit l'essai par les cantonniers de lunettes, à raison d'une paire par canton, d'un type spécial mis à la disposition de l'Administration par la Société d'assistance aux aveugles. Puis l'expérience ayant été favorable, et ayant démontré la supériorité du nouveau type sur ceux déjà en usage, une nouvelle circulaire ministérielle en date du 17 mai 1895 a autorisé les ingénieurs en chef à munir les ouvriers qu'ils occupent au cassage des matériaux des lunettes patronnées par la Société d'assistance aux aveugles.

« En ce qui concerne les cantonniers du service vicinal, beaucoup plus nombreux que ceux du service ordinaire et plus fréquemment employés au cassage des matériaux, l'usage des lunettes est obligatoire. Ces lunettes sont fournies par l'Administration, et sont du type vendu par la Société des lunetiers. ».

Les feuilles du rôle de prestation délivrées par le service vicinal (art. 145 de l'instruction générale, art. 33 du règlement) portent le « nota » suivant : « Le prestataire devra se « munir d'un masque protecteur pour le cassage des ma- « tériaux. »

Corroborant les explications de M. l'ingénieur en chef Clavel, M. Pephau[1], directeur de la «Société d'assistance aux aveugles», nous a adressé la lettre suivante qui fait honneur au but philanthropique poursuivi par cette Société : «J'avais été frappé, nous écrit M. Pephau, du nombre considérable d'accidents causés aux cantonniers, casseurs de pierres, aux

_____

1. Lettre particulière du 20 août 1907.

ouvriers des ateliers que j'avais constaté à la clinique ophtalmologique, et j'avais mis au concours parmi les opticiens et fabricants la fourniture de lunettes appropriées à chaque état. La Société des lunetiers obtint le premier prix pour ses lunettes de cantonniers, la légèreté et la modicité de leur prix dont la douzaine ne coûte pas 2 fr. 50. Je signalais ce concours au ministre des Travaux publics, et, pour faire connaître le modèle choisi, la Société a remis au ministre tout un stock de lunettes qui fut adressé par ses soins à M. l'Ingénieur en chef des Ponts et Chaussées de chaque département.

« Le rapport qui nous fut envoyé constata le côté absolument pratique de leur emploi, et la Société des lunetiers eut à confectionner pour ce département ministériel des centaines de douzaines de lunettes.

« Chacun de nous, de son côté, s'est attaché à ce moment de distribuer aux maires des communes de sa connaissance des boîtes bien garnies et est arrivé ainsi à diminuer le nombre des accidents. »

La plupart des grandes industries ont établi un règlement qui fut, soit affiché à la porte des ateliers, soit remis aux ouvriers pour préserver ces derniers contre les accidents. Le règlement de la « Compagnie des forges de Châtillon, Commentry et Neuves-Maisons, usines de Saint-Jacques », est un des plus complets (brochure de 31 pages) et des mieux compris. Au chapitre v, *Burineurs, décapeurs et casseurs*, p. 11, nous lisons : « Article 1er. — Les burineurs, décapeurs et tous les ouvriers qui cassent des matières susceptibles de projeter des éclats doivent se servir, pendant leur travail, de lunettes spéciales. Celles-ci sont toujours tenues à leur disposition par leurs contremaîtres.

« Article 2. — Les aides et burineurs travaillant à la masse doivent aussi se servir de lunettes.

« Article 3. — Les ouvriers des machines-outils doivent

aussi se servir des mêmes lunettes lorsque le matériel qu'ils travaillent projette des éclats. »

A l'École centrale de pyrotechnie militaire de Bourges, d'après les renseignements qui nous ont été fournis, avec l'autorisation spéciale de M. le Ministre de la Guerre [1], M. le colonel Lévêque, alors directeur de cette école [2], nous a fait connaître qu'en principe, tous les travaux dangereux ou seulement délicats pour la vue sont effectués à l'abri. Cet abri est constitué le plus souvent par un masque de matière et de forme appropriées faisant corps avec la machine ; dans les cas où cela n'est pas possible, les ouvriers reçoivent des lunettes de protection.

Quels sont les résultats obtenus par le port des lunettes protectrices ? — Pour répondre à cette question, nous avons adressé aux directeurs des grands établissements industriels des demandes de renseignements, auxquelles ils ont très obligeamment répondu. D'autre part, et pour faire la contre-partie, nous avons posé même questionnaire aux ouvriers victimes d'accidents du travail. De la sorte, nous possédons opinions des patrons et opinions des ouvriers.

Voici d'abord le patronat.

M. le colonel Lévêque, directeur de l'École centrale de pyrotechnie militaire de Bourges, nous écrit [3] : 1º Les deux seuls modèles employés sont les lunettes dites de cantonnier et les lunettes Simmelbauer à verres fumés ;

2º Les lunettes d'atelier affaiblissent légèrement l'acuité visuelle, et, si elles sontportées d'une manière continue et pendant longtemps, elles peuvent occasionner une certaine fatigue des yeux d'où la répugnance de certains ouvriers à en user.

« En revanche, l'emploi des lunettes a l'immense avantage

1. Dépêche ministérielle du 26 septembre 1907
2. Lettre particulière du 23 octobre 1907.
3. Lettre particulière du 23 octobre 1907.

de prévenir les accidents qui pourraient avoir des suites très graves, et, de plus, elles permettent de mener à bien certains travaux (examen de foyers de température élevée, par exemple) qui ne pourraient être exécutés sans leur usage.

« 3° La valeur professionnelle de l'ouvrier n'a jamais paru amoindrie par l'emploi de lunettes dans l'exécution de nos travaux qui ne sont pas dans l'espèce des travaux de précision ; on n'a pas davantage constaté, dans ces conditions, d'influence sensible sur la quantité et sur la qualité des produits fabriqués. »

M. le Directeur des usines du Centre de la Compagnie des forges de Châtillon, Commentry et Neuves-Maisons [1], à Montluçon (Allier), exprime son opinion en ces termes :

« ... Nous employons principalement dans nos ateliers le modèle du Dr Detourbe. Les inconvénients qui gênent les ouvriers, etc., sont moins nombreux avec ces lunettes qu'avec les autres types que nous avons essayés. Toutefois, ce modèle dont les deux pièces latérales sont en aluminium présente l'inconvénient d'être un peu fragile. Nos ouvriers sont en général satisfaits de ces lunettes... »

L'Administration de la Société de construction des Batignolles (avenue de Clichy, 176) [2] écrivit qu'elle n'a jamais pu obtenir que les ouvriers occupés dans nos ateliers « se protègent les yeux au moyen de lunettes. Les objections faites par 99 p. 100 des ouvriers sont : 1° que les lunettes ne sont pas professionnelles ; 2° qu'elles occasionnent un échauffement des yeux et des douleurs aiguës ; 3° que le meilleur système de lunettes est trop encombrant sur la figure.

« Dans ces conditions, notre règlement ne prévoit qu'une invitation à se servir de lunettes que nous tenons toujours à leur disposition ».

---

1. Lettre particulière du 27 juillet 1907.
2. Lettre particulière du 3 août 1907.

MM. Schneider et Cie (du Creusot) s'expriment ainsi [1] :
« Tous les ébarbeurs et burineurs doivent porter des lunettes,
mais ne s'y soumettent que d'une façon inégale ; comme
beaucoup d'entre eux accusaient les lunettes de leur fatiguer la vue, de causer de la transpiration des paupières, etc.,
nous avons donné à essayer à chaque équipe des modèles
différents, en leur procurant après essai le modèle qui leur
semblait préférable, afin de leur enlever un prétexte à se
soustraire à cette mesure de protection nécessaire.

« Les choix ont été capricieux et nous avons quatre modèles différents en usage ; trois de ces modèles ne diffèrent
entre eux que par la forme des verres (carrés ou ronds), leur
épaisseur et la garniture (tôle légère perforée ou toile métallique). Le quatrième modèle qui a toutes nos préférences,
ainsi que celles de la majorité des équipes (notamment celles
des Forges), c'est le classique modèle du Dr Detourbe en aluminium. Les meuleurs munis de ces lunettes peuvent très
commodément y adjoindre le masque du même fabricant.
Nous considérons les lunettes comme des instruments indis-
pensables, puisque 5 p. 100 des accidents intéressent les
yeux ; les lunettes perfectionnées Detourbe offrent le minimum d'inconvénients. Elles assurent une circulation d'air
suffisante entre l'œil et le verre. Le rétrécissement du champ
visuel est insignifiant et accessoire du reste, puisque l'ouvrier travaille en fixant son ouvrage. La grande précaution
à prendre, c'est de tenir les verres aussi nets que possible et
de les changer quand ils commencent à être dépolis, la
fatigue oculaire étant inversement proportionnelle à la
transparence des verres. »

Enfin voici l'opinion de MM. de Dietrich et Cie, de Nieder-
bronn (Alsace) : « Nous n'avons pas de règlement obligeant
les ouvriers à se servir de lunettes. Mais les différentes lois

---

1. Lettre particulière du 3 août 1907.

en vigueur prescrivent l'emploi de lunettes pour certaines catégories d'ouvriers. Nos ouvriers se servent généralement de la lunette n° 11 de Simmelbauer (de Montigny-les-Metz). Les lunettes garantissent efficacement les yeux contre tout accident ; mais elles gênent passablement l'ouvrier dans son travail, lui fatiguant les yeux et augmentant la transpiration, ce qui est surtout un grand inconvénient pour les ouvriers travaillant à la chaleur... »

Et maintenant, passons aux appréciations des ouvriers.

L'un d'eux, tourneur sur métaux aux Chantiers et ateliers de la Gironde, victime d'un accident du travail — corps étranger de la cornée — qui aurait été évité par le port de lunettes d'atelier, nous a remis la note suivante : « Les lunettes d'atelier ne sont pas pratiques pour diverses raisons : 1° les verres fatiguent la vue : transparence du cristal ; 2° les montures sont quelquefois et souvent un sujet de malaise pour les parties du visage où elles portent : vices de construction ; 3° elles n'assurent pas la protection des yeux, car elles laissent passer au travers des toiles métalliques qui sont employées pour leur montage les éclats des métaux ouvragés. Les ouvriers pour ces raisons éprouvent une répulsion à s'en servir. La vue d'abord est comme « cloîtrée dans les cages » de la lunette, ce qui produit un certain énervement. Les verres se ternissent et empêchent de voir. »

MM. G. Carde et fils et Cie, quai de Queyries, 33, à Bordeaux, mettent à la disposition de leurs ouvriers plusieurs modèles de lunettes, en particulier celles du type Simmelbauer. Le résultat obtenu n'est pas encourageant. Ou bien les ouvriers n'usent pas de ces lunettes, ou bien ils les mettent en place, les gardent quelques instant devant les yeux, puis ne tardent pas à les relever sur le front. Leur réponse est unanime : « Nous ne pouvons pas travailler convenablement avec ces appareils lourds et incommodes. »

Au mois de juillet 1907, la Société Dyle et Bacalan a soulevé devant la Justice de paix du premier canton de Bordeaux la question du port des lunettes d'atelier. Au cours de l'enquête, les ouvriers ont été appelés à fournir leur opinion à ce sujet. Cette enquête est intéressante. La voici ; le premier témoin, Joachim L..., s'est exprimé ainsi : « Il existe à la porte de l'atelier une affiche qui prescrit l'emploi des lunettes pour les travaux du genre de ceux que nous faisons ; mais, d'une façon générale, les ouvriers ne croient pas à l'efficacité de cette mesure de précaution, et, en fait, personne ne porte de lunettes. L... n'en avait pas le jour de l'accident. J'estime que le travail auquel nous nous livrons serait presque impossible si nous mettions des lunettes ».

Le deuxième témoin, Jacques L..., manœuvre, confirma cette opinion : « A ma connaissance, dit-il, dans notre atelier, il y a une affiche recommandant le port des lunettes pour les travaux auxquels se livrent les riveurs. Les ouvriers ont en général des lunettes ; mais je crois savoir qu'ils ne les portent pas. Je tiens pour moi qu'en se servant de lunettes, il serait très difficile de faire le rivetage ; aussi n'est-il pas du tout dans les habitudes de les utiliser. »

La victime de l'accident fit aussi le procès des lunettes d'atelier. « Il est certain, déclara-t-il, que pas un seul ouvrier de ma catégorie ne porte des lunettes. S'il en usait, il ne pourrait pas faire le travail qui lui est confié. Je ne me suis jamais demandé si la maison les tenait à notre disposition. J'aurais été le seul à me servir de lunettes si j'en avais porté et mon travail aurait été rendu impossible... »

En résumé, les lunettes d'atelier qui sont des moyens très efficaces de préservation ne sont pas acceptées par les ouvriers. Y a-t-il réellement de la part de ces derniers mauvaise volonté ? Réellement, et en toute sincérité, les ouvriers n'ont pas grand tort de se plaindre. Nous avons été nous rendre compte par nous-même, et nous comprenons, après expérience personnelle, les objections des ouvriers contre les lunettes d'atelier. Nous admirons ceux qui se soumettent à ces appareils de protection, mais nous excusons aussi ceux qui les refusent.

B. — *Appareils s'adaptant à l'outil ou à la machine et protégeant indirectement les yeux en empêchant les éclats, etc.*

Les appareils de protection de la classe précédente étant, sinon efficaces, du moins impossibles à utiliser en pratique, les inventeurs ont cherché ailleurs la solution du problème : au lieu de placer l'instrument de préservation sur l'ouvrier lui-même, afin d'empêcher les éclats ou autres causes d'accidents, au-devant des meules à émeri, on a installé des glaces protectrices faisant écran entre l'ouvrier et la machine. Des organisations de ce genre existent à Bordeaux chez MM. G. Carde et fils et Cie, et aux chantiers de la Société anonyme des travaux Dyle et Bacalan. Les ouvriers sont gênés dans leur travail, mais ils acceptent plus volontiers des écrans que le port des lunettes. Le type des appareils de protection de ce genre est celui s'adaptant directement à l'outil, et inventé par M. Lebrun, inspecteur du travail. L'inventeur a donné à son appareil le nom de *protecteur pare-éclats automatique* pour burineurs, ébarbeurs, ciseleurs de métaux, marbriers et tailleurs de pierres. En voici la description telle qu'elle a paru dans le bulletin de l'Association des Industriels de France [1] : « Ce protecteur se compose d'une chape métallique A dont la face supérieure est prolongée d'un côté par une tige étroite et mince formant, en quelque sorte, le manche de l'appareil, et d'un écran B articulé sur les bords de la chape (*fig. 53-54*).

Sous le manche de cette chape se trouve fixée une gaine ou embrasse C, de cuir ou de caoutchouc. Cette embrasse enveloppe l'outil. Une ou deux pattes ou lanières D passant

1. *Bulletin de l'Association des Industriels de France*, n° 11, année 1899

en dessous, s'agrafent sur la tige au moyen d'un bouton à pression C et fixent solidement le protecteur sur l'outil. L'écran est garni sur ses côtés de toile métallique et à sa partie supérieure d'une plaque de verre ou de mica permettant de voir la pièce que l'on travaille et empêchant la projection des éclats. Cette plaque transparente est retenue dans une coulisse permettant son nettoyage ou son remplacement. L'écran est maintenu sur les flancs a' et a^2 de la chape par deux petits pivots ou crochets p' et p^2 sur lesquels s'articulent les branches b' et b^2 de cet écran, lui permettant de se relever en arrière selon la position exigée par l'inclinaison de l'outil employé. Sur la face a' de la chape se trouve un arc à crémaillère E engrenant sur une petite goupille et fixée sur la branche b' de l'écran, de sorte que celui-ci tient automatiquement dans l'inclinaison qui lui est donnée par l'ouvrier ou par la

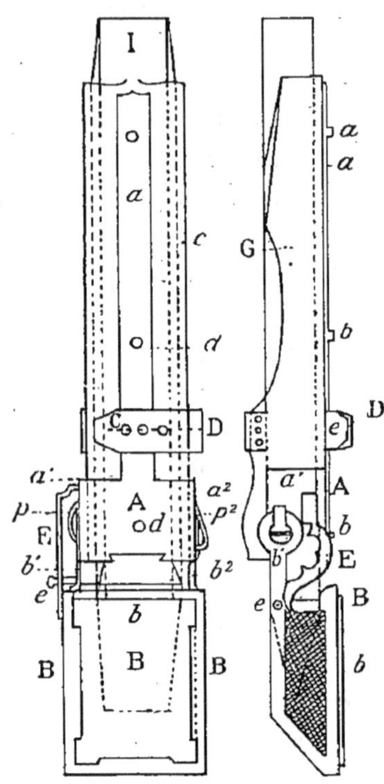

Fig. 53. — Pare-éclats de Lebrun.

seule résistance des saillies de la pièce sur le bec de l'appareil. Une simple pression du doigt fait retomber l'écran lorsque l'ouvrier veut l'abaisser tout à fait sur l'outil.

Une disposition analogue peut être appliquée comme pare-éclats aux bédanes, tranches, ciseaux, etc. A l'aide de ce protecteur dans lequel l'écran masque constamment le taillant de l'outil, les éclats formés pendant le travail sont arrêtés aussitôt que détachés et retombent sur la pièce ou à terre, sans que l'action de l'outil soit gênée. La protection est efficace non seulement pour l'ouvrier qui se sert du protecteur, mais encore pour ceux qui travaillent dans le voisinage.

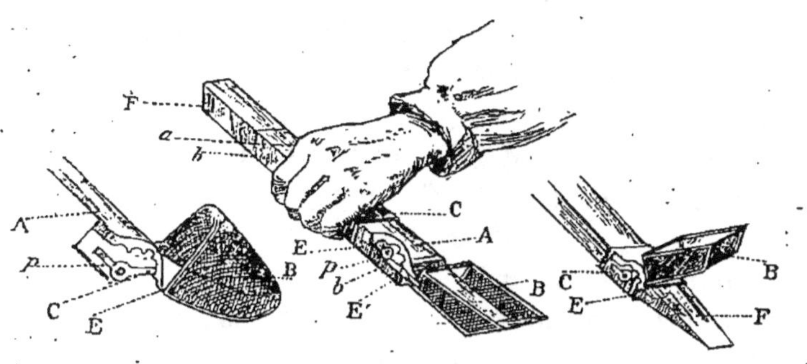

FIG. 54. — Pare-éclats de Lebrun.

Le faible poids de l'appareil n'ajoute à l'outil qu'une surcharge insensible et n'augmente pas le travail de l'ouvrier. La mobilité de l'écran, grâce à son articulation, permet l'affûtage des outils sans démontage de la gaine.

Pour monter le pare-éclats sur un outil, il suffit de déboutonner la patte D, introduire l'outil dans l'intérieur de la gaine, en plaçant le taillant à peu près au milieu de l'écran, puis resserrer fortement la patte D et l'agrafer sur le bouton C dans l'œillère convenable.

Voici au sujet de l'emploi de ce « pare-éclats » quelques opinions. M. Michel Schmidt, ingénieur des Arts et Manufactures, directeur du Petit Creusot à Châlons-sur-Saône, estime que ce « pare-éclats » s'adapte facilement aux burins, et permet de protéger les ouvriers d'une façon parfaitement efficace pendant le travail. Il offre en outre l'avantage d'éclairer convenablement l'outil sous l'écran. MM. Magnard et Cie, fondeurs-constructeurs à Fourchambault

(Nièvre), apprécient en ces termes l'appareil de Lebrun :
« En supprimant les inconvénients de la lunette, l'ouvrier se
familiarise mieux avec lui et l'emploie plus fréquemment
pour se protéger d'abord, et ensuite pour ne pas incommo-
der ses voisins par ses projections... mais où il excelle surtout, c'est dans les travaux de dégraissage, soit à la main,
soit à la tranche ; son intervention dans ces sortes de travaux est d'autant plus efficace que les projections sont bien
plus dangereuses... »

L'inventeur lui-même, M. Lebrun, nous a envoyé les intéressants renseignements suivants au sujet de son appareil :

« Mon appareil, nous écrit-il, est employé dans un assez
grand nombre d'usines de France... Chez nous, la protection
des ouvriers exposés aux dangers de projection des éclats de
matière ébarbée ou burinée ne peut être imposée aux industriels qui, après l'échec des lunettes, se sont généralement
refusés à l'essai volontaire d'autres dispositifs protecteurs
et notamment du « pare-éclats ». En outre, les ouvriers, le
plus souvent, refusent, par esprit de routine, même d'essayer les pare-éclats mis à leur disposition.

« Une anecdote en passant. Il y a 7 à 8 ans, le propriétaire
d'une fonderie de Châlons-sur-Saône, occupant 5 à 6 ébarbeurs dans un atelier, avait mis à la disposition de ses ouvriers une demi-douzaine de pare-éclats ; les ouvriers les
disposèrent sur des rayons où ils se trouvèrent bientôt ense-
velis sous une épaisse couche de poussière. Quelques mois
après, l'un des ouvriers faillit être éborgné par un éclat de
fonte détaché par ébarbage. Cet accident, heureusement
évité, l'impressionna néanmoins ; il alla chercher son « pare-
éclats » abandonné sur son rayon, l'essaya et au bout d'une
heure ou deux, en ayant compris le fonctionnement, s'en
servit ensuite avec autant d'exactitude que d'efficacité ; ses
camarades, qui d'abord s'étaient ri de lui, l'imitèrent bien-

tôt, et, huit jours après, tous se servaient constamment de leurs « pare-éclats ».

« Douze ou quinze mois plus tard, ces ouvriers, dont les protecteurs se trouvaient usés et à qui l'industriel avait négligé d'en donner de nouveaux, se présentèrent un beau jour au bureau et déclarèrent qu'ils se refuseraient à continuer leur travail si on ne leur donnait pas de nouveaux « pare-éclats ».

« Le seul reproche que l'on puisse faire au « pare-éclats » bien fabriqué, c'est qu'il ne peut servir quand l'ouvrier burine dans des cavités. J'ai toujours répondu à cela que dans ce cas le danger des projections d'éclats est à peu près nul, et qu'alors on peut faire usage de lunettes ou d'écrans attachés au poignet comme on l'avait essayé aux usines du Creusot en 1897 sur mes indications. »

C'est l'appréciation d'un inventeur qui est heureux de son œuvre et qui, à vrai dire, n'a pas tort de l'être. A notre avis, c'est de ce côté qu'il faut chercher la solution, et il sera plus facile de faire admettre par l'ouvrier un appareil protecteur adapté à l'outil qu'une lunette d'atelier.

Signalons enfin en terminant le pare-bavures de M. Solviche, ouvrier du Creusot. Cet appareil a été imaginé spécialement pour protéger les ouvriers riveurs à la bouterolle.

SOINS OCULAIRES ET ACCIDENTS DU TRAVAIL. — L'ouvrier est blessé... Il a droit aux frais médicaux et pharmaceutiques que l'article 4 de la loi du 9 avril 1898 met à la charge du patron. Le « secourisme », pour employer une expression toute moderne, est particulièrement utile et profitable en matière d'accidents du travail. Comment doit être organisé ce service de secours ?

L'ouvrier à l'atelier ne peut pas être mieux comparé qu'à un soldat sur le champ de bataille. L'un et l'autre luttent pour la vie, l'un pour assurer la subsistance des siens, l'autre pour conserver intact le sol de la patrie et défendre le patrimoine commun. Tous deux sont frappés au champ d'honneur. Aussi, poussant plus loin la comparaison, estimons-nous que, sur le modèle du service de santé en campagne, doivent être organisés les secours en cas d'accidents du travail.

L'atelier, c'est le champ de bataille. C'est là que l'outil et la machine, instruments de bien-être et de vie, ont parfois des retours offensifs, et portent à ceux qui s'en servent la misère et la mort. Sur ce champ de bataille doit être organisé le *service de l'avant*.

Il faut que chacun connaisse ses devoirs, et qu'il soit renseigné sur *ce qu'il doit faire* et surtout sur *ce qu'il ne doit pas faire*.

I. **Ce qu'il faut faire.** — Dès qu'un ouvrier est atteint d'une blessure oculaire, il doit : 1° *interrompre son travail* ; 2° *avertir le contremaître ou le surveillant*. Ce dernier, sans s'inquiéter de la nature ou de la gravité de la blessure qu'il est incompétent pour apprécier, devra diriger l'ouvrier soit vers le médecin du patron si l'ouvrier l'agrée, soit, dans le cas contraire, vers le médecin choisi librement par le blessé (art. 4 et 30 de la loi du 9 avril 1898 modifiée par la loi du 31 mars 1905).

Avant de diriger le blessé chez le médecin, il serait facile, croyons-nous, de le munir d'un *pansement oculaire*. L'œil atteint serait ainsi préservé des influences extérieures. Pour cela, il suffirait de déposer dans une armoire spéciale de l'atelier ou de l'usine des boîtes bien closes à pansements aseptiques. Il existerait en quelque sorte le *pansement individuel de l'ouvrier*, comme il existe le pansement individuel du soldat.

II. **Ce qu'il ne faut pas faire.** — L'ouvrier blessé ne doit recevoir des soins que du médecin. Cela est absolument essentiel. Nous avons déjà fait ressortir qu'aux termes de la jurisprudence (Tribunal de Bordeaux, 14 décembre 1903, *Recueil des accidents du travail*, 1904, 115 ; Cour d'Aix, 14 janvier 1904), l'ouvrier qui se confie à des gens inexpérimentés ou se traite lui-même commet une *faute inexcusable*. Il n'est cependant que trop fréquent, il est même habituel que les ouvriers blessés se confient à d'autres camarades ayant la réputation de savoir traiter les yeux, surtout d'extirper les corps étrangers de la cornée. Infirmiers d'ambulances plus ou moins subventionnées ou officielles, rebouteurs abusivement tolérés par le Parquet, ont bien vite fait de mettre leurs prétendus talents au service des ouvriers blessés. Le Dr Péchin [1], de Paris, au Congrès sur l'exercice illégal de la Médecine, dans son rapport sur l'exercice illégal de l'ophtalmologie, a fort judicieusement mis en relief tous ces abus :

« En exerçant illégalement l'ophtalmologie comme d'ailleurs la médecine et la chirurgie, écrit notre confrère, les pharmaciens peuvent se trouver gravement compromis dans un procès et notamment dans les procès pour accidents du travail. Les malades soignés par eux ont le droit de demander, en cas de contestation et dans certains cas, un certificat constatant la date de l'accident et au besoin les soins reçus.

« Il devient alors difficile dans ce certificat, quelque soin qu'on apporte à sa rédaction, de ne pas laisser entendre que le blessé a reçu des soins par le pharmacien. Or, la Compagnie d'assurances peut exciper de cet exercice illégal de la médecine pour prétendre que les soins voulus n'ont pas été donnés au début, sinon pendant un temps prolongé, et voilà

1. PÉCHIN, Rapport sur l'exercice illégal de l'ophtalmologie (*Société d'ophtalmologie de Paris*, 6 février 1906 ; *Recueil d'ophtalmologie*, 1906, p. 105).

la responsabilité du pharmacien engagée ; car le blessé, déchu de ses droits pour ne pas s'être fait soigner convenablement, aura recours contre le pharmacien dont le devoir était de s'abstenir.

« Les infirmiers mettant à profit ce qu'ils ont pu apprendre dans les hôpitaux ou ailleurs deviennent charlatans. Ici rien qui puisse nous étonner. Il n'en est pas de même de la tolérance de l'exercice illégal de la médecine par des infirmiers dans des établissements hospitaliers dirigés par des médecins.

« A ce propos, j'ai communiqué au Comité de ce Congrès les lettres d'un honorable confrère, ophtalmologiste distingué, attaché à un établissement médical et qui a dû donner sa démission parce que son chef hiérarchique, un médecin, a refusé de lui donner satisfaction. Notre confrère a signalé les abus qui se commettaient dans cet établissement. Les infirmiers y suppléent journellement les médecins, ne se bornant pas à appliquer des pansements urgents, des appareils provisoires de fractures, mais donnant aux malades des conseils, et pratiquant des interventions chirurgicales. Notre confrère a signalé ces abus à qui de droit, et c'est parce qu'on n'y a pas mis un terme qu'il a donné sa démission qui fut acceptée... Je répéterai ici ce que j'ai dit plus haut à propos de l'exercice illégal par les pharmaciens : les accidentés du travail qui ont reçu des soins uniquement d'un infirmier ou qui même auront reçu de lui les premiers soins pourront être déchus de leurs droits à réclamer toute indemnité, les patrons et les compagnies d'assurances engagées dans un pareil procès ne se faisant pas faute de rechercher tous les moyens pour être condamnés à un minimum, et ici il faut reconnaître qu'on ne saurait le leur reprocher ; car, il est de toute évidence que des soins non appropriés ou insuffisants peuvent être la cause d'infirmités que des soins ou des interventions judiciaires et opportunes eussent évitées. »

Qu'arrive-t-il ? L'ouvrier blessé croit avoir profit à se confier aussi à des personnes inexpérimentées ; en réalité, il va à l'encontre de ses intérêts. Un accident sans importance peut entraîner les conséquences les plus dommageables s'il ne reçoit pas dès le début les soins nécessaires : une incapacité temporaire peut être ainsi transformée en une incapacité permanente. Pour ne citer qu'un exemple, je rapporterai celui-ci qui a fait l'objet d'une intervention de la Commission départementale de prévention de la cécité et d'assistance aux aveugles de la Gironde. Le 29 avril 1910, le nommé Georges G..., âgé de 29 ans, ajusteur-monteur au service d'une Compagnie de chemins de fer, était victime d'un accident de travail. Il était atteint à la cornée de l'œil droit d'un corps étranger sans importance. Malheureusement, l'ouvrier G... dut se conformer au règlement affiché dans l'atelier et « se rendre immédiatement, et avant toute intervention, au poste de secours pour y recevoir les soins ». Ces soins lui furent donnés par le nommé J..., ouvrier de la Compagnie, qualifié d'infirmier, qui se livra sur le malheureux Georges G... à des tentatives d'extraction du corps étranger cornéen. Qu'en résulta-t-il ? Quelques jours après, Georges G... se présentait à la clinique ophtalmologique de la Faculté de Médecine, dans le service de M. le professeur Badal, à l'hôpital Saint-André de Bordeaux. L'œil avait été gravement infecté par la pratique chirurgicale défectueuse de l'infirmier J... inexpérimenté, et l'ouvrier G... était atteint d'une kératite à hypopyon ; le 13 mai 1910, l'énucléation de l'œil droit dut être pratiquée.

Quelques mois auparavant, un fait aussi grave par ses causes, aussi malheureux par ses conséquences, s'était produit à la même Compagnie ; un autre ouvrier avait perdu la vue par suite des mêmes manœuvres coupables du même infirmier.

A la suite de ces pratiques regrettables, M. le Préfet de la

Gironde adressa à la date du 1ᵉʳ mars 1910 à MM. les Industriels et Directeurs d'assurances contre les accidents du travail la circulaire suivante qui mérite d'être reproduite en son entier :

« La Commission départementale de prévention de la cécité et d'assistance aux aveugles a attiré mon attention sur les conséquences fâcheuses qui résultent pour les accidents du travail de la défectuosité des premiers soins donnés aux ouvriers blessés. Il m'a été signalé en particulier que, dans plusieurs établissements industriels, il a été établi un service d'ambulance confié à des ouvriers chargés d'y remplir le rôle d'infirmiers. En cas d'accidents du travail, ces infirmiers se livrent à la pratique d'interventions chirurgicales délicates, notamment à l'extraction de corps étrangers de l'œil. Il est résulté à plusieurs reprises des accidents consécutifs sérieux qui ont aggravé la lésion initiale. Des ouvriers sont ainsi atteints de perte plus ou moins complète de la vision à la suite d'accidents qui, bien traités par des personnes expérimentées, eussent guéri sans laisser de trace. Je n'ai pas besoin de vous faire ressortir combien cette pratique est préjudiciable à tous: aux patrons qui, aux termes de la loi du 9 avril 1898, sont responsables des accidents survenus à leurs employés ; aux ouvriers qui, étant atteints d'incapacités permanentes, voient leur capacité professionnelle diminuée ; à la collectivité qui a le devoir d'assister les infirmes et les incurables.

« Je dois vous rappeler que la loi de 1892 sur l'exercice de la médecine interdit à toute personne non pourvue du diplôme légal la pratique des manœuvres chirurgicales et que d'après l'article 20 de la loi du 9 avril 1898, modifiée par la loi du 31 mars 1905, peut être considéré comme *faute inexcusable* tout fait de confier à des personnes inexpérimentées les soins à donner à des ouvriers blessés.

« Je suis persuadé qu'il m'aura suffi d'appeler sur ce sujet l'attention de MM. les Industriels pour que désormais les événements fâcheux qui m'ont été signalés cessent complètement.

« *Le Préfet*,
« H. DUREAULT. »

Aussi ne pouvons-nous qu'approuver le texte de l'affiche suivante du «Syndicat de garantie de l'entreprise et de l'industrie »: Article 1er.—Corps étrangers des yeux. « S'abstenir de toute manœuvre. »

Malheureusement que d'infractions nombreuses sont encore à déplorer à ces sages prescriptions !

L'état antérieur de la victime. — La question de l'état antérieur de la victime a donné lieu, au début de l'application de la loi du 9 avril 1898, à des discussions ardentes tant dans le monde juridique que dans le monde médical. La jurisprudence, tout d'abord inconstante, est aujourd'hui plus fixe en la matière. Acceptant l'interprétation donnée à la loi par plusieurs jugements des tribunaux (Orléans, 8 août 1900 ; Boulogne-sur-Mer, 7 décembre 1901 ; Saint-Étienne, 21 novembre 1901) et arrêts (cour de Rouen, 27 février 1901 ; Lyon, 7 août 1901), la Cour de cassation [1], par un arrêt en date du 23 août 1902, a établi ce principe que « la détermination de l'indemnité dépend du salaire effectif de l'ouvrier blessé et des facultés de travail que lui laisse l'accident, et que l'état d'infirmité dans lequel il se trouvait avant l'accident importe peu au point de vue de la détermination de son état actuel ». Cependant la jurisprudence paraît également avoir établi que « si la circonstance que l'infirmité a été aggravée par l'état de santé antérieur est sans influence sur le droit de l'indemnité, elle est seulement de nature à influer sur la détermination de la rente » (cour de

____

1. *Recueil spécial des accidents du travail*, août 1902.

Rennes, 6 janvier 1902 ; *Gazette des tribunaux*, mai 1902 ; tribunal de Château-Thierry, 15 mars 1902 ; tribunal de Nancy, 10 novembre 1902).

Ainsi que le font très justement remarquer Ollive et Le Meignen, l'état antérieur d'un individu peut intervenir de trois façons différentes : il peut jouer la plus grande part dans la production de l'accident ; il peut retentir sur les lésions traumatiques en empêchant leur évolution normale ; enfin, il peut subir à son tour l'influence du traumatisme.

Ces diverses influences prennent une importance encore plus considérable en matière d'accidents oculaires par le seul fait de la localisation de la blessure. Les troubles généraux de l'organisme (infections, diathèses ou autres) retentissent sur l'œil comme sur tous les autres organes. Et, d'autre part, toute gêne apportée à l'exercice des fonctions physiologiques visuelles, que cette gêne soit la conséquence d'un trouble congénital ou acquis, peut devenir un élément étiologique important dans la production de l'accident.

Supposez un ouvrier dont l'acuité visuelle est déterminée, qui ne possède même qu'une vision binoculaire imparfaite, et qui est, de ce fait, atteint de cette incapacité sérieuse décrite par notre maître, M. le professeur Badal, la *fausse projection ;* et il sera aisé de concevoir tous les dangers que présente, dans de telles conditions, non seulement pour lui-même, mais encore pour ses camarades, l'exercice par cet ouvrier d'une profession manuelle dans un atelier ou dans une usine ; au milieu de toutes ces machines puissantes qui vous frappent d'admiration, mais, qui, suivant la description saisissante de M. Cheysson[1], « ont leur moment de révolte et peuvent semer autour d'eux la ruine et la mort ».

Nous examinerons successivement :

1. Cheysson, Les accidents du travail (*Recueil de prévoyance et de mutualité*, 1899).

1º L'aggravation des accidents oculaires par l'état antérieur pathologique de la victime ;

2º La production des accidents du travail par l'état défectueux antérieur des fonctions visuelles de la victime.

Aggravation des accidents oculaires par l'état antérieur pathologique de la victime. — Nous ne signalerons que pour mémoire l'influence des infections antérieures, diathèses, etc., sur l'évolution des blessures de l'œil. Plus importante et plus directe comme cause d'aggravation des accidents oculaires du travail est la *dacryocystite*. Clause [1], Gorecki [2], Baudry [3], Paul Reille [4] ont particulièrement insisté sur l'aggravation des traumatismes cornéens par le mauvais état des voies lacrymales. La présence des microorganismes de la suppuration dans les voies lacrymales constitue une condition très défavorable à la guérison des plaies de la cornée ; le pus qui s'échappe des points lacrymaux est une cause sérieuse d'infection cornéenne, et le pronostic est par le fait considérablement aggravé. Nous avons publié [5] l'observation d'un malade accidenté du travail qui, à la suite d'une ulcération traumatique de la cornée, perdit complètement l'œil par cause du mauvais état de ses voies lacrymales et de l'hypopyon qui en résulta.

Ces faits commandent en pareil cas une prudence extrême et la nécessité de combattre et de supprimer par une théra-

1. CLAUSE, La loi du 9 avril 1898 sur les accidents du travail et l'appareil de la vision (*Thèse de Nancy*, 1901-1902).

2. GORECKI, Étude sur les accidents du travail concernant l'appareil de la vision au point de vue hygiénique et médico-légal (*Thèse de Paris*, 1900).

3. BAUDRY, *Étude médico-légale sur les traumatismes de l'œil et de ses annexes*, 3e édition, 1904.

4. REILLE, *Annales d'hygiène publique et de médecine légale*, 1903, p. 311.

5. GINESTOUS, Dacryocystite ancienne. Ulcération traumatique de la cornée. Kératite suppurative (accident du travail) (*Annales d'hygiène publique et de médecine légale*, août 1904).

peutique curative et préventive ces larmoiements jugés à tort simplement gênants et inoffensifs ; on ne saurait trop recommander soit la destruction ignée du sac lacrymal, soit mieux encore son extirpation totale préconisée par Fromaget et son élève Lavie [1] sous le nom de « complet lacrymal ».

II. Accidents du travail dus à l'état défectueux des fonctions visuelles de la victime. — L'ouvrier dont la vision est mauvaise peut devenir, de ce fait, un danger pour lui-même et pour ses camarades. Les différents métiers comportent des exigences visuelles différentes. Il existe des *professions visuelles*. D'autre part, certains ouvriers sont prédisposés aux traumatismes oculaires. « J'ai été fréquemment frappé de ce fait, écrit le Dr de Lantsheere [2], de Bruxelles, que ce sont très souvent les mêmes ouvriers qui reviennent avec les mêmes blessures, par exemple des corps étrangers de la cornée. Lorsque l'attention d'un plus grand nombre de praticiens aura été attirée sur ces faits, on arrivera vraisemblablement à trouver des explications plausibles. Pour ma part, je crois qu'il s'agit d'une indifférence dans les mouvements de paupières, souvent par un manque de réaction générale chez des sujets à tempérament nerveux spécial, si l'on veut connaître les ouvriers prédisposés du côté des fonctions visuelles, à subir un traumatisme, ou qui sont atteints d'une lésion capable d'aggraver toute nouvelle blessure oculaire, il est évidemment indispensable de soumettre à un examen approfondi leurs fonctions visuelles. Cette épreuve devrait au moins avoir lieu avant leur entrée en fonctions. On aurait ainsi un dossier individuel qu'il serait aisé de compléter à

1. LAVIE, Cure radicale des dacryocystites par l'extirpation totale du sac lacrymal (*Thèse de doctorat, Bordeaux*, 1904).

2. DE LANTSHEERE, La prophylaxie des traumatismes oculaires du travail (Rapport présenté au Congrès médical international des accidents du travail, Liége, 1905. *Recueil d'ophtalmologie*, novembre 1905).

chaque nouvel accident ou à chaque nouvelle maladie. Cet examen et le dossier éclaireraient les ouvriers de certains travaux auxquels ils ne sont pas aptes et éviteraient souvent aux médecins oculistes experts l'interprétation difficile et délicate d'affections oculaires prétendûment liées à un traumatisme général ou local. Les compagnies d'assurances seraient ainsi moins exploitées... »

Nous avons également constaté [1] la prédisposition de certains ouvriers aux accidents du travail ; entre autres exemples, nous avons rapporté le cas d'un ouvrier qui en trois ans fut victime de six accidents de travail consistant tous en corps étrangers de la cornée.

Quelles raisons faut-il donc invoquer pour expliquer cette prédisposition ? La maladresse ? Peut-être entre-t-elle pour une importante part ; mais elle n'est pas suffisante, on ne saurait expliquer comment cette maladresse se traduit uniquement par la projection de corps étrangers dans l'œil. Nous pensons qu'il faut chercher ailleurs, soit dans la constitution anatomique, soit dans des troubles des fonctions physiologiques, la cause de la prédisposition aux traumatismes oculaires professionnels.

Les paupières ont à jouer un rôle important de défense ; ce sont elles qui protègent le globe oculaire contre les atteintes extérieures. Ainsi que le fait très justement remarquer Louis Dor, il existe non pas un réflexe palpébral mais des réflexes palpébraux : « Il y a une différence absolue, dit-il, entre le clignement des paupières produit par une lumière trop intense, et le clignement produit par l'approche d'un doigt qui menace de toucher l'œil. » C'est ce dernier cas qui nous intéresse, et ce réflexe particulier est plus complexe que le premier. Dans les deux cas, en effet, il a bien fallu que

---

1. GINESTOUS, De la prédisposition aux accidents oculaires du travail (*Gazette hebdomadaire des sciences médicales de Bordeaux*, 28 juin 1908).

l'excitation se produise d'abord sur le nerf optique pour provoquer le clignement par l'intermédiaire du facial ; mais, tandis que le premier des réflexes est purement optique, dans le second, au contraire, il a fallu que l'impression produite par la vue du doigt aille faire naître l'idée que le doigt pouvait traumatiser l'œil et que cette idée provoquât un ordre de contraction. La rapidité avec laquelle les réflexes se produisent est éminemment variable avec les individus. Chez certains la contraction de l'orbiculaire est presque subite et rapide ; chez d'autres, au contraire, elle est plus lente. Ce seraient ces derniers sujets qui constitueraient ce qu'avec le Dr de Lantsheere nous pouvons appeler les accidentés prédisposés. Mais contrairement à l'opinion de notre confrère belge, nous ne croyons pas qu'il s'agisse là d'une véritable lagophtalmie ; il serait plus exact de penser à une simple parésie du muscle orbiculaire.

Le Dr Antonelli demande, ainsi que le Dr de Lantsheere, l'examen ophtalmologique préalable des assurés ; car, dit-il, tandis que presque toutes les autres tares physiques qu'un ouvrier peut présenter sont manifestes, les tares oculaires sont presque toutes latentes, et peuvent donner lieu à discussion, même entre experts également compétents dans la spécialité. Nous ne croyons pas que la solution soit celle que proposent nos confrères de Lantsheere et Antonelli. Ces sortes de « conseils de révision et de réforme » nous paraissent inacceptables et impraticables. Les ouvriers se refuseront à se soumettre à ces investigations préventives qui mettraient à découvert leurs misères physiologiques, leur passé pathologique, leurs tares héréditaires. S'il fallait demander à chacun une autorisation médicale pour exercer une profession quelconque, l'industriel serait, on en conviendra, très sérieusement gêné dans ses moyens de recrutement des forces manuelles. L'un serait refusé parce qu'atteint d'une hernie, l'autre parce qu'arthritique, le troisième enfin parce que

myope ou amblyope. Qu'à l'occasion du premier traumatisme l'oculiste chargé d'établir le certificat initial prévu
par l'article 4 de la loi du 31 mars 1905, mentionne avec tous
les détails d'une observation complète l'état des fonctions
visuelles du blessé, son acuité, sa réfraction, l'examen
ophtalmoscopique, c'est son droit, c'est son devoir. Et
qu'on le croie bien, cette constatation du présent suffira
à réserver l'avenir, les droits de l'ouvrier comme ceux du
patron, et à établir par la suite, s'il est besoin, en justice,
l'état antérieur de la victime.

Ophtalmie sympathique et accidents du travail. — Parmi
les complications des blessures du globe de l'œil, il
n'en existe pas de plus redoutable que l'ophtalmie sympathique. Dans une proportion élevée des cas, elle conduit à la
cécité complète ; d'après une statistique de Gum, sur 47 cas
relevés, il n'y eut que 17 guérisons, dont 25 avec une bonne
acuité et 12 avec une acuité moyenne. En matière d'accidents du travail, l'ophtalmie sympathique transforme une
incapacité permanente et partielle en une incapacité permanente et totale. L'ouvrier qui en est atteint devient dans
l'atelier une non-valeur complète et une charge pour la
société.

Le Dr Trousseau [1] dans son rapport sur la « Cécité en
France » signale avec plaisir que la rareté de l'ophtalmie
sympathique s'accentue de plus en plus sur les documents
qui embrassent une période récente. Il est certain que cette
complication ne se produirait plus si le blessé confié à des
mains prudentes et avisées était soumis ou se soumettait
dès les premiers symptômes de l'irritation sympathique à la
seule thérapeutique efficace, l'énucléation de l'œil sympa-
thisant.

Mais précisément à ce sujet, se pose une question de juris-

---

1. La cécité en France (*Société française d'ophtalmologie*, 6 mai 1902).

prudence. L'ouvrier blessé a-t-il le droit de se refuser à subir l'énucléation qui le préservera de la cécité ? L'ouvrier ne peut se soustraire à la médication préconisée, lorsque celle-ci est sans danger ; il doit même consentir à une intervention chirurgicale sans possibilité de complication grave qui améliorera sa capacité professionnelle (Douai, 1re chambre, 10 avril 1905 ; Douai, 1re chambre, 28 novembre 1906). Mais il n'en est pas de même lorsque l'opération proposée peut présenter un danger grave ou dont le résultat est douteux (Cour de Besançon, 31 décembre 1901). La question se résume donc à celle-ci : l'énucléation est-elle une opération grave ? Évidemment, celui qui la subit est exposé aux aléas de la chloroformisation bien que Terrien [1], plus récemment Brunetière [2] reprenant les essais antérieurs de Coks, Dunn et d'autres auteurs, l'aient préconisée avec anesthésie locale. Mais, cette considération mise à part, nul n'ignore que l'énucléation du globe oculaire se termine en quelques jours par la guérison complète. Cependant un arrêt de la cour de Bordeaux du 10 mars 1901 déclare le contraire et reconnaît à l'ouvrier le droit de se soustraire à l'énucléation préventive sans qu'on puisse invoquer contre lui la faute inexcusable prévue par l'article 20 de la loi du 9 avril 1898.

Ainsi, entre la clinique et la jurisprudence, il y a désaccord complet. L'une déclare l'énucléation une intervention sans danger ; l'autre, au contraire, la proclame, dans un arrêt de justice, tellement aléatoire et dangereuse que le blessé a le droit de s'y refuser et de s'y soustraire.

Il semble cependant qu'il y ait contradiction flagrante entre les décisions rendues par la justice. Le tribunal civil de Lyon (2 août 1901) a abaissé la rente d'un ouvrier qui avait

---

1. TERRIEN, De l'énucléation après anesthésie locale (*Archives d'ophtalmologie*, 1906).

2. BRUNETIÈRE, Note sur la technique de l'anesthésie locale dans l'énucléation (Congrès de la *Société française d'ophtalmologie*, mai 1911).

refusé une iridectomie optique susceptible de diminuer son incapacité professionnelle. Et la même justice, n'appliquant pas le même principe, autorise un ouvrier à se soustraire à l'énucléation qui doit enrayer toute irritation sympathique, et conséquemment empêcher une incapacité partielle de devenir totale. Ainsi le fait très justement remarquer M. Lesoudier [1]: « On ne saurait tenir compte à l'ouvrier du refus qu'il oppose à se soumettre à une opération, toute intervention chirurgicale entraînant avec elle une appréhension naturelle et légitime devant laquelle il serait véritablement inhumain de ne pas s'incliner. Mais il en serait autrement dans les cas où l'opération ne présenterait ni danger ni douleur bien appréciable et serait d'un résultat certain. »

Le Dr Antonelli [2] dit avec raison à ce sujet : « Le cas exceptionnel nous paraît bien celui de l'ophtalmie sympathique. Une iridectomie optique, l'extraction d'une cataracte traumatique auxquelles l'accidenté n'a pas le droit de se soustraire sans diminution de rente, sont tout aussi douloureuses, sinon plus que l'énucléation. Et le résultat final est le plus souvent, sinon toujours moins favorable. »

Adoptant les sages observations du Dr Antonelli, la Société d'ophtalmologie de Paris, dans sa séance du 9 octobre 1906, a adopté la proposition suivante : « En ce qui concerne les traumatismes graves de l'œil par accident du travail, l'énucléation, lorsqu'elle est jugée nécessaire par l'expertise, est la seule opération à laquelle le blessé ne pourra pas se refuser sans perdre tout droit à faire valoir, soit à l'égard du demi-salaire à partir de la date fixée par l'expert, soit à l'égard des conséquences de l'ophtalmie

---

1. Lesoudier, *De l'obligation légale pour l'ouvrier victime d'un accident du travail de se soumettre au traitement prescrit par le médecin.*

2. Antonelli, *Mesures coercitives et mesures radicales de thérapeutique oculaire en rapport avec la loi sur les accidents du travail* (Paris, 1906).

sympathique, si elle venait à se déclarer même avant les trois années révolues à partir de l'accident. »

Mais c'est là un simple vœu, et, dans l'état actuel de la jurisprudence, c'est au médecin à faire accepter une intervention qui, en toute science et toute conscience, lui paraît indiquée dans l'intérêt de l'ouvrier.

Quoi qu'il en soit, plus que tout autre l'accidenté du travail, menacé d'ophtalmie sympathique, a droit à toute la sollicitude du praticien auquel il se confie. L'énucléation, lorsqu'elle est rendue nécessaire, doit être entourée du maximum de garanties. L'esthétique est bien quelque chose, nous n'en disconvenons pas, dans l'avenir de l'accidenté ; mais, en fait, c'est là une considération dont il n'est tenu que faible part dans l'évaluation de l'incapacité. En matière d'accidents du travail, l'énucléation ne doit pas se proposer un but uniquement esthétique, et le ré ultat primordial à atteindre doit être le relèvement de l'acuité visuelle. Aussi, la prothèse oculaire n'est-elle que secondaire après l'énucléation chez un accidenté du travail. Gama Pinto (de Lisbonne), dans l'*Encyclopédie française d'ophtalmologie* [1], dit bien qu' « on peut affirmer qu'un œil artificiel dans l'orbite anophtalme est incapable d'influer sympathiquement sur l'œil opposé », mais les observations de Galezowski [2], Culberston [3] n'en sont pas moins là des faits qui commandent la prudence. Le port d'un œil artificiel sur un moignon phtisique est particulièrement dangereux. Abadie [4] a publié des

1. G. Pinto, Affections sympathiques (*Encyclopédie française d'ophtalmologie*, t. V, p. 272).

2. Galezowski, De quelques formes rares d'ophtalmologie sympathique (*Recueil d'ophtalmologie*, Paris, IV, p. 358, 1879).

3. Culberston, Ervo, Cases of symp. disease of the eye (*Amer. Journ. of ophtalm.*, I, p. 161, 1881).

4. Abadie, Quelques considérations pratiques sur l'ophtalmologie sympathique (*Archives d'ophtalmologie*, t. IV, p. 130, 1884).

cas probants d'ophtalmie sympathique ayant cette irritation pour cause.

Soins et entretien de l'œil artificiel. — Un énucléé doit prendre soin de sa prothèse. Notre confrère le Dr R. Coulomb [1], oculariste, par des recherches expérimentales, a démontré qu'un œil neuf est plus facile à désinfecter qu'un œil usé ; qu'un œil artificiel à double coque est plus vite stérilisé qu'une pièce à simple coque ; 2° que l'ébullition est un mode de désinfection sûr mais lent et délicat et qu'il peut être utilement remplacé par l'immersion rapide (7 secondes) de la pièce dans une solution iodo-iodurée à 1 /300 suivie d'un rinçage à l'eau bouillie ou au cyanure de mercure.

Cette méthode de désinfection est peu compliquée et d'une efficacité absolue.

Dans la pratique journalière, il faut recommander à l'énucléé : 1° de se laver soigneusement les mains avant de mettre ou de retirer son œil artificiel ; 2° de mettre sa pièce le matin et de la retirer tous les soirs ; 3° de l'entretenir dans un état de propreté parfaite par des lavages aussitôt après l'avoir ôtée et en l'essuyant avec un linge fin ; 4° en l'enfermant pendant la nuit dans une petite boîte et en ne la laissant pas séjourner dans un verre d'eau.

Prophylaxie de la simulation et de l'hystéro-traumatisme oculaire. — Depuis l'application de la loi sur les accidents du travail, les affections oculaires *simulées, exagérées* ou *aggravées* sont devenues plus nombreuses. D'après le Dr Jacqueau (de Lyon), le chiffre de 80 p. 100 ne paraît pas trop élevé pour les exagérations, celui de 4 à 5 p. 100 pour les purs simulateurs. Pour le Dr Willot (de Valenciennes), 75 p. 100 des blessés du travail sont des simulateurs. Le pro-

1. R. COULOMB. La désinfection des yeux artificiels. *Annales d'oculistique.* Avril 1918.

fesseur Baudry, de Lille [1], donne à ce sujet les statistiques concluantes suivantes : 5.407 accidentés du travail de 1880 à 1898 ; 1.742 de 1899 à 1905 ont reçu des soins du professeur Baudry. Dans la première période, il a constaté 12 p. 100 de simulateurs, tandis que dans la deuxième, la proportion s'est élevée à 34 p. 100.

Est-il possible d'éviter ou de chercher à éviter la *simulation*, l'*exagération* ou l'*aggravation volontaire des accidents* oculaires du travail ?

Les moyens à proposer peuvent être de deux sortes : 1º de *douceur ;* 2º de *force* ou de *coercition*.

1º *Moyens de douceur ou de persuasion.* — Le Dr Buning [2] considère l'exagération comme un phénomène psychique, pathologique, une sorte d'anormalité morale qui se manifeste à la suite du traumatisme sous l'influence de diverses constatations et de diverses circonstances sociales, telles que : les conditions de la vie, l'âge, la demande du travail, le traitement médical, etc. Cela ne peut pas être vrai pour le simulateur véritable, pour celui qui exagère volontairement. Il ne faut pas compter beaucoup sur les moyens persuasifs et sur les principes de morale pour enrayer l'augmentation toujours croissante de la simulation.

2º *Moyens de coercition.* — La cour de Douai, par un arrêt du 14 octobre 1900, a déclaré que l'artifice de la victime qui obtient le paiement d'une indemnité journalière en *simulant* la prolongation de l'incapacité est une *escroquerie*. De même, le tribunal correctionnel de Lille par jugement du 24 décembre 1903 a reconnu coupable du délit d'escroquerie « un ouvrier qui, grâce à une mise en scène tendant à faire

---

1. BAUDRY, *Blessures de l'œil à la suite d'accidents du travail. Simulation et aggravation volontaire* (Vigot frères, éditeurs, Paris, 1906).

2. BUNING, *Simulation et exagération* (Congrès international médical des accidents du travail, Liége, 1905).

croire à un accident imaginaire », avait reçu les indemnités prévues par la loi du 9 avril 1898.

La publication de ces décisions de justice ne peut qu'être des plus profitables. Il faut que les intéressés sachent que la simulation ou l'aggravation des blessures du travail constituent une escroquerie prévue et punie par l'article 405 du Code pénal. Et que, d'autre part, les intéressés soient bien avertis que l'amblyopie et l'amaurose qu'ils croient si faciles à simuler sont au contraire très aisément dépistés par les procédés d'investigation dont dispose la clinique ophtalmologique.

L'*hystéro-traumatisme* mérite une étude spéciale. Il ne faut pas le confondre avec la simulation. L'hystéro-traumatisé est de très bonne foi. Dans l'amblyopie hystérique, l'appareil visuel fonctionne comme chez tout autre ; mais le sujet ne perçoit pas les impressions lumineuses ; c'est un trouble essentiellement psychique. Suivant la définition de Grasset [1] : « l'hystéro-traumatisme est une névrose générale et plus spécialement cérébrale appartenant à la famille des hystéries et développée par le traumatisme chez un sujet prédisposé, mais dont la prédisposition ne s'est pas nécessairement affirmée antérieurement par son histoire personnelle ou par son hérédité ». En fait d'hystéro-traumatisme, il n'existe pas de rapport entre la violence du schok et l'importance des accidents nerveux consécutifs. Cette constatation a été nettement consignée dans plusieurs travaux, et notamment par Borel, Baquo, Cramer et Harlan et dans une observation personnelle [2].

Comment éviter de pareils troubles ? Affirmer au malade que l'affection dont il se plaint n'a qu'une base imaginaire,

---

1. GRASSET, Leçons sur l'hystéro-traumatisme reucuillies et publiées par M. A. Bourguet (*Clinique médicale hôpital Saint-Éloi*).

2. GINESTOUS et LAFON, Hystéro-traumatisme oculaire (*Annales d'hygiène publique et de médecine légale*, février 1907).

c'est prêcher dans le désert. Ainsi que le disent Forgue et Jeanbreau [1] : « le médecin se trouve, en pareil cas, en présence d'un dilemme : ou bien conclure à une incapacité temporaire et faire attendre le sinistré dans le chômage, en lui payant son demi-salaire pendant des mois et des années, ou bien conclure à une incapacité permanente partielle, évaluer la réduction de capacité ouvrière et fixer la date de la consolidation au jour où tout traitement a paru sans influence sur l'affection du sujet. »

Chacune de ces appréciations a ses inconvénients. Si l'on conclut à l'incapacité temporaire, et si l'on attend la guérison en pratiquant de nombreux examens du blessé, la névrose traumatique va certainement s'aggraver et peut-être devenir incurable. C'est « la sinistrose ». Si l'on conclut à une incapacité permanente et que le sinistré, délivré tout d'un coup de ses préoccupations pécuniaires, guérisse quelque temps après l'heureuse issue du procès, les juges et l'assurance accuseront le médecin d'erreur sinon de complaisance et le sinistré-« sinistrosé » de simulation. En pareil cas, l'indemnité journalière risque à se prolonger longtemps. Mieux vaut donc établir la rente qui souvent procure la guérison qui permettra, dès qu'elle sera obtenue, de recourir dans l'avenir au bénéfice de la révision prévue par l'article 19 de la loi du 9 avril 1898.

Maladies oculaires d'origine professionnelle. — Les lois du 9 avril 1898, 22 mars 1902, 31 mars 1905, sur les accidents « survenus par le fait ou à l'occasion du travail » sont restrictives en ce qui concerne les maladies d'origine professionnelle. « Par accident, il faut entendre, dit Georges Paulet [2], le résultat d'une action extérieure et soudaine en cours de

---

1. FORGUE et JEANBREAU, *Guide pratique du médecin dans les accidents du travail*, 1905, p. 146-148).

2. Georges PAULET, *Congrès international des accidents du travail et des assurances sociales*, 1900.

travail. Ni la maladie professionnelle, conséquence lointaine des fatigues ou des insalubrités du métier, ni, à plus forte raison, un accident survenu dans la vie industrielle de l'ouvrier, en dehors de sa vie industrielle, ne peuvent ouvrir droit à réparation dans les termes de la loi de 1898. »

De même les différentes circulaires ministérielles, provoquées par la mise en vigueur de la législation de 1898 [1], précisent que « l'accident consiste dans une lésion corporelle provenant de l'action soudaine d'une cause extérieure » et « que la loi ne s'applique pas aux *maladies professionnelles* « provenant d'une cause lente et durable, telle que l'air « vicié des locaux où s'effectue le travail, la manipulation « de substances vénéneuses, l'absorption de poussières nui-« sibles à la santé... »

Parfois, néanmoins, il n'y a pas démarcation très nette entre l'accident et la maladie professionnelle. C'est ainsi qu'il a été établi que le patron est non seulement responsable de l'accident, mais encore de l'aggravation de cet accident résultant « du fait de l'insalubrité ou de l'infection de l'industrie [2] ». Bien plus, certaines décisions de justice assimilent par exception à des accidents du travail des infections et des intoxications à début brusque. Le charbon humain que Pastinier, dès 1822, qualifiait déjà de « maladie des criniers » est d'origine presque exclusivement professionnelle. Cependant, la pustule maligne, qui est une des formes les plus fréquentes du charbon, est assimilée à un accident du travail par la jurisprudence (tribunal civil de Rennes, 8 mars 1901 ; cour de Rennes, 1902 ; chambre des requêtes, Cour de cassation, 3 novembre 1903). De même, la jurisprudence autorise à considérer la syphilis comme un accident

1. Circulaires de M. Lebret, garde des sceaux, 10 juin 1899, et de M. le Ministre du Commerce, 24 août 1899.

2. Avis du Comité consultatif des assurances contre les accidents du travail (28 novembre 1900). Circulaire de M. Monis, garde des sceaux.

du travail lorsque sa cause professionnelle est démontrée (justice de paix, Lyon, 28 juin 1901 ; tribunal de Lyon, 8 août 1902 ; tribunal de Marseille, 23 décembre 1903 ; Montbrison, 21 février 1903 ; cour de Lyon, 3 août 1903). Le tribunal de la Seine (février 1907) a également décidé « qu'on doit appliquer la loi sur les accidents du travail aux lésions oculaires nées et développées pendant le travail dans des conditions anormales ».

En réalité, ce sont là des cas exceptionnels, et la restriction est la règle. Ainsi que le fait très justement remarquer M. Paul Pic, professeur à la Faculté de Droit de Lyon [1] « cette exclusion de la maladie professionnelle, motivée par des considérations pratiques, est presque unanimement condamnée par le corps médical. Elle est, en effet, aussi injuste qu'illogique. » Depuis plus de 26 ans, la loi fédérale suisse du 23 mars 1877 a assimilé certaines maladies professionnelles aux accidents du travail. Cette loi a été complétée par une autre loi du 25 juin 1881 et par plusieurs arrêtés, le dernier du 18 janvier 1901. Or, M. Leclerc de Pulligny [2] constate que le fonctionnement de ces lois « n'a soulevé aucune difficulté ». L'Italie (décret royal du 19 décembre 1901), l'Angleterre étudient les moyens pratiques d'étendre aux maladies professionnelles la responsabilité patronale en matière d'accidents du travail. Le Parlement français est saisi de deux propositions de la loi sur le même sujet :

1° L'une émanant de M. Louis Breton et de plusieurs de ses collègues (3 juillet 1903 et 13 juillet 1906) ;

2° L'autre émanant du gouvernement successivement représenté par MM. Dubief et Poincaré (Chambre des députés, n° 88, 9e législation. Session de 1906. Procès-verbal de la séance du 14 juin 1906). Ces projets de loi ont été mis

---

1. P. Pic, *Traité élémentaire de législation industrielle et ouvrière*, 22 août 1901.
2. Leclerc de Pulligny, *Rapport général de la Commission générale d'hygiène industrielle* (1900, p. 117).

en discussion ; elle a été interrompue par les cruelles nécessités de la défense de la Patrie.

Quelles sont les maladies oculaires d'origine professionnelle ?

I. *Maladies des paupières.* — Les maladies des paupières d'origine professionnelle sont de natures diverses, de durée et de pronostic variables.

1º *Erythème simple.* — On l'observe chez les forgerons, les mécaniciens, les chauffeurs, les chimistes, les vidangeurs, etc., à la suite de l'action de la chaleur rayonnante, de l'action de certains rayons particuliers, du séjour devant un feu vif, devant la lumière électrique, les rayons solaires, les vapeurs et les gaz irritants, les fumées et les poussières. Affection peu grave, mais souvent très tenace parce que mal ou trop soignée. Une hygiène sévère — simples lavages — et l'abstention de toute médication irritante font plus, pour la guérir, que toutes les applications de pommades plus ou moins irritantes.

2º *Maladies infectieuses.* — a) *Pustule maligne. Charbon. Œdème malin.* — Le charbon — maladie professionnelle des criniers — n'épargne pas les paupières. La thèse de Buy [1] réunit de nombreux documents sur ce sujet. La pustule maligne n'offre pas de particularités spéciales à sa localisation aux paupières ; la lésion cutanée pourra être assez faible pour passer inaperçue, l'œdème (œdème malin) dominant la scène.

Contre la pustule maligne des paupières, les moyens de préservation sont les mêmes que contre le charbon professionnel en général. Il faut : 1º faire disparaître le charbon animal (vaccination anticharbonneuse, Pasteur, Chamberland, Roux ; vaccin de Chauveau, Toussaint, Sclavo, etc. ; destruction absolue du cadavre de l'animal) ; 2º surveiller les matières premières (peaux, laines, crins, cornes) prove-

---

1. Buy, Œdème malin ou charbonneux des paupières (*Thèse de Paris*, 1881).

nant des pays contaminés et non surveillés (Russie, Chine, Amérique du Sud) ; 3º stériliser les matières premières ; 4º assurer l'hygiène de l'atelier ; 5º surveillance médicale sévère (plaies des paupiéres).

b) Morve. — Les propagations palpébrales de la morve ne sont pas fréquentes. Il en existe quelques rares observations dans la littérature ophtalmologique (Krajewski, 1873 ; Tarnawski, *Thèse de Paris*, 1867). Les animaux morveux sont très dangereux pour ceux qui les approchent (vétérinaires, maquignons, cochers, etc.) ; par contre la morve est rare chez les ouvriers qui manient des produits de provenance chevaline (peaux, crins, etc.), le *Bacillus mallei* périssant rapidement.

3º *Blépharites d'origine professionnelle. Blépharoconioses.* — Les D[rs] Le Roy des Barres et Courtois-Suffit [1] ont créé une dénomination nouvelle « blépharoconioses » pour désigner des inflammations des bords des paupières d'origine professionnelle (poussières, fumées, etc.). Dans la description de ces auteurs, nous retrouvons, à vrai dire, l'antique description des blépharites (squameuses, ulcéreuses, etc.), on peut rencontrer une simple rougeur du rebord palpébral, soit une forme ulcéreuse avec production de croûtelles au niveau des cils ou dans leurs intervalles, soit une série de petits nodules de nature furonculeuse. La première variété se rencontre surtout chez les ouvriers exposés à l'action des poussières caustiques : arsenicales, etc. La *blépharite cicatriculaire* est caractérisée par la présence de petites cicatrices dues à des brûlures produites par des paillettes incandescentes (forgerons, serruriers, fondeurs, etc.). A citer parmi les *blépharoconioses* les plus rebelles, celles des scieurs de long, des tourneurs sur bois, des jaugeurs de blé, des ou-

---

1. Le Roy des Barres et Courtois-Suffit, *Les dermatoses d'origine profes-sionnelle*, 1903.

vriers des filatures de lin, des droguistes, des broyeurs d'écorces médicinales, des ouvriers des filatures de chanvre. Il en est de même avec certaines poussières d'origine animale, comme cela se rencontre chez les criniers, les brossiers, les pelletiers, les plumassiers.

II. *Maladies de la conjonctive et de la cornée.*—Les D[rs] Le Roy des Barres et Courtois-Suffit disent que la conjonctive peut être le siège de conjonctivite « hyperhémique » (poussières fines et indifférentes) et *granuleuse* (poussières irritantes : ouvriers qui manipulent le soufre, le plâtre). Ce dernier terme de *conjonctivite granuleuse* nous paraît tout à fait impropre dans l'espèce, l'affection connue sous ce nom étant bien différente comme symptômes et comme étiologie (trachome). Cette réserve faite, il n'en est pas moins vrai que les poussières et vapeurs irritantes provoquent le développement des inflammations aiguës et chroniques de la conjonctive. Qu'il s'agisse des ouvriers exposés aux vapeurs de soufre (raffineurs de soufre, blanchisseurs d'étoffes de laine et de soie, de chapeaux de paille, de balais, de boyaudiers, allumettes soufrées, baudruche) ou bien encore des bijoutiers (décapage des métaux à dorer), des damasquineurs de canons de fusil, des graveurs à l'eau-forte exposés aux vapeurs nitreuses, ou bien encore également des ouvriers des tanneries, de ceux chargés de la fabrication de l'ammoniaque liquide, de la glace par l'appareil Carré, de la soude par le procédé Schlœsing, les manifestations cliniques peuvent varier, le processus étiologique reste le même. Nous signalons plus loin les conjonctivites professionnelles des travailleurs des champs les kératites des moissonneurs.

Kérato-conjonctivites par substances chimiques et agents physiques. — On a signalé comme pouvant produire les lésions cornéennes les substances suivantes : les *quinones*, dont l'action se manifesterait chez les teinturiers par la production d'une coloration brunâtre atteignant les parties découvertes de la cornée et de la conjonctive. Sous l'influence du repos et par la suppression de la cause, la guérison complète peut se produir~ mais elle exige des mois ou des années ; les *couleurs d'a ..iline* (bleu victoria, safranine, violet cristal), dont l'effet nocif a été observé par plusieurs auteurs. Il a été conseillé pour combattre leurs effets : d'avoir recours aux solutions à 5 ou 10 p. 100 de tanin qui rend les couleurs d'aniline insolubles. Certains ont constaté des lésions cornéennes, parfois très tardives, chez les ouvriers employés à la distillation de la *nitronaphtaline*. Dans un cas, les sels de chrome avaient provoqué chez un teinturier une kératite à hypopyon. Les sels de plomb peuvent produire également des incrustations cornéennes et une kératite professionnelle (Ballouard [1]). Le podophyllin [2] expose les ouvriers qui le manipulent à une infiltration très marquée de la cornée.

Le pterygion d'origine professionnelle. — Les D[rs] Le Roy des Barres et Courtois-Suffit ont signalé le pterygion des maçons, des chaufourniers, des plâtriers, des tailleurs de pierres, des marbriers, des plafonniers. Nous l'avons également ment signalé chez les ouvriers agricoles.

III. *Maladies du cristallin.* — L'action de la chaleur a été incriminée par Meyhafer, Robinson, Schwitzer dans la production de la cataracte chez les verriers. Brixa, Desbrières et Bargy [3] ont également publié des observations de *cataractes par fulguration* ; mais, dans ces cas, il paraît facile d'établir une relation étroite entre la soudaineté de l'accident et la lésion. Ces faits sont donc justiciables de la loi de

---

1. BALLOUARD, Kératite professionnelle. Incrustations plombiques de la cornée (*Archives d'ophtalmologie*, 1882, t. II).

2. SUREAU, De l'action malfaisante du podophyllin sur l'œil (*Société d'ophtalmologie de Paris*, 7 janvier 1902).

3. DESBRIÈRES et BARGY, *Annales d'oculistique*, 1905.

1898. Enfin, Grilly [1] a accusé l'*intoxication saturnine* de favoriser le développement de la cataracte.

IV. *Amblyopies toxiques*. — Les amblyopies toxiques, d'origine professionnelle, peuvent être rapportées à trois agents principaux qui sont, par ordre de fréquence :

1º Le sulfure de carbone ;

2º Le plomb ;

3º L'alcool et le tabac.

Déjà signalée en 1856 et 1863 par Delpech [2], en 1873 par Gowers, par de Schweinitz, l'*amblyopie toxique par le sulfure de carbone* est plus particulièrement mentionnée dans le rapport présenté à la Commission d'hygiène industrielle « Sur les intoxications professionnelles par le sulfure de carbone », par le Dr Heim, docteur ès sciences, professeur agrégé à la Faculté de Médecine de Paris. Dans ce rapport, le Dr Heim constate que « les troubles oculaires présentent une importance spéciale, en raison de leur fréquence particulière (10 cas d'accidents oculaires sur 16 cas d'intoxication sulfo-carbonée chronique) » ; et, plus loin, il ajoute « le plus souvent les troubles oculaires sont ceux de l'amblyopie toxique ». Au point de vue symptomatique, il n'existe pas de signe très nettement différentiel de l'amblyopie sulfo-carbonée et de l'amblyopie alcoolico-tabagique. Le meilleur élément de diagnostic nous est fourni par l'indication de la profession exercée par le malade.

D'après M. le professeur agrégé Heim, « plus de 15 millions de kilogrammes de sulfure de carbone sont annuellement fabriqués en Europe, et utilisés à titre de dissolvant, par l'industrie, ou à titre d'insecticide par l'agriculture », et cet auteur donne une énumération détaillée des accidents

---

1. GRILLY, *Cryoscopie et pathogénie de la cataracte sénile. Cataracte saturnine (Recueil d'ophtalmologie,* octobre 1904).

2. DELPECH, *Mémoire sur les accidents que développe chez les ouvriers en caoutchouc l'inhalation du sulfure de carbone en vapeur,* 1856

de sulfo-carbonisme. C'est la manipulation des dissolutions de caoutchouc dans des locaux mal aérés qui fournit le plus fort contingent d'accidents professionnels.

Amblyopie saturnine. — Dans son très remarquable rapport à la Commission d'hygiène industrielle sur les *Intoxications professionnelles par le plomb et ses composés*, M. le professeur Thoinot déclare que « l'empoisonnement par le plomb est celui qui présente la plus grande richesse d'expressions symptomatiques ». Les énumérer toutes, ajoute-t-il, serait malaisé. Signalées en 1871 par Beer, en 1838 par Tanquerel des Planches, les amblyopies toxiques ont été bien décrites depuis cette époque par différents auteurs. En 1906, M. le professeur de Lapersonne [1] a repris l'étude de *l'œil saturnin*. La symptomatologie de l'amblyopie par le plomb est très variée, et ne permet pas, par un simple examen clinique, d'établir un rapport certain de cause à effet entre l'amblyopie et le saturnisme. Son seul caractère un peu constant, c'est qu'elle succède à toute une série d'autres symptômes révélateurs de l'intoxication (coliques de plomb, myalgies, arthralgies, troubles nerveux et sensitifs). La nature des occupations professionnelles est, en fait, le plus important élément de diagnostic.

L'*amblyopie tabagique* peut être d'origine professionnelle. MM. Marc Dufour et J. Gouin [2] en ont observé un cas chez la tenancière d'un bureau de tabac qui ne fumait ni ne prisait elle-même, mais qui se trouvait continuellement exposée à respirer les poussières de sa marchandise. Les mêmes auteurs affirment encore que quelques exemples d'intoxication ont été fournis par les ouvriers des manufactures de cigares. Le Dr Trousseau [3] accepte également cette étiolo-

---

1. DE LAPERSONNE, *Presse médicale*, 24 novembre 1906.
2. DUFOUR et GOUIN, Affections du nerf optique dans les intoxications générales (*Encyclopédie française d'ophtalmologie*, t. VII, p. 447).
3. TROUSSEAU, *Hygiène de l'œil*, p. 111.

gie. Nous en avons également observé un cas chez une ouvrière de la manufacture des tabacs de Bordeaux.

L'*amblyopie alcoolique* professionnelle est moins généralement admise. Le Dr Trousseau fait observer avec juste raison que « le fait est difficile à établir, car les individus exposés aux vapeurs d'alcool restent bien rarement sobres, et ne fuient guère les multiples occasions qui s'offrent à eux ». L'alcool méthylique peut occasionner les mêmes désordres. J.-F. Hébert [1] en a publié une observation : un homme de 38 ans, occupé à enlever le vernis des cuves dans une brasserie, respirait des vapeurs d'alcool et de charbon de bois. Après 5 jours, il fut pris de vertiges et de nausées, dormit 3 jours et se réveilla aveugle. Les pupilles étaient blanc opaque, les vaisseaux contractés. Par des bains turcs, la guérison intervint en quelques jours.

Paralysies oculaires. — Elles peuvent affecter la musculature intrinsèque et la musculature extrinsèque. L'asthénopie accommodative se rencontre chez les écoliers, les imprimeurs, compositeurs, couturiers, graveurs, horlogers, etc., toutes professions qui exigent des efforts soutenus d'accommodation. La lumière excessive, le « coup de chaleur » peuvent être des causes de parésie accommodative. Terrien a signalé les effets nocifs des lumières artificielles modernes. La paralysie accommodative a été signalée dans toutes les intoxications : saturnine (Berger), sulfure de carbone (Galiemaerts).

Parmi les paralysies extrinsèques, Galezowski et Schrœder, M. le professeur Lagrange [2] ont observé *des paralysies du droit externe* par intoxication saturnine. Prioux

---

1. J.-F. Hébert, Cécité causée par l'inhalation de vapeurs d'alcool méthylique et de carbone. Guérison complète (*American med.*, 22 février 1902).

2. Lagrange, Paralysie bilatérale de la 6e paire par intoxication saturnine (*Société de médecine et de chirurgie de Bordeaux*, 18 octobre 1901).

(de Reims) [1] en a rapporté un cas comme accident du début. Ainsi que le fait remarquer M. le professeur Thoinot, « si la localisation de la paralysie saturnine aux avant-bras est la localisation classique et de beaucoup la plus fréquente, il en est d'autres encore ».

Signalons enfin les paralysies extrinsèques par intoxication oxycarbonée (Knapp et Emmert), et parmi les troubles oculaires le nystagmus des mineurs, bien étudié en 1900 par M. le professeur de Lapersonne [2].

Prophylaxie des maladies oculaires d'origine professionnelle

Il résulte de cette étude que les professions exposées au développement des maladies oculaires sont nombreuses et variées.

On peut les diviser en trois grandes classes :

1º *Professions exposant à une irritation continuelle et plus ou moins vive des yeux* (kérato-conjonctivites, blépharites) ;

2º *Professions exposant à des intoxications* (amblyopies et paralysies d'origine toxique) ;

3º *Professions exposant à la fatigue de l'œil* (asthénopie accommodative et de convergence).

L'hygiène et la prophylaxie des maladies oculaires d'origine professionnelle doivent être envisagées à plusieurs points de vue.

I. *Hygiène générale des ateliers et de l'industrie.* — Elle comprend : 1º la *stricte observation des décrets et règlements* actuellement en vigueur (décret du 29 novembre 1904, évacuation des poussières, gaz insalubres ou toxiques ; décret du 29 juin 1898 sur l'arsénite du cuivre ; du 18 juillet 1902, sur le blanc de céruse ; du 15 juillet 1904, sur le plomb, etc. ; 2º *conseils aux patrons et ouvriers.* M. le professeur Brouardel.

---

1. PRIOUX (de Reims), Paralysie oculaire primitive dans l'intoxication saturnine (*Société française d'ophtalmologie*, Congrès 1904).

2. DE LAPERSONNE, Le nystagmus des mineurs (*Écho médical du Nord*, avril 1900).

en 1882, a demandé la création d'un registre sanitaire des ouvriers. M. le professeur Thoinot le considère comme « d'une évidente nécessité pour chaque sujet exposé à l'empoisonnement saturnin professionnel. ». MM. Bourges et Heim en réclament la création pour l'arsenicisme et le sulfocarbonisme ; et M. Leclerc de Pulligny dit à ce sujet : « Si l'homme de l'art ne dispose pas d'une sorte d'histoire professionnelle de l'ouvrier malade, il pourra trouver dans les symptômes une très grande vraisemblance ; il ne disposera que d'une quasi-certitude... » Mais M. Jules Breton, député, s'élève contre la constitution de ce registre d'usine ; « car, dit-il, quelle que soit l'origine de la maladie, il suffit, pour qu'elle donne droit à l'indemnité pour le malade, que ce dernier travaille dans l'une quelconque des industries susceptibles de provoquer ou d'aggraver cette affection ».

II. *Hygiène particulière des ouvriers.* — Elle comprend toutes les prescriptions de l'hygiène individuelle (lavages des mains, narines, paupières et yeux, etc..., le port de lunettes protectrices ou d'atelier). Mais nous savons que ces lunettes, d'ailleurs généralement peu pratiques, sont refusées par les ouvriers, et que leur usage n'est pas légalement obligatoire.

Terminons par ces judicieuses observations de M. le Dr Bremond dans son rapport à la Commission d'hygiène industrielle : « Tous les ouvriers, égaux devant la loi, doivent être égaux devant la prévoyance sociale ; tous ont un droit égal à la réparation des maux professionnels, chroniques ou aigus, sourds ou retentissants. Les hygiénistes qui pensent comme moi diront : « empoisonnement équivaut à blessure » s'ils ne veulent pas que des mécontents continuent à dire : « Dans l'industrie française, il y a des travailleurs nobles et des travailleurs roturiers, et cela ne devrait pas être, puisque le temps des privilèges est passé ».

Hygiène particulière des diverses professions. — La division du travail, cette nécessité de plus en plus marquée de la production industrielle intensive, accroît chaque jour davantage le nombre des professions distinctes. Dans la *Revue d'économie politique* de 1889-1890, M. Schmoller [1] a bien mis en lumière cette progression croissante de la division professionnelle. La même industrie se subdivise en *branches divergentes* ou en *branches successives* dont chacune forme un métier spécial.

Le nombre de ces professions devient de ce fait considérable ; et il ne nous serait pas possible de les examiner successivement une à une afin d'indiquer pour chacune l'hygiène oculaire qui leur est propre. Cependant Chevallereau [2] a adopté cette méthode d'exposition et il énumère par ordre alphabétique les différentes professions en indiquant pour chacune d'elles les principales sources de dangers. Après l'étude que nous avons faite des maladies oculaires, d'origine professionnelle, nous n'avons pas cru suivre cette nomenclature qui forcément incomplète nous exposerait en outre à des redites.

Nous ne saurions accepter davantage une classification nécessairement arbitraire et difficile. Les hygiénistes n'ont jamais pu sur ce point arriver à un terrain d'entente. La classification de l'*Annuaire statistique de la ville de Paris* comprend des termes tellement généraux — agriculture, industrie, commerce, etc. — qu'ils ne sauraient permettre une description assez détaillée et complète. Leclerc de Pulligny et Boulin [3] font ressortir dans leur ouvrage d'*Hygiène industrielle* les difficultés sans nombre de la désignation des professions. Trousseau [4] a adopté une autre division en pro-

---

1. Schmoller, La division du travail étudiée au point de vue historique (*Revue d'économie politique*, 1889-1890).

2. Chevallereau, Hygiène (in *Encyclopédie française d'ophtalmologie*, t. IX, p. 551).

3. Leclerc de Pulligny et Boulin, *Hygiène industrielle*, p. 26.

4. Trousseau, *Hygiène de l'œil*, p. 87.

fessions réglementées, professions visuelles, professions manuelles. Joland [1] a reproduit avec peu de variantes cette même classification. Encore, là, nous nous heurtons au vague de la généralisation.

Aussi, après l'étude détaillée que nous avons faite des accidents oculaires et des maladies professionnelles, pensons-nous simplement que notre étude doit être complétée par l'hygiène particulière de diverses professions plus exposées que d'autres ou dont l'exercice peut être dangereux pour la santé et la sécurité publiques.

C'est ainsi que nous examinerons successivement les maladies et accidents oculaires des ouvriers agricoles, des soldats, des marins, des employés de chemins de fer, des automobilistes.

I. *Maladies et accidents oculaires des ouvriers agricoles.* — La loi du 9 avril 1898 sur les accidents du travail est restrictive en ce qui concerne les travailleurs des champs. La loi du 30 juin 1899 a, il est vrai, rendu cette restriction moins absolue en mettant à la charge de l'exploitant les accidents causés par l'emploi de machines agricoles mues par des moteurs inanimés ; néanmoins, sous l'empire de notre législation actuelle, l'ouvrier des champs n'a de recours contre son employeur pour les accidents survenus par le fait ou à l'occasion du travail [2] que dans les limites de l'article 1382 du Code civil. Un projet de loi actuellement soumis à l'examen du Parlement par M. le ministre du Travail et par M. le ministre de l'Agriculture tend à supprimer toute restriction et à accorder aux ouvriers agricoles les

1. Joland, *Hygiène oculaire.*
2. Voir à ce sujet : Aupetit, De la responsabilité des ouvriers agricoles (*Thèse de doctorat en droit*, Paris, 1901).

De Lacaste Laregmondie, Du risque professionnel dans la loi du 9 avril 1898 et son application à l'agriculture (*Thèse de doctorat en droit*, Poitiers, 1902).

Loubat, Des accidents agricoles (loi du 30 juin 1899, Paris, 1902).

Sarraute, Les accidents des ouvriers agricoles (*Thèse de Paris*, 5 avril 1903).

mêmes droits en matière d'accidents qu'aux ouvriers de l'industrie. Ce projet obtiendra-t-il un vote favorable de nos législateurs ? C'est là une question qu'il ne nous appartient pas de discuter. Les agriculteurs sont-ils plus que les autres exposés à la cécité ? Sur ce point les statistiques récentes publiées dans le rapport de Trousseau sur la cécité et les aveugles en France nous renseignent. Voici par professions la répartition des pensionnaires des Quinze-Vingts de 1892 à 1902 :

Sur 69 sujets

Ouvriers...................................... 37
Professions sédentaires (bureaux)............. 15
Cultivateurs.................................. 5
Sans professions.............................. 12

D'après le professeur Truc (de Montpellier), les professions se répartissent ainsi :

Ouvriers...................................... 30 0/0
Cultivateurs.................................. 25,5
Bureaux....................................... 9,7
Mineurs, carriers............................. 3,8

Entre ces deux statistiques, il y a on le voit une différence notable. Mais, si l'on s'en rapporte aux constatations faites par notre éminent confrère le Dr Georges Martin, de Bordeaux [2], qui a comparé la proportion des aveugles dans six départements les plus agricoles, on peut affirmer que la cécité est plus fréquente chez les agriculteurs que chez les autres. Quelle est la cause de cette peu enviable prédominance ? Tous les auteurs sont unanimes à placer au premier

---

1. Georges MARTIN, De la kératite des moissonneurs et des causes de la fréquence de la malignité de cette affection (Congrès d'Amsterdam 1879, séance du 12 septembre).

rang les traumatismes oculaires, dont «ne sont pas exempts, ainsi que le dit le Dr Trousseau [1], les campagnards », et qui, suivant le professeur Dianoux [2] (de Nantes), causent à eux seuls plus de pertes d'yeux que toutes les maladies réunies.

A Toulouse, dit le Dr de Micas [3], vu le peu de développement de l'industrie, les traumatismes sont le plus souvent consécutifs à des accidents agricoles.

Les cultivateurs n'échappent pas sur ce point à la loi commune : d'après le Dr Aubineau (de Brest) [4], les deux tiers des traumatismes oculaires sont d'origine professionnelle.

Les travailleurs des champs ont leur *conjonclivile professionnelle*. Les poussières végétales pénètrent dans les culs-de-sac conjonctivaux, et, par leurs formes irrégulières produisent des inflammations graves et tenaces chez les jaugeurs de blé. Mais c'est surtout de juin à août, au moment du soufrage des vignes, que se manifestent chez les paysans les inflammations conjonctivales professionnelles. Cette affection a été particulièrement bien étudiée par Buisson (de Montpellier [5]). A cette époque déjà ancienne (1863), le soufrage de la vigne n'était guère utilisé que contre l'invasion de l'oïdium ; aujourd'hui son emploi s'est généralisé, et le soufrage est le remède préventif et curatif de l'oïdium, curatif seulement de l'altise, de la pyrale, de l'anthracnose, du pourridié [6]. Le soufre est-il réellement la cause de cette inflammation conjonctivale ? Peut-être a-t-on tant soit peu exagéré l'action sur la muqueuse des vapeurs sulfureuses, en réalité bien minimes, qui se développent par le dépôt de particules sulfureuses. On pourrait admettre que le soufre

1. *Loc. cit.*
2. In rapport Trousseau, *loc. cit.*
3. In rapport Trousseau, *loc. cit.*
4. *Loc. cit.*
5. Buisson, Note sur l'ophtalmie produite par le soufrage des vignes (*Compte rendu des séances*, 10 août 1863).
6. Voir à ce sujet : Viala, *Des maladies de la vigne.*

ne joue, en l'espèce, d'autre rôle que celui de corps étrangers ; des conjonctivites en tout semblables par leurs caractères cliniques se développent chez les tailleurs de pierres et chez les charbonniers. En tout cas, les troubles pathologiques de la conjonctive chez les ouvriers agricoles ne sont pas d'un pronostic bien grave. Il n'en est pas de même des lésions cornéennes : « On sait, dit le Dr Trousseau [1] la gravité des blessures de la cornée dues aux épis de blé, pendant la moisson, alors que les voies lacrymales infectées agissent si fâcheusement pour provoquer des suppurations locales, les désordres fréquents causés par les piqûres d'épines, par les coups de corne de vaches... » Même constatation a été faite dans toutes les régions de la France. Dans le nord-ouest, d'après le Dr Augérias (de Laval) [2], « les plaies pénétrantes de la cornée par épines d'ajoncs méritent d'être signalées comme une cause régionale de cécité ». Dans l'ouest, le professeur Dianoux [3] a constaté que les causes les plus habituelles de cécité sont chez les paysans la perforation de la cornée par les épines des arbustes qui forment les haies des champs. « Dans le sud-ouest, dit le Dr Delbes (de Périgueux) [4], les accidents sont dus aux travaux des champs ; les ulcères infectieux de la cornée font beaucoup de victimes. » Dans le centre, les Drs Valois (de Moulins) et Vacher (d'Orléans) signalent « l'ulcère infectieux de la cornée comme la cause la plus fréquente de cécité chez les agriculteurs ». Y a-t-il lieu néanmoins de décrire, ainsi qu'on l'a fait, une *kéralite des moissonneurs ?*

Galezowski [5] en fait une maladie toute particulière de la cornée qu'il rapporte à la catégorie des né-

---

1. *Loc. cit.*
2. In rapport Trousseau, *loc. cit.*
3. In rapport Trousseau, *loc. cit.*
4. In rapport Trousseau, *loc. cit.*
5. GALEZOWSKI, *Maladies des yeux.*

croses et Dehenne [1] en attribue la gravité particulière « au surmenage et à l'excès de travail pendant la moisson où le campagnard levé dès l'aube, exposé au soleil brûlant, travaille sans trêve ni merci ». Pour notre part, les kératites que nous avons observées chez les cultivateurs, kératites consécutives à des blessures de la cornée par des épis de blé, ne diffèrent nullement des kératites à hypopyon des autres professions. Deux conditions sont nécessaires à la production de l'hypopyon : l'ulcération cornéenne et l'infection de la plaie soit par le corps traumatisant lui-même, soit par du pus provenant des annexes oculaires, les voies lacrymales par exemple, en état de suppuration. La nature du corps traumatisant importe peu, et, quoi qu'il soit, s'il n'est pas infecté, il ne produira pas d'hypopyon. Le Dr Georges Martin [2] dès 1879 a démontré toute la fausseté de la théorie de l' « épi toxique ». Les barbes de l'épi de blé ne possèdent aucune propriété toxique particulière. Ce qui est dangereux, c'est l'ulcération que peut provoquer cet épi sur la cornée d'un œil dont les voies lacrymales sont infectées. Le Dr Valois (de Moulins) confirme cette opinion : « L'ulcère infectieux de la cornée, dit-il, est dû au mauvais état des voies lacrymales, à des dacryocystites anciennes et négligées par les intéressés mal avertis. »

Les travaux agricoles exposent peu aux traumatismes oculaires violents et les ulcérations accompagnées d'enclavement irien, de cataracte traumatique sont peu fréquentes, exceptionnelles même. Viennent ensuite, après les troubles oculaires que nous venons d'énumérer, toute une série d'accidents assez rares, tels que les plaies des paupières et de la région sourcilière par coups de corne de vache, par instruments aratoires, etc. ; les paralysies oculaires consécutives

1. DEHENNE, *Gazette d'ophtalmologie*, 1er novembre 1880.
2. Georges MARTIN, *loc. cit.*

aux fractures ou fêlures craniennes dont il nous a été donné
de constater plusieurs cas (chute de charrettes, etc.).

II. *Hygiène oculaire des soldats.* — L'hygiène oculaire des
soldats a une grande importance. Le soldat, en effet, est
appelé à vivre dans une collectivité, et, d'autre part, une
imperfection de son organe visuel est susceptible d'entraîner
d'incommensurables dangers dans l'exercice de ses fonctions
militaires.

La question doit être étudiée à ce double point de vue.
Trousseau [1] dans son *Hygiène de l'œil* écrit : « Pour être
apte à rendre les services qui lui sont réclamés, le soldat doit
évidemment jouir d'une vue excellente, indispensable pour
les exercices de tir, la découverte d'une troupe en marche,
les notions topographiques, etc. » Nous ne saurions accepter cette opinion de Trousseau. Il n'est nullement nécessaire de posséder une excellente vue pour obtenir la
justesse et la précision du tir. Avec Coullaud [2] nous avons
démontré par de nombreux faits cliniques et une enquête
minutieuse auprès des meilleurs tireurs « champions du
monde » que l'exercice du tir est au contraire parfaitement
compatible avec une vision défectueuse. Nous sommes arrivés aux conclusions générales suivantes :

1° L'exercice du tir est un acte de vision monoculaire ;

2° La précision du tir est compatible avec une diminution considérable, avec l'abolition même complète de l'acuité
visuelle d'un œil, avec les amétropies monoculaires, ce qui
explique les succès obtenus dans les concours de tir par les
borgnes, les amblyopes ex anopsia, les anisométropes ;

3° Le tireur choisit généralement l'œil dont *l'acuité
visuelle* est la meilleure pour établir sa ligne de visée (théorie de l'œil directeur de Tscherning et Vallée).

---

1. TROUSSEAU, *Hygiène de l'œil*, p. 88.
2. GINESTOUS et COULLAUD, La vision des tireurs (*Archives d'ophtalmologie*) ;
La vision dans le tir d'artillerie (*Archives d'ophtalmologie*, décembre 1908).

Dans la majorité des cas, les tireurs *gauchers* ont une *acuité visuelle* ou une réfraction défectueuse de l'œil droit. Ceux qui tirent les deux yeux ouverts sont la plupart du temps des amblyopes monoculaires, qui n'ont pas besoin de fermer un œil pour le neutraliser. Les *gauchers* et les *tireurs visant les deux yeux ouverts* peuvent devenir *d'excellents tireurs ;*

4º L'acuité visuelle de l'*œil directeur* qui établit la visée, doit être au minimum de 1/2 ; cependant, dans certains cas exceptionnels, cette acuité peut être inférieure à cette limite ;

5º La réfraction statistique est de peu d'importance pour la précision du tir ; il est nécessaire, au contraire, que la *réfraction dynamique* (puissance positive d'accommodation) soit indemne ; car le tireur doit surtout posséder une vision nette et précise du cran de mire et du guidon situé en moyenne à une distance de l'œil de 1^m,18 dans le fusil Lebel de l'infanterie, de 78^{cm},80 dans la carabine de cavalerie ;

6º De la conclusion précédente, il résulte qu'il y a avantage pour le tireur à corriger toute myopie supérieure à 1 dioptrie, et que l'asthénopie accommodative si fréquente chez les hypermétropes, de même que la presbytie, nécessitent le port de verres convexes appropriés pour fixer le guidon ;

7º Au point de vue pratique, il y a lieu, ainsi que le permettent d'ailleurs les règlements en vigueur, d'autoriser les hommes à tirer en fermant l'œil qu'il leur convient de fermer, en laissant les deux yeux ouverts si cela leur plaît, en épaulant à droite ou à gauche suivant leurs préférences. Les conditions d'aptitude physique au service armé doivent, à notre avis, exiger une acuité monoculaire minimum de 1 /2 ; l'acuité d'un œil peut être infime, abaissée même à 1 /50.

Ces recherches ont été poursuivies, contrôlées et confirmées par plusieurs auteurs, principalement par Banister et

Shaw [1] qui les ont introduites dans le règlement sur l'aptitude physique des recrues aux États-Unis, par le Dr Azoy (de Barcelone) [2] qui, dans un mémoire paru en 1908 dans *Archivos de oftalmologia*, a manifesté notre communauté d'idées par une traduction très fidèle de nombreuses pages de notre article.

Nos conclusions sont d'ailleurs devenues aujourd'hui classiques. Truc, Valude et Frenkel nous ont fait l'honneur de les reproduire dans leur *Traité d'ophtalmologie*, et M. le professeur Sieur (du Val-de-Grâce) en fait également une longue mention dans l'*Encyclopédie française d'ophtalmologie* (t. IX, p. 785).

Dans un travail que nous avons publié avec Coullaud en 1908 [3], nous avons résumé dans un tableau d'ensemble l'acuité visuelle exigée à cette époque pour le service militaire dans l'armée française et dans les armées étrangères.

1. Medical département U. S. Army (*Recueil depot office of the surgeon*, Fort Slocum, N. Y., october 17 th. 1907. Circulaire n° 5).

2. Azoy (de Barcelone), Projecto de cuadro clasificado de bas infermedades, lesiones o defectos fisicos en de relacion con la aptitude fisica et servicio militar (*Archivos de oftalmologia*, julio 1908).

3. COULLAUD et GINESTOUS, Conditions d'aptitude physique relatives à l'appareil de la vision exigées dans l'armée française et dans les armées étrangères (*Bulletin médical*, 22-29 avril 1908).

PAYS	SERVICE ARMÉ		SERVICE AUXILIAIRE
France....	1/2 du meilleur œil. 1/20 de l'autre.		1/2 à 1/4 du meilleur œil, 1/20 de l'autre
Allemagne.	Supérieure à 1/2 du meilleur œil.		Supérieure à 1/4 du meilleur œil.
Autriche..	Supérieure à 1/2 des deux yeux.	Aptitude diminuée de meilleur œil : 1/2.	1/4 du meilleur œil.
Italie.....	Vision binoculaire 1/3. Pas moindre de 1/2 du plus mauvais œil.		1/10 de l'autre.
Suède.....	0.8 du meilleur œil ou 0.6 de l'autre	0.9 0.1	
Suisse	1/2 du meilleur œil. 1/2 à 1/8 du plus mauvais si OD = 1.		0,3 du meilleur œil, 1/3 de l'autre ou 0,6 sans limite inférieure pour l'autre.
Belgique..	1/2 OD 1/10 OG		
Angleterre.	1/2 du meilleur œil, 1/6 de l'autre.		
Japon	Vision binoculaire = 1/3.		
États-Unis	Acuité = 1.		

Mais depuis plusieurs années, le règlement d'aptitude physique a subi une évolution rationnelle, commandée par la nécessité d'incorporer dans l'armée toutes les forces disponibles. L'acuité visuelle qui, dans l'ancienne instruction du 31 janvier 1902 sur l'aptitude physique, était fixée pour le service armé au minimum de 1/10 de l'œil le plus mauvais a été réduite à 1/20 dans l'instruction du 22 octobre 1905. La limite supérieure de la myopie primitivement fixée à 6 dioptries dans les instructions des 13 mars 1894 et 31 janvier 1902, a été successivement élevée à 7 dioptries dans le règlement du 22 octobre 1905 et à 8 dioptries dans le règlement nouveau du 12 mars 1916. L'hypermétropie dont la correction par les verres convexes n'était pas antérieurement autorisée est devenue réglementaire par l'instruction du 31 janvier 1902. Enfin, l'additif du 23 novembre 1914 à l'instruction du 26 octobre 1905 accepte la correction de l'astigmatisme par les verres cylindriques simples, et le règlement du 12 mars 1916 a introduit dans l'armée l'utilisation des sphéro-cylindres. La notification du 10 janvier 1910 avait autorisé l'utilisation dans les services auxiliaires des borgnes *sans difformité apparente*. Par son imprécision littérale, ce texte prêtait à des discussions d'interprétation et le règlement du 12 mars 1916 permet l'incorporation de tous les borgnes avec prothèse convenable.

Les blessures de guerre. — Trousseau considère que les blessures de guerre qui atteignent les yeux sont rares. Il base son opinion sur les statistiques de Reich recueillies dans différentes guerres :

	Blessés	Blessés des yeux
Guerre de la Sécession	408.072	2,9 0/0
Guerre Franco-allemande (1870-71)	75.321	6,5 0/0
Guerre d'Arménie	13.091	22,1 0/0

Mais Rohmer [1] s'appuyant sur les constatations de Chenu

1. Rohmer, Blessures de guerre (*Encyclopédie française d'ophtalmologie*, t. IV, p. 842).

pendant la guerre de Crimée, de Nimier pendant la guerre de 1870-1871 déclare au contraire que les « blessures de l'œil et de ses annexes, comparées aux blessures des autres organes ou régions du corps, sont relativement fréquentes dans la chirurgie de guerre ». Cette opinion est corroborée par les observations de Comestattos (d'Athènes) [1] pendant les guerres gréco-turco-bulgares. Ainsi que l'indiquait déjà M. Terson dans sa communication du 24 novembre 1915 à l'Académie de Médecine, les blessures oculaires de guerre ont été fréquentes au cours de la guerre 1914-1918. De St-Martin[2], dans une ambulance de l'avant, a relevé 1,36 0/0 de blessures oculaires. Genet[3], sur 3.323 blessés d'août 1914 à août 1915, a noté 82 lésions oculaires. Bourdier[4], à l'hôpital d'évacuation de Verdun, est arrivé à un pourcentage de 5,14 0/0.

Nos statistiques personnelles corroborent ces constatations : depuis la mobilisation jusqu'au 1er décembre 1915, sur un total de 470 retraites ou réformes n° 1 prononcées par la commission de réforme d'Angers, 125 se rapportent à des blessures oculaires, soit une proportion de 35,5 p. 100.

Le globe oculaire et ses annexes peuvent être atteints par tous les projectiles de la guerre moderne : éclats d'obus, grenades, bombes, schrapnells, balles, gaz lacrymogènes, etc. L'œil peut même être intéressé, sans traumatisme direct, par le simple ébranlement d'air résultant de l'explosion des obus, par le « vent du boulet » ; cette action commotionnante de la rétine déjà signalée par les anciens travaux de Legues,

<hr>

1. COMESTATTOS, Blessures des yeux pendant les guerres gréco-turco-bulgares (*Annales d'oculistique*, août 1914).

2. DE SAINT-MARTIN, *Annales d'oculistique*, janvier, 1916.

3. GENET, *Lyon chirurgical*, 1er novembre 1915.

4. BOURDIER, Les plaies pénétrantes du globe oculaire de *Progrès médical*, 5-12 mai 1917.

de Yaw et de Charles Lée, indiquée par Terrien [1] a été surtout mise en lumière par les travaux de Lagrange [2]. Tous les projectiles n'atteignent pas l'œil avec une égale fréquence.

V. Morax et F. Moreau [3] ont publié à ce sujet des statistiques intéressantes ; nous les mettrons en parallèle avec nos statistiques personnelles qu'elles corroborent.

Statistiques de MORAX et MOREAU		Statistiques personnelles
698 blessés.		**290 blessés.**
Éclats d'obus	341	140
Balles de fusil ou mitrailleuse	191	66
Éclats de grenade	82	20
Éclats de bombe, pétards, torpilles	63	32
Balles schrapnels	20	12
Arme blanche	1	1
Ébranlement d'air		6
Projection de terre, etc.		13

D'une manière générale, plus de la moitié des blessures oculaires est causée par de petits éclats, ayant une minime force de pénétration.

Est-il possible de protéger l'œil contre l'atteinte des projectiles ? Terrien et Cousin [4], Morax et Moreau [5] ont fait à ce sujet de louables tentatives. D'après Terrien et Cousin, tout appareil prophylactique devra, autant que possible, remplir

1. TERRIEN, Blessures de guerre orbito-oculaires (*Paris médical*, 23 septembre 1915).

2. LAGRANGE, Des désordres oculaires médiats ou indirects par les armes à feu *Archives d'ophtalmologie*, juillet-août 1915, p. 657). *Atlas d'ophtalmologie de guerre*, 1918.

3. MORAX et F. MOREAU, Étiologie des blessures oculaires par projectiles de guerre (*Annales d'oculistique*, août 1916, p. 321).

4. TERRIEN et G. COUSIN, Prophylaxie des blessures du globe oculaire *Archives d'ophtalmologie*, novembre-décembre 1915).

5. MORAX et MOREAU, *Loc. cit.*

ce double but de s'opposer à la pénétration des petits éclats et au passage des gaz lacrymogènes.

Partant d'un modèle de lunettes d'automobiles d'un genre assez nouveau en France, il leur a paru possible de faire établir un modèle protecteur contre les petits éclats, dont ils donnent la description suivante :

« Ces lunettes sont constituées dans leur partie essentielle par deux coques métalliques d'un millimètre d'épaisseur, et de dimension suffisante pour recouvrir complètement toute la cavité orbitaire en prenant point d'appui sur le rebord orbitaire lui-même. La forme bombée de ces coques nous a paru nécessaire pour faire dévier dans son trajet tout éclat n'arrivant pas parallèlement au rayon de courbure et diminuer encore ainsi la chance de pénétration. Pour assurer la vision ont été ménagés, dans l'épaisseur même de la coque, des fentes et des trous donnant dans l'ensemble une étendue de champ visuel largement suffisante. Il est du reste entendu que ces lunettes ne devront être utilisées par les soldats qu'au moment où ceux-ci se trouveront soumis à un bombardement ou menacés par des balles. Le reste du temps les lunettes devront être tenues relevées au-devant du front ou abaissées au devant de la bouche pour être prêtes à être utilisées au premier moment.

« A l'intérieur, une mince plaque de mica recouvre toute la paroi interne de chaque coque, oblitérant ainsi complètement l'orifice des fentes et trous.

« Pour pouvoir être maintenues au-devant des yeux et bien appliquées contre le rebord orbitaire, les coques sont adaptées à une monture en caoutchouc, qui se fixe en arrière de la tête par deux lacets élastiques se terminant eux-mêmes l'un par un crochet, l'autre par un anneau.

« Sur une coupe verticale, de ces lunettes, il est facile de se rendre compte de la présence de la feuille de mica doublant la face interne de la coque » (*fig.* 55).

Ils espèrent qu'avec de telles dispositions les blessures par éclats d'obus seront de beaucoup diminuées au niveau de la région orbitaire ou que du moins leur gravité se trouvera singulièrement réduite. Seuls ne seront pas arrêtés les éclats d'obus se présentant perpendiculairement aux fentes et assez petits pour les traverser sans être déviés dans leur trajet. Mais ce sera la minorité des cas vu la rareté de pareilles coïncidences, vu surtout le nombre restreint de trous et fentes percés dans la coque.

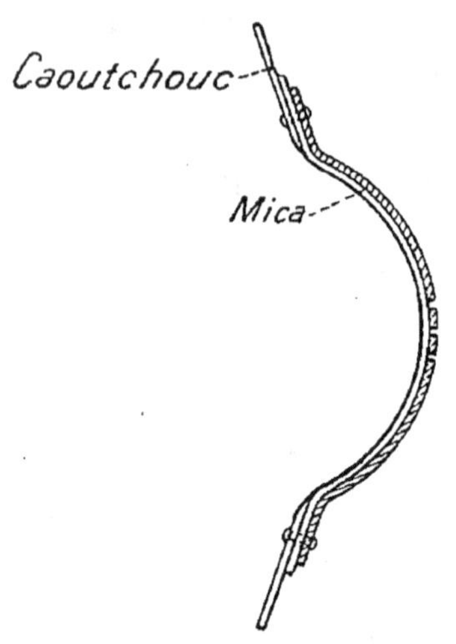

Fig. 55. — Coupe des lunettes de guerre de Terrien-Cousin.

En somme, avec de semblables lunettes, le soldat serait mis à l'abri semble-t-il de tous les éclats de petit volume.

Préservation des maladies contagieuses. — Tout blennorragique doit être étroitement surveillé ; non seulement il peut infecter sa conjonctive par apport direct, mais encore il peut contagionner son voisinage et provoquer les lésions oculaires les plus graves. Dans ce cas, la responsabilité de l'État se trouve engagée.

Par les deux arrêts suivants dont les considérants sont à retenir, le Conseil d'État a décidé que la conjonctivite purulente et l'ophtalmie blennorragique, si elles résultent d'une contagion de voisinage et indépendante de l'individu, sont considérées comme provenant des dangers du service et donnent droit à la pension prévue par la loi du 11 avril 1831[2].

1. MACAREL et LEBON, *Recueil mensuel des arrêts du Conseil d'État*, 1906, (p. 698).

2. NOTA. La législation de 1831 est aujourd'hui modifiée par la loi récente du 31 mars 1919 sur les pensions aux victimes de la guerre.

Arrêt du 27 juillet 1906

Affaire BROCHE

Vu la requête du sieur Broche, ancien soldat au 163ᵉ régiment d'infanterie, tendant à ce qu'il plaise au Conseil annuler une décision en date du 18 mai 1905 par laquelle le ministre de la Guerre a rejeté sa demande de pension pour infirmité.

Considérant qu'il résulte de l'instruction que le requérant a été atteint au mois de mars 1904 d'une *conjonctivite purulente* de l'œil gauche qui a entraîné la perte de cet œil, sans que l'on ait pu trouver à cette affection d'autre cause possible que la contagion d'une maladie dont un de ses camarades de chambrée avait été reconnu atteint peu de temps auparavant ; que, dans ces conditions, le requérant est fondé à soutenir que l'infirmité dont s'agit provient des dangers du service militaire ; qu'elle lui ouvre, dès lors, un droit à pension pour infirmités, par application des articles 12 à 14 de la loi du 11 avril 1831. (Décision annulée. Renvoi pour liquidation.)

Arrêt du 13 décembre 1911 [1]

Affaire GARRIGUES

Vu la requête présentée par le sieur Garrigues et tendant à ce qu'il plaise au Conseil annuler la décision en date du 5 août 1910 par laquelle le ministre de la Guerre a rejeté sa demande de pension. *Ce faisant*, attendu que le requérant a perdu l'œil droit par ophtalmie blennorragique contractée en dehors de tout fait personnel dans les circonstances du service et à la suite de contact avec des effets contaminés ; le

---

1. MACAREL et LEBON, *Recueil mensuel des arrêts du Conseil d'État*, p. 1132.

renvoyer devant le ministre de la Guerre pour être procédé à
la liquidation de la pension à laquelle il a droit.

Considérant qu'il résulte de l'instruction, d'une part que
l'affection dont le requérant est atteint, et qui consiste dans
la perte de l'œil droit et l'affaiblissement de la vision de l'œil
gauche, est grave et incurable ; que d'autre part, dans les
conditions où elle a été contractée par le requérant, celui-ci
est fondé à se prévaloir de la disposition de l'article 12 de la
loi du 11 avril 1831. (Décision annulée. Renvoi pour liquidation.)

Ces deux derniers arrêts méritent de retenir l'attention ;
d'accord avec la clinique, la jurisprudence reconnaît le danger des porteurs de germes en milieu militaire et la nécessité
de prendre à leur égard toutes mesures d'isolement et de
prophylaxie. La question médico-légale se double ainsi
d'une question de haute portée hygiénique.

En outre de ces considérations d'ordre purement militaire, il faut tenir compte que le soldat est partie consti-
tuante d'une agglomération et qu'à ce point de vue il y a
lieu de le prémunir et de prémunir également ses camarades
contre les maladies contagieuses de l'œil. Au premier rang
de celles-ci se place l'ophtalmie granuleuse dont nous avons
suffisamment étudié dans un chapitre précédent (voir chapitre) les modes de propagation pour nous dispenser
d'insister davantage. Au terme de l'article 84 du règlement
sur l'aptitude physique au service militaire du 12 mars 1916,
les conjonctivites chroniques rebelles, et, en particulier, la
conjonctivite granuleuse, ou trachome à cause de sa contagiosité, entraînent l'exemption « ou la réforme ».

On ne saurait également prendre de trop sérieuses précautions prophylactiques contre les ophtalmies blennor-
rhagiques développées chez les militaires peu soigneux.

III. *Hygiène oculaire des marins.*

Le service de la marine et de la flotte exige des conditions particulièrement rigoureuses d'*aptitude visuelle*. Le marin doit posséder, en effet, une acuité visuelle suffisante pour obtenir une perception nette à longues distances, un champ visuel étendu, un sens chromatique normal lui permettant de distinguer sans risque de confusion les feux colorés des signaux de nuit. Enfin, le port des verres correcteurs est rendu gênant et difficile par le dépôt de buée et d'humidité résultant du milieu marin.

Aussi, les règlements d'aptitude visuelle sont-ils plus sévères pour le service de la marine que pour le service de l'armée de terre. Mais la circulaire du 2 décembre 1915, notifiée le 22 janvier 1916 [1], a, dans le but de faciliter le recrutement de l'armée de mer, fixé, pour certaines spécialités du corps des équipages de la flotte des conditions d'acuité visuelle moins rigoureuses que celles des règlements précédents. Antérieurement, aucune distinction n'était faite entre les catégories ; l'instruction du 15 décembre 1908 [2] et la notice n° 11 du 18 avril 1915 [3] avaient posé comme principe général d'aptitude visuelle au service actif de la Marine et de la flotte une acuité 2 /5 pour un œil et 1 /5 pour l'autre, sans aucune correction. La nouvelle instruction du 22 janvier 1916 est moins exclusive ; tout en maintenant ce principe général, elle admet cependant qu'il ne doit « viser que le personnel appelé à la direction et à la manœuvre du bâtiment, ainsi que les spécialités chargées du canonnage et de la mousqueterie ». Désormais, c'est là la particularité intéressante : « les autres catégories de personnel sont soumises aux conditions du service armé (1 /2 pour un œil, 1 /20 pour l'autre). Il résulte de ce fait que l'usage des verres correc-

---

1. Notification de modifications à la notice 11 du service de santé : « Aptitude physique au service de la marine » (*Bulletin officiel du ministère de la Marine*, 1916, n° 3, p. 254-262).

1. N° 35 *ter* du *Bulletin officiel du ministère de la Marine*, 15 décembre 1908.

2. N° 20 du *Bulletin officiel du ministère de la Marine*, 1915.

teurs est admis pour les élèves appelés à servir comme offi-
ciers du génie maritime, du commissariat, du corps de santé,
et comme administrateurs de l'inscription maritime, ainsi
que pour les spécialités du corps des équipages de la flotte ».

Il importe cependant de remarquer que la correction par
les verres demeure encore réduite à des limites plus restrictives que celles du règlement d'aptitude de l'armée de terre.
Comme dans l'ancienne instruction du 22 octobre 1905, la
myopie compatible avec le service actif de la marine reste
fixée à *sept* dioptries ; le règlement nouveau du 12 mars 1916
du ministère de la Guerre a élevé cette limite à *huit* dioptries. Il en est de même en ce qui concerne la correction de
l'astigmatisme ; seuls les verres sphériques sont autorisés
dans la marine, et les *verres cylindriques* admis par l'additif
du 19 novembre 1914, les *verres sphéro-cylindriques* admis
par le règlement du 12 mars 1916 dans l'armée de terre
ne sont pas admis dans la marine. Il y a là une anomalie,
et il y aurait intérêt, semblet-il, à faire bénéficier l'armée
de *mer* d'une réforme qualifiée de « progrès considérable »
par la circulaire n° 134 Ci /7 du 10 juin 1916 de M. le
sous-secrétaire d'État du service de santé.

Enfin, le nouveau règlement de la marine du 22 janvier 1916 accepte l'utilisation, dans le service auxiliaire, des
borgnes sans *difformité apparente*, mais la prothèse oculaire
n'est pas autorisée.

IV. *Employés des chemins de fer.* — A notre époque de
perpétuel mouvement, où la rapidité des communications
est devenue une nécessité de la vie économique, la question
de la sécurité des moyens de transport par voie ferrée est de
primordiale importance. Elle est d'intérêt général et ne peut
laisser indifférents les pouvoirs publics qui ont la charge d'une
prévoyante administration, ni le personnel de la traction
qu'une seule seconde d'involontaire mais fatale inattention
peut rendre responsable devant la loi pénale quand elle n'en

fait pas la première victime de la plus épouvantable. des catastrophes, ni le public enfin qui, depuis quelques années, ne trouve guère, au cours de ses voyages, d'obligation ou d'agrément, garantie de sécurité.

Aussi est-il nécessaire de s'assurer par un examen rigoureux de l'intégrité des fonctions visuelles des employés des chemins de fer, plus particulièrement des mécaniciens, conducteurs ou aiguilleurs.

En 1879, dans un mémoire qu'il adressait au ministre des Travaux publics, le Dr Georges Martin (de Bordeaux) faisait ressortir que plus d'un accident — ceux de Bucke (en Wesphalie) en 1870, de Lagerlunda (en Suède) en 1875 — doivent être mis sur le compte du daltonisme. Notre confrère a repris la question en 1880, et il affirme que « malgré toutes les précautions prises et à cause du peu de fondement scientifique des méthodes jusqu'à ce jour employées dans nos compagnies, 2 ou 3 p. 100 d'employés sont atteints depuis leur naissance de daltonisme et sont, de ce chef, impropres à remplir convenablement leurs fonctions. Galezowski est également convaincu que si l'on soumettait à un examen tous les individus engagés dans les chemins de fer où les signaux jouent un grand rôle, on trouverait leur nombre beaucoup plus considérable qu'on ne pense ». Notre confrère le Dr Georges Martin demandait la prescription d'un examen rigoureux d'admission dans les compagnies et de temps à autre de reexamens de toutes les facultés visuelles. En outre, dans une lettre adressée à M. le ministre des Travaux publics, il a réclamé que l'examen des employés des chemins de fer soit confié à une commission mixte d'ingénieurs et de médecins-spécialistes.

C'est seulement en 1880 que, pour la première fois, un oculiste, le Dr Chevallereau a été attaché à une compagnie de chemins de fer en France, la Cie P.-L.-M. D'autres compagnies, l'État, l'Orléans, ont également suivi cet exemple ;

mais par contre d'autres compagnies, parmi lesquelles le Midi, ont toujours refusé la création d'emplois de spécialistes attitrés, malgré les désirs du Gouvernement et les vœux plusieurs fois adoptés de MM. Borderie et Dupeux au conseil général de la Gironde.

Voici un tableau comparatif résumant les conditions d'admission dans les différentes compagnies.

	P.-L.-M.	ÉTAT	P. O.	EST	MIDI
Acuité visuelle....	14/10 des 2 yeux avec 5/10 de l'œil le moins bon.	1 de chaque œil.	1 pour la voie 1/2 pour les autres.	0,5 de chaque œil.	1 de chaque œil.
Sens chromatique.	normal	normal	normal	normal	normal
Champ visuel.....	normal	?	?	?	?
Réfraction	Emmétropie	Emmétropie	Emmétropie	Emmétropie	Emmétropie

La visibilité des signaux des chemins de fer. — Dans un rapport qu'il adressait à une date déjà ancienne, le 14 novembre 1885, à M. le ministre des Travaux publics, M. A. Picard, conseiller d'État en service ordinaire, directeur général des ponts et chaussées, des mines et des chemins de fer écrivait : « Parmi les questions que soulève l'exploitation technique des chemins de fer, l'une des plus graves et des plus importantes, l'une de celles qui intéressent le plus directement la sécurité publique, est sans contredit celle des signaux. »

La circulaire du 14 novembre 1885 eut pour conséquence directe de déterminer l'institution d'un *code uniforme des signaux ;* mais la question de la sécurité de ces mêmes signaux est demeurée entière, tout aussi angoissante qu'auparavant. Depuis longtemps, mais plus particulièrement depuis la dernière grève des chemins de fer français, les « cheminots » ont appelé sur ce sujet l'attention des pouvoirs publics, et on trouve la manifestation de leurs revendications dans de nombreux articles parus en 1910-1911 dans le journal : *La Tribune de la voie ferrée.*

De même la question des signaux colorés a également préoccupé les ophtalmologistes. Le Dr Favre, de Lyon [1], en 1874, fut des premiers à jeter le cri d'alarme sur les dangers de la confusion des signaux colorés des voies ferrées. Puis vint le mémoire de Frithiof Holmgren [2] en 1877. Depuis lors, nombreuses ont été les communications faites sur la question dans les Congrès. Le Dr J. Clerc [3] a publié sur le sujet

1. FAVRE (de Lyon), Recherches cliniques sur le daltonisme (*Académie des Sciences*, 1874).

2. FRITHIOF HOLMGREN, *De la cécité des couleurs dans ses rapports avec les chemins de fer et la marine*, 1877.

3. CLERC, Étude sur le sens chromatique des employés des voies ferrées et sur la perception des signaux colorés dans les chemins de fer (*Revue générale d'ophtalmologie.*

un magistral travail en 1908 dans la *Revue générale d'ophtal-mologie* (30 novembre-31 décembre 1908). Dans le *Progrès médical* (1913), nous avons repris cette étude, et nous sommes arrivés aux mêmes résultats que le Dr Clerc.

Les causes des accidents de chemins de fer. La fausse interprétation des signaux. — Les avis sont manifestement contradictoires en ce qui concerne la fréquence ou même la possibilité des accidents de chemins de fer par fausse interprétation des signaux colorés.

Chevallereau [1] les proclame d'une rareté extrême : « ... Il faut bien reconnaître, écrit-il, que les accidents de chemins de fer que l'on peut attribuer à la mauvaise vision des employés sont d'une extrême rareté. Lorsqu'on parcourt nos voies ferrées sur une locomotive, à côté du mécanicien et du chauffeur, on se rend compte du très grand nombre et de la parfaite visibilité des signaux, et l'on comprend la rareté des accidents... » Dans le même ouvrage (*Encyclo-pédie française d'ophtalmologie*), une opinion absolument opposée est soutenue par Sulzer [2] : « Malgré toutes les précautions dans le choix du personnel, écrit cet auteur, les signaux optiques colorés ne procureront jamais une sécurité absolue des services de transport. Il peut, en effet, se produire des circonstances où même des personnes complètement normales seront hors d'état d'apercevoir les couleurs assez distinctement pour ne pas les confondre... »

Où est la vérité ?

Nous ne pouvons mieux faire que de demander aux statistiques de nous la fournir.

Le ministère des Travaux publics, établit chaque année

---

1. CHEVALLEREAU, Hygiène des chemins de fer (*Encyclopédie française d'ophtalmologie*, t. IX, 1908).

2. SULZER, Fonctions de la rétine (*Encyclopédie française d'ophtalmologie*, t. III, p. 842).

le *relevé des accidents de chemins de fer* leur répartition par
nature et par cause.

Voici ces relevés, par année, depuis 1905 jusqu'à 1909.

En 1905 le nombre total des accidents a été de 1264
— 1906   —   —   1399
— 1907   —   —   1560
— 1908   —   —   1419
— 1909   —   —   1511

Dans le tableau A, relevé des causes et des accidents, une
colonne est réservée à la *négligence des agents* ; et comme
négligence, on indique d'abord l'*inobservation des signaux
et des consignes*. Nous n'avons pas le détail de cette « inobservation », mais il est bien certain que c'est dans cette catégorie que doivent rentrer les accidents dus au défaut de
vision des disques et signaux colorés. Nous arrivons à un
total, pour les cinq années de 1905 à 1909, de 682 accidents
dus à cette cause, répartis entre les différentes compagnies.

Parmi les circonstances invoquées le plus souvent par les
employés de chemins de fer pour expliquer les accidents
qu'ils n'ont pas pu éviter, il en est une plus fréquente que les
autres : c'est le brouillard, que nous trouvons mentionné, en
effet, dans le relevé qui nous a été fourni par le ministère des
Travaux publics. Voici les statistiques des accidents rapportés à cette cause.

Sur la Compagnie du Nord en 1908............... 2
    —   de l'Est en 1907............. 1
    —   —   en 1909............. 1

En réunissant les deux statistiques, nous arrivons à un
pourcentage moyen pour cinq années, de 1905 à 1909, de
9,5 p. 100.

Et nous croyons que ce chiffre est plutôt au-dessous qu'au-
dessus de la réalité. A l'occasion de la catastrophe de Cour-

ville, M. le ministre des Travaux publics [1] a pu dire avec raison à la Chambre des Députés : « *La question des signaux est de premier ordre.*

La réglementation des signaux colorés. — La compréhension de notre sujet exige un exposé, que nous ferons aussi sommaire que possible, de la réglementation des signaux colorés. D'après le code uniforme des signaux, ceux-ci sont *mobiles* ou *fixes*. Les signaux *mobiles* sont faits : le jour avec des drapeaux, des guidons ; la nuit, ou le jour par un temps de brouillard épais, avec des *lanternes à feu blanc* ou de *couleur. La voie libre* peut être indiquée en présentant aux trains, le jour le drapeau roulé, la nuit le feu blanc.

L'*arrêt immédiat* est commandé par le *drapeau rouge* ou par le feu rouge. Le *ralentissement* est commandé par le *drapeau vert* ou le *feu vert*. Les *signaux fixes* sont :

1º Les *disques* ou *signaux ronds* qui peuvent prendre deux positions par rapport à la voie qu'ils commandent : perpendiculaire ou parallèle.

Le *disque fermé* présentant au train sa face *rouge perpendiculaire* à la voie le jour, ou un *feu rouge* la nuit, commande l'*arrêt*.

Le *disque effacé*, c'est-à-dire disposé *parallèlement* à la voie le jour, ou présentant le *feu blanc* la nuit, indique que la voie est libre ;

2º Le *signal carré d'arrêt absolu* peut prendre également deux positions : *perpendiculaire, arrêt absolu ; parallèle, voie libre*. Ce signal est constitué par un *damier rouge* et *blanc*, le jour, et par un double *feu, rouge* et *blanc*, la nuit. Sur les voies autres que celles suivies par les trains en circulation, le signal d'*arrêt absolu* peut être remplacé avec l'autorisation du ministre, par un signal *carré* ou *rond à face jaune*, présentant la nuit, un simple *feu jaune ;*

---

1. *Journal officiel*, Chambre des députés (Séance du 10 mars 1911).

3° Le *sémaphore* est un appareil destiné à *maintenir entre les trains les intervalles nécessaires.* Le jour, le bras étendu horizontalement et présentant sa *face rouge* commande l'*arrêt.* Le bras *incliné vers le bas,* à angle aigu, commande le *ralentissement ;* le bras *rabattu* sur le mât indique que la voie est libre. La nuit, le sémaphore commande l'*arrêt* par un feu donnant en même temps le *vert* et le *rouge ;* le *ralentissement* par le *feu vert.* Le *feu blanc* indique que la voie est libre ;

4° Le *disque de ralentissement* peut prendre également deux positions : *perpendiculaire,* ralentissement ; *parallèle,* voie libre. Le signal de ralentissement est le *disque vert* le jour ; le *feu vert* la nuit ;

5° L'*indication de bifurcation* est formée, soit par une plaque carrée, peinte en *damier vert* et *blanc,* éclairée la nuit par réflexion ou transparence, soit par une plaque portant le mot BIFUR. Le *damier vert et blanc* peut aussi être employé comme signal d'avertissement annonçant des signaux carrés d'arrêt absolu.

5° Les *signaux indicateurs de direction des aiguilles* sont faits par des bras sémaphoriques peints en *violet.*

Tout *train* circulant le jour doit porter, à l'arrière du dernier véhicule, un *signal de queue* consistant en une plaque de couleur *rouge ;* et pendant la nuit, à l'avant au moins un *feu blanc,* et à l'arrière un *feu rouge.* Un *feu vert* placé à l'avant distingue les trains de marchandises.

En outre de ces signaux *rouges, jaunes, verts, violets,* quelques compagnies de chemins de fer ont créé des signaux de colorations différentes. La Cie du Midi, et le P.-L.-M. ont adopté la couleur bleue. Sur le réseau du Midi, le feu *bleu* d'un indicateur de position indique aux agents sédentaires que l'aiguille est disposée pour donner le changement de direction. Sur le P.-L.-M., les disques *bleus* indiquent le changement de direction des trains dans une gare.

Critique des signaux colorés. — Au résumé, cinq couleurs sont obligatoirement employées comme signaux de chemins de fer : le *rouge*, le *vert*, le *jaune*, le *violet* et le *blanc* (si du moins nous considérons le blanc comme une couleur). Une couleur est facultativement employée : le *bleu*. Ces différents signaux sont-ils bien choisis comme couleurs, comme forme, comme conditions de fonctionnement ?

Tout d'abord, on a reproché aux couleurs choisies les plus importantes, le *rouge* et le *vert*, de prêter trop facilement à confusion. Le Dr Georges Martin (de Bordeaux) [1] a affirmé en 1880 que « malgré toutes les précautions prises, et à cause du peu de fondement scientifique des méthodes employées jusqu'à ce jour dans nos compagnies, 2 à 3 p. 100 d'employés sont atteints depuis leur naissance de daltonisme et sont, de ce chef, impropres à remplir convenablement leurs fonctions. » Galezowski est également convaincu que si l'on soumettait à un examen tous les individus engagés dans les chemins de fer, où les signaux jouent un grand rôle, on trouverait leur nombre beaucoup plus considérable qu'on ne pense. « En pareille matière, il faut accepter la pire des hypothèses et admettre que, malgré toutes les précautions prises, il peut se faire que des employés de chemins de fer soient atteints d'anomalies dangereuses du sens chromatique. Dans ces conditions on arrive à cette conséquence qu'il est nécessaire de choisir comme couleurs des signaux celles qui sont le moins souvent confondues.

L'anomalie congénitale la plus fréquente est la dyschromatopsie et, dans cette catégorie les aveugles pour le rouge et le vert (daltonisme) prédominent. Or, le rouge et le

1. Georges MARTIN, *De la nécessité de former une commission mixte d'ingénieurs et de médecins spécialistes chargés d'élaborer un règlement pour éliminer les daltoniens et vues défectueuses du personnel des chemins de fer* (lettre adressée à M. le ministre des Travaux publics, Delahaye, éditeur, novembre 1880).

vert sont précisément les couleurs choisies comme signaux importants.

Les troubles du sens chromatique n'ont pas tous une origine congénitale ; ils peuvent être liés à un état pathologique soit oculaire, soit général ; et, ce ne sont pas, en l'espèce, les cas les moins dangereux ; car leur apparition est le plus souvent insidieuse.

Troubles du sens chromatique liés à des affections oculaires. — On sait que dans le glaucome, il y a rarement perversion du sens des couleurs et que le rétrécissement du champ visuel chromatique suit régulièrement le rétrécissement pour le blanc. Par contre, l'*atrophie du nerf* optique s'accompagne d'une altération de la *perception du rouge* et du vert, avant même que la perception du blanc soit notablement diminuée. Dans la *rétinite albuminurique*, on a observé quelquefois de la cécité pour le bleu. Mon maître, M. le professeur Badal, a signalé également l'abolition du sens chromatique dans la *rétinite diabétique*. La *rétinite pigmentaire* s'accompagne d'une perception imparfaite de la couleur bleue ; il en est de même dans le décollement rétinien ; dans cette dernière affection le *bleu*, le *vert* sont confondus.

Troubles du sens chromatique liés aux intoxications. — L'alcool et le tabac provoquent des troubles marqués de la perception des couleurs. La couleur la première atteinte est le *vert*, puis vient le *rouge ;* le bleu et le jaune disparaissent à leur tour, et enfin le *blanc* qui est vu gris.

Troubles du sens chromatique liés aux infections. — Des troubles du sens chromatique ont été signalés au cours de la scarlatine (Homer E. Smith, *New-York médical*, 1895), de la fièvre typhoïde. La xanthopsie qui fait voir tous les objets en jaune se produirait dans l'ictère. Sur 1.000 malades, Hirschberg ne l'a rencontrée que cinq fois, et je n'ai pu, dans les recherches à l'hôpital Saint-André de

Bordeaux, dans le service de mon maître le professeur agrégé Mongour, en découvrir un seul cas.

Troubles du sens chromatique liés à l'hystérie. — C'est à tort qu'on a voulu leur décrire un type unique. Cependant, généralement la névrose atteint tout d'abord le vert et le violet dont elle abolit la perception consciente ; elle s'attaque ensuite au bleu et au blanc dont elle restreint considérablement les limites ; la dernière perception abolie est le rouge.

Troubles du sens chromatique dans la grossesse. — Koubli a signalé des troubles du sens chromatique dans la grossesse. Une femme enceinte de quatre mois prenait des rubans rouges pour des jaunes. Ces faits sont rares. Ils doivent cependant attirer l'attention : les fonctions de gardes-barrières sont, en effet, souvent confiées à des femmes.

Troubles du sens chromatique occasionnés par la fatigue. — Plusieurs observateurs ont rapporté des faits qui tendent à démontrer que la fatigue peut provoquer l'érythropsie. Hilbert raconte qu'après une fatigue très grande, il voyait tous les pavés de la rue entourés d'un liseré rouge. Un éclairage éblouissant ou une lumière trop éclatante déterminent également l'érythropsie. L'électricité agit de façon identique.

Donc, on le voit, qu'il s'agisse d'anomalies congénitales ou acquises du sens des couleurs, les signaux colorés actuellement utilisés dans les chemins de fer ne présenteraient pas toutes garanties de sécurité ; et les *signaux verts et rouges, les plus importants, seraient précisément* ceux dont la confusion serait la plus fréquente. Giraud-Teulon [1] en conclut : « Il serait infiniment sage, dès que les conditions de l'exécution pratique le permettront, de substituer aux couleurs

1. Giraud-Teulon, *La vision et ses anomalies*, p. 569.

rouge et vert, dans les signaux, le jaune et le bleu, couleurs qui ne trouvent guère de daltoniens et dont l'intensité occupe le premier rang dans le spectre... »

Nous verrons ultérieurement ce qu'il faut penser de ce projet de substitution.

Au surplus, ce n'est pas là le moindre reproche qui ait été adressé aux signaux colorés. La confusion dans les états pathologiques passe encore, a-t-on pu dire. Mais ce qui est plus grave, c'est que la même confusion peut se produire, dans de certaines circonstances, chez des personnes complètement normales. Le premier reproche de cette nature est celui-ci : *les couleurs choisies comme signaux sont celles qui sont le moins perceptibles pour une personne normale.* En somme, c'est la question de la visibilité des couleurs qui se pose.

Dans la *Tribune de la voie ferrée* du 12 mars 1911, M. Bidegaray écrivait : « ... Je dis hautement que le reflet de la lumière projetée est insuffisant, surtout quand il indique la voie fermée, c'est-à-dire le rouge. Quel est celui des agents du service roulant, soit sur la machine, soit au fourgon, qui n'a pas eu à récriminer sur la faible lueur du rouge ? Le rouge est, sans conteste, la lumière qui reflète le moins ou qui projette très faiblement ses rayons lumineux. Et pourtant, c'est le signal le plus grave, c'est lui qui indique en toute circonstance l'arrêt, c'est lui qui attire l'attention du mécanicien et lui indique que quelque chose d'anormal existe sur la voie qu'il doit parcourir... » Cette critique est-elle justifiée ? Dans une autre administration, celle de la guerre, on fait précisément au rouge le reproche contraire : le rouge garance du petit «pioupiou» français a été incriminé comme trop visible à longues distances.

La question de la visibilité des couleurs est complexe. Dans le cas qui nous occupe, nous devons étudier successivement : 1° les signaux colorés non lumineux, c'est-à-dire non éclairés à la lumière artificielle, *signaux de jour ;* 2° les signaux colorés lumineux, *signaux de nuit.*

Signaux de jour. — Ces signaux (drapeaux rouges et verts, disques colorés) sont fournis par ce qu'on appelle des *couleurs pigmentaires.* Ils reçoivent tous les rayons du spectre mais exercent une action élective sur certains d'entre eux. Il est difficile d'établir une graduation de visibilité de ces couleurs ; car cette visibilité dépend d'une multitude de conditions. En premier lieu, il faut tenir compte de la *saturation ;* et les règlements ne fournissent aucune indication sur la composition précise et exacte de ces couleurs. De même pour l'*intensité.* Pour déterminer l'influence qu'exerce l'intensité d'une couleur sur la perceptibilité, on mélange la couleur avec du noir. Aubert a fait des expériences à ce sujet. L'orange est la couleur qui reste perceptible avec l'addition de la plus grande quantité de noir ; ensuite vient le rouge et enfin le bleu.

Il est entendu également que les signaux de jour doivent être utilisés seulement pendant qu'il fait « grand jour ». Mais à quel moment commence la nuit, et à quel moment finit-elle ? En réalité, la durée du jour et de la nuit varie suivant l'atmosphère, la clarté du ciel ou son obscurcissement par les nuages. Les couleurs diminuent d'intensité lorsque l'éclairage diminue lui-même et elles finissent même par disparaître complètement dès que l'obscurité a atteint un certain degré. Purkinge, Aubert avaient démontré ces faits, mais c'est surtout le professeur Charpentier[1] (de Nancy) qui les a précisés. Il a distingué le *minimum chromatique du minimum lumineux,* et il appelle *intervalle photochromatique* le rapport des deux intensités nécessaires respectivement pour donner la notion de lumière et celle de

---

1. Charpentier, Sur la distinction entre les sensations lumineuses et les sensations chromatiques (*Académie des sciences,* 27 mai 1878, p. 1272).

couleur. L'observation montre que le rapport est très variable suivant les couleurs. C'est ainsi qu'il faut une ouverture très faible pour percevoir le rouge et successivement plus élevée pour l'orange, le jaune, le vert, le bleu. Parinaud [1] nie même tout intervalle photochromatique pour le rouge. André Broca [2] se range à l'opinion de Charpentier ; car il a observé, dit-il, les mêmes faits que lui. D'ailleurs peu importe en pratique.

Mais supposons un éclairage moyen, des signaux colorés comparables comme ton et comme saturation, et recherchons quels sont ceux dont la visilibité est la plus grande. Le procédé le plus simple consiste à déterminer à l'aide de tests (papiers, tissus colorés), de dimensions fixées, la plus petite distance à laquelle l'œil les perçoit. On peut obtenir ainsi l'acuité chromatique normale pour chaque couleur. D'après les recherches de Broca, à distance égale, l'acuité visuelle chromatique décroît en commençant par le jaune, le vert, le bleu, l'orangé et finalement le *rouge*.

Jusqu'à ce moment, nous avons simplement envisagé la vision centrale ; mais la rétine est également influencée dans ses parties périphériques, ce qui nous amène à étudier la vision des couleurs dans toute l'étendue du champ visuel. Il faut considérer, en effet, qu'un mécanicien en marche ne doit pas seulement voir en face de lui ; mais encore — peut-être même surtout — sur les parties latérales. Il résulte encore des recherches de Charpentier [3] que le centre de la rétine distingue mieux les couleurs que les parties périphériques. Tous les auteurs sont d'accord pour donner au bleu

1. Parinaud, *Acuité visuelle, perception de la lumière et des couleurs*, Paris, 1888, Boulot, éditeur ; — *La vision, étude physiologique*, p. 43.

2. André Broca, Le seuil de la sensation chromatique (*Encyclopédie française d'ophtalmologie*, t. III, p. 942).

3. Charpentier, *La lumière et les couleurs au point de vue physiologique*, p. 191.

le champ visuel le plus étendu ; après le bleu vient le jaune, puis l'orangé, le rouge, le vert et enfin le violet. Il y aurait donc là un choix défectueux de la couleur ; cette considération est-elle suffisante pour imposer la réforme radicale de la coloration des signaux ?

Signaux de nuit. — La question de la perceptibilité des signaux de nuit est déjà en grande partie résolue par l'étude des signaux de jour. Aux conditions présentes, viennent cependant s'ajouter d'autres conditions. Sauvineau [1] a fait des recherches à ce sujet. Il en résulte que c'est surtout le rouge qui est le mieux perçu. Viennent ensuite le jaune, le vert, le bleu. André Broca [2] a publié en 1902 dans les *Annales d'oculistique* un article très scientifique sur la vision des signaux colorés. Les signaux optiques se font toujours au moyen d'un concentrateur qui renvoie la lumière de la source dans une direction déterminée. André Broca a établi mathématiquement comment on voit un concentrateur ainsi éclairé. A grande distance, un feu même blanc paraît toujours rouge. André Broca tire de ce fait cette conclusion : « Nous voyons donc immédiatement, dit-il, une raison pour l'emploi des feux rouges, malgré les inconvénients graves de cette lumière causés par la fréquence du daltonisme. »

En résumé, il résulte de cette première partie de notre étude critique que les couleurs choisies comme signaux de chemins de fer sont encore celles qui donnent le maximum de garanties, et qu'il n'y a pas lieu de les modifier.

Mais cette conclusion se rapporte exclusivement à la vision de l'œil normal. Elle ne saurait nullement être appliquée aux troubles pathologiques du sens des couleurs que

1. Sauvineau, Échelle centésimale pour la mensuration du sens chromatique. Communication au Congrès de la Société française d'ophtalmologie, Paris, mai 1908 (*Annales d'oculistique*, II, 1908, p. 13).

2. André Broca, Sur la vision des signaux colorés et les épreuves de la perception colorée (*Annales d'oculistique*, 1902, t. 1, p. 265).

nous avons précédemment indiqués. Et alors, comme il
paraît difficile de s'assurer à tous instants de l'intégrité
absolue du sens chromatique, certains auteurs, parmi lesquels Stratton, Chassagny, en 1877, ont proposé de substituer aux signaux colorés des signaux de formes variables.
Sulzer, dans l'*Encyclopédie française d'ophtalmologie* (t. III,
p. 842), conclut ainsi son article sur la « Détermination du
sens chromatique chez le personnel des chemins de fer » :
« L'étude approfondie de ces questions amène à la conclusion que les signaux colorés devraient être remplacés par
des signaux faisant appel au sens des formes. » Tel n'est pas
notre avis. Les signaux de formes ne donneraient pas,
croyons-nous, plus de garanties que les signaux de couleurs.
La distinction des formes, c'est-à-dire des trois dimensions,
nécessite l'intégrité absolue de la vision binoculaire. Or,
beaucoup de sujets, même sans être strabiques et amblyopes ex anopsia, ont une vision binoculaire défectueuse.
Si on adoptait jamais les signaux de formes, ainsi que le
propose Sulzer, il faudrait dépister ces anomalies latentes
du sens de la projection et de la localisation ; et ces anomalies sont autrement difficiles à déceler que la dyschromatopsie. Les signaux de formes ne donneraient également pas
plus de garanties en ce qui concerne les anomalies acquises.
Pour le sens des couleurs, il faut se méfier des alcooliques,
des nicotiniques, etc., etc... Pour le sens des formes, il faudrait être continuellement en garde contre les paralysies
oculaires et la diplopie qu'elles provoquent, si fréquentes au
cours des infections, plus particulièrement de la syphilis et
des affections préataxiques. Il n'y aurait donc, à notre avis,
aucun intérêt à substituer aux signaux de couleurs les
signaux de formes, et nous arrivons à cette conclusion, qui
généralise la précédente : *les signaux de couleurs doivent être
conservés comme signaux de chemins de fer.*
Est-ce à dire qu'aucun perfectionnement ne doive ête

apporté dans l'organisation des signaux actuellement en usage ? Nous ne le pensons pas.

I. *Réformes destinées à augmenter la visibilité des signaux existants.* — a) *Réglementation des signaux de jour et des signaux de nuit.* — Le code uniforme des signaux indique bien qu'il doit être fait usage de signaux de nuit aussitôt que le jour baisse, ou pendant le jour quand le brouillard, la neige ou toute autre cause obscurcit l'atmosphère. En réalité, l'indication est peu précise. L'obscurité et le brouillard ne sont pas les seules causes de non-visibilité des signaux. Nous savons que l'effet produit par une intensité lumineuse objective ne dépend pas seulement de celle-ci, mais également de l'état d'adaptation de la rétine. Les éclairs intenses qui se succèdent à intervalles très courts pendant les orages nocturnes placent la rétine dans des conditions tout à fait extraordinaires. On sait qu'on peut photographier la pupille dilatée à l'aide de la lumière instantanée produite par la combustion d'une petite quantité de magnésium. Le temps perdu du réflexe fait que tout le phénomène lumineux s'est passé avant que le sphincter pupillaire ne soit contracté. Pour la même raison, la lumière très intense des éclairs arrive sur la rétine en quantité considérable à travers une pupille largement dilatée par l'obscurité complète. L'accident de Juvisy (6 août 1899) fut dû, d'après l'enquête, à un violent orage qui empêcha la perception des signaux réglementaires. De même dans l'accident de Bondy (6 janvier 1911), ce fut encore une illusion d'optique qui provoqua la catastrophe. Le mécanicien Gestel a raconté en ces termes dans quelles conditions se produisit le télescopage : « ... Nous arrivâmes bientôt, dit-il, au sommet d'une rampe, et j'aperçus les feux de la station du Pont-des-Coquetiers. Mais, par un phénomène extraordinaire d'optique (il brouillassait quelque peu et la nuit était noire), il me sembla que devant nous la voie était entièrement libre. Je voyais bien à la vérité les feux arrière d'un autre train, mais par la même illusion il me semblait que ce train était arrêté sur l'autre voie. Mon chauffeur, qui était à sa vigie, fut victime de la même illusion... »

On sait que pendant la nuit obscure d'un orage, un paysage, rendu visible pour un moment dans ses moindres détails, n'a pas de couleur. Les champs de blé doré présentent le même ton blanchâtre que les pâturages verts. Dans le brouillard, il y a également irisation des lumières. Les assertions des mécaniciens de Juvisy et de Bondy sont donc scientifiquement explicables. En cas de semblables perturbations atmosphériques, il serait nécessaire de suppléer à la non-visibilité des signaux optiques par les signaux de complément (pétards, etc.).

b) Uniformisation des couleurs des signaux. — Le code des signaux de 1885 a uniformisé les couleurs principales obligatoirement prescrites. Mais, à côté du *ton*, il faut tenir compte de la *saturation* et de la *nuance*. Prenez dix verres verts et faites-en l'analyse spectrale ; il n'y en aura pas deux exactement superposables. Leur couleur spectrale varie. D'où des différences notables dans leur visibilité. Il y aurait intérêt à uniformiser les couleurs des signaux en usage en imposant aux compagnies des verres, des disques, des drapeaux de coloration déterminée.

c) Couleurs du fond. — Les couleurs se distinguent mieux sur certains fonds. Le professeur Charpentier (de Nancy) [1] a fait, à ce sujet, des recherches expérimentales très précises. Il est arrivé à ce résultat qu' « à égale intensité lumineuse du fond, une couleur se distingue mieux d'un fond blanc que d'un fond de même couleur complémentaire ». D'autre part, Neuschuler (de Rome) a également étudié la

---

1. CHARPENTIER, Recherches sur la perception différentielle des couleurs (*Archives d'ophtalmologie*, 1884, p. 488-511).

même question [1]. De ses recherches, il résulte que le signal *rouge* sera mieux vu sur fond *vert* ou sur fond *noir*. Le jaune est moins bien vu sur fond noir que sur fond gris clair. Le vert est mieux vu sur fond noir. Le bleu a la meilleure perception sur le gris composé de blanc et de noir en parties égales, et la plus mauvaise dans le blanc complet et le noir complet.

Donc le code des signaux devrait être complété par la réglementation de la couleur du fond.

II. *Réformes destinées à mettre en rapport les signaux colorés avec les progrès de la science, de l'industrie et de la traction.*

a) *Hauteur comparative des machines et des signaux.* — Dans les anciennes machines, la chaudière était courte, la cheminée était haute et le mécanicien placé plus près de la cheminée n'avait pas à redouter l'enveloppement de son abri par les panaches de fumée et de vapeur.

Dans les machines nouveau modèle du type « Pacific », la chaudière est très longue et très haute, la cheminée dès lors est très courte et placée loin du mécanicien dont la cabine se trouve ainsi plus exposée aux rabattements de vapeur et de fumée.

Par contre, les signaux sont restés à leur hauteur primitive. Ainsi que l'a reconnu M. le ministre des Travaux publics [2] sur l' « Ouest », les mâts carrés de block atteignent à peine $3^m,25$ de hauteur, de telle façon que lorsque le signal est baissé les deux feux blancs du signal sont sensiblement à la hauteur des feux de certaines machines ».

b) *Insuffisance d'éclairage des signaux.* — On a bien placé

---

1. NEUSCHULER, La perception de la couleur et l'acuité visuelle pour les caractères coloriés sur fond gris variable (*Archives d'ophtalmologie*, 1890, p. 518-537).

2. Chambre des députés, 2e séance du 10 mars 1911. Interpellation de M. Ferrand-Engerrand (*Journal officiel*, 11 mars 1911, p. 1113).

derrière les disques des réflecteurs paraboliques ; mais, presque partout, on en est encore comme moyen d'éclairage à l'antique lampe à huile ou à pétrole. Il en résulte que la puissance de projection est presque nulle. Le chemin de fer a pourtant à côté de lui un jeune frère venu au monde bien longtemps après lui, l'automobile, et dont le phare à projection lointaine mérite d'être cité en exemple.

c) Dimensions des disques. — Dans la séance de la Chambre des députés du 10 mars 1911, M. Gioux rapportait, au sujet de la catastrophe de Courville, la lettre d'un agent de train ayant 27 ans de service : « J'ai vu dans ma longue carrière, disait cet agent, bien souvent la défectuosité des signaux. Ceux-ci étaient bons autrefois que les lignes n'étaient pas surchargées. Mais aujourd'hui que la vitesse des trains a presque doublé, ces signaux ne suffisent plus... » Les disques de Maxwell démontrent en effet que la couleur soumise à la rotation perd son éclat ; sur ce phénomène est basée la constitution des tables de couleurs. Il en résulte qu'à une augmentation de vitesse des trains aurait dû correspondre une augmentation proportionnelle des dimensions des disques.

Automobilistes. — Avec raison, les hygiénistes et les ophtalmologistes se sont inquiétés des dangers que pouvaient faire courir à la sécurité publique les troubles visuels des automobilistes.

La Société d'ophtalmologie de Paris, dans sa séance de mars 1908, a émis le vœu suivant présenté par le Dr Roch de Marseille :

« La Société d'ophtalmologie de Paris estime que l'on doit tenir compte des risques créés par la mauvaise vision des chauffeurs d'automobile. Ces risques sont d'autant plus grands que le champ visuel est plus limité. Pour réduire ces risques le plus possible, on exigera des conducteurs d'automobile : la vision des deux yeux, le champ visuel intact des deux côtés et la mobilité oculaire normale. En cas de diminution de l'acuité visuelle, les chauffeurs devront porter des verres correcteurs donnant une vision minima de 1/2 pour un œil et 1/4 pour l'autre œil. » Dans la séance du 29 novembre 1908, Van Lint a fait adopter un vœu analogue par la Société belge d'ophtalmologie.

CHAPITRE IV

HYGIÈNE OCULAIRE DE LA VIEILLESSE
LA PRESBYTIE. — LE CHOIX DES VERRES DE LUNETTES

L'appareil de la vision ne saurait être trop surveillé chez le vieillard. L'affaiblissement sénile prédispose à toutes les maladies qui en sont la conséquence, artério-sclérose, diabète, brightisme, etc., et nous savons quelles graves complications oculaires peuvent en résulter.

L'œil sénile a été bien étudié par Rohmer [1]. L'artério-sclérose affecte toutes les parties de l'œil. Sur la conjonctive elle détermine des hémorragies ; sur la cornée, le gérontoxon, conséquence de l'oblitération partielle des anses vasculaires contenues dans le limbe scléro-cornéen ; sur l'iris, le myosis sénile ; sur le cristallin, l'opacité. Mais elle se manifeste surtout par des ulcérations de la rétine et du nerf optique, se traduisant par une pâleur anormale du fond de l'œil, un cercle sénile péripapillaire.

Les modifications qui s'opèrent dans les membranes et les milieux de l'œil diminuent l'acuité visuelle qui décroît peu à peu.

A 50 ans, on a perdu près de 1 /5 de l'acuité visuelle. $V = \dfrac{4}{5}$

A 60 ans $\qquad\qquad\qquad\qquad V = \dfrac{3}{4}$

A 70 ans $\qquad\qquad\qquad\qquad V = \dfrac{2}{3}$

A 80 ans $\qquad\qquad\qquad\qquad V = \dfrac{1}{2}$

1. *Société française d'ophtalmologie*, mai 1906.

Mais c'est surtout la vision de près qui diminue chez le vieillard, et cela parce que faiblit avec l'âge la puissance positive d'accommodation.

Mais pour peu que l'accommodation soit inférieure à 3 dioptries, l'effort nécessité par la vision de près entraîne de la fatigue oculaire, des douleurs péri-orbitaires et du larmoiement.

Il existe un remède, le port de *verres convexes*.

Il est essentiel que ces verres soient bien choisis, appropriés à la vue du sujet ; sans cela le remède est pire que le mal.

Cela nous entraîne à parler du choix des verres de lunettes.

Pour le public, « lunettes » est un terme général, et on ne fait pas de distinction entre leurs très nombreuses variétés. Quand arrive l'âge de la presbytie et que faiblit la vision de près, sans davantage s'inquiéter de ce phénomène, il est vrai physiologique, on fait revivre la vieille lunette abandonnée par la vieille grand'mère ou on achète au bazar du coin le pince-nez régénérateur des yeux de vingt ans.

D'autres reculent autant que faire se peut l'échéance fatale vous disant d'un air sentencieux : « Il ne faut pas prendre des verres trop tôt ; ensuite, on ne peut plus s'en passer ! » Ou bien encore : « Il ne faut pas les prendre trop forts. »

Pratiques et conseils pernicieux !

Il faut prendre les verres quand il faut, à l'âge qu'il faut, et il faut aussi les choisir comme il faut.

Pour cela, il est nécessaire de s'adresser à un homme compétent, non à un empirique ou à un charlatan d'optique.

La correction de la presbytie n'est pas le plus souvent aussi simple qu'on le suppose. Il ne suffit pas de tenir compte du déficit de l'accommodation ; il convient encore de connaître l'état de la réfraction statique. Chez l'hypermétrope, la presbytie apparaît beaucoup plus tôt que chez l'emmétrope ; dans la correction, il faut ajouter au verre compensateur de l'accommodation déficiente le verre correcteur de l'hypermétropie.

Dans la myopie faible, au contraire, la presbytie n'apparaît que plus tard, l'excès de la réfraction pouvant compenser l'insuffisance de l'accommodation. Cela a fait dire à tort que la myopie était une bonne vue, et que la myopie diminuait avec l'âge. En réalité, la myopie ne saurait diminuer, puisque le point le plus éloigné de la vision distincte reste à la même place ; le point le plus rapproché seul s'éloigne de l'œil. Certains myopes forts ne s'aperçoivent jamais de leur presbytie, ce sont ceux chez lesquels le point le plus éloigné de la vision distincte ne dépasse pas 22 centimètres.

La difficulté du choix des verres s'aggrave encore quand il s'agit d'astigmatisme ; et dans la correction, il est indispensable d'en tenir le plus grand compte. La combinaison du sphérique correcteur, de l'amétropie simple ou de la presbytie avec le cylindrique correcteur de l'astigmatisme est nécessaire ; sans cette précaution, on s'expose à des troubles sérieux, céphalées, migraines, larmoiements ; l'asthénopie accommodative se sera jointe à la presbytie.

TROISIÈME PARTIE

HYGIÈNE PUBLIQUE ET HYGIÈNE OCULAIRE

L'intervention des pouvoirs publics en matière d'hygiène n'est plus aujourd'hui une nécessité dont la légalité soit discutable. Il existe une dépendance mutuelle des hommes. La « solidarité sociale », cette loi naturelle veut que chacun de nos actes se répercute en bien ou en mal sur chacun de nous, et que, réciproquement, nos responsabilités et nos risques se trouvent énormément accrus. D'après M. Léon Bourgeois [1], « tout homme naît débiteur de la société ». C'est un contrat tacite, un « quasi-contrat », et il en résulte des avantages collectifs, fruit du labeur de tous dont chacun recueille sa part. Chacun doit donc commencer par payer cette dette. Mais il peut y avoir les mauvais payeurs, et la coercition devient indispensable pour imposer la solidarité. Ainsi se justifie l'intervention de l'État.

Ce sont là notions générales sur lesquelles il nous paraît inutile d'insister davantage. La réglementation administrative est aussi nécessaire en hygiène oculaire qu'en hygiène générale ; par les lois qu'elle édicte, elle peut empêcher le développement ou arrêter la propagation des affections oculaires, telles que l'ophtalmie purulente et l'ophtalmie granu-

---

1. Léon Bourgeois, *La solidarité.*

leuse ; elle peut dépister les maladies ignorées, la myopie par exemple ; enfin, pour une large part, elle contribue à organiser la lutte contre la cécité « pour le plus grand bien de l'humanité ».

Dans cette partie de notre ouvrage, nous étudierons les rapports de l'hygiène oculaire et de l'hygiène publique.

Il vaut mieux «prévoir que pourvoir»; aussi, la première des préoccupations doit-elle être d'empêcher la maladie d'éclore ; il faut tout tenter pour la prévenir.

Dans un premier chapitre, nous étudierons les mesures administratives impuissantes ; l'action des pouvoirs publics doit s'exercer à empêcher la propagation de ces mêmes affections oculaires. Le deuxième chapitre sera consacré à l'étude des mesures administratives qui se proposent ce but.

Les pouvoirs publics ont ensuite le devoir d'assurer aux malades ophtalmiques les moyens de recevoir des soins compétents et rapides. Dans le troisième chapitre, nous ferons un exposé des lois et règlements relatifs à la pratique de l'ophtalmologie et nous étudierons l'organisation des hôpitaux et services de spécialités.

CHAPITRE I

PRÉVENTION DES AFFECTIONS OCULAIRES

A. *L'ophtalmie purulente des nouveau-nés.* — L'enfant vient de naître. Nous savons de quel mal terrible, l'ophtalmie purulente, il est menacé ; nous savons aussi quelle garantie nous donne l'application incontestablement efficace de la thérapeutique préventive de Crédé. L'étude détaillée que nous avons faite de la question (voir IIe partie, chapitre 1, p. 76) nous dispense de longs développements. L'action administrative peut s'exercer avec profit par la remise aux parents, au moment de la déclaration de naissance de l'enfant, de conseils imprimés attirant l'attention sur les dangers de l'ophtalmie purulente.

Dans la séance du 5 mai 1909, « le Syndicat des oculistes français », après discussion d'un rapport très documenté du Dr Cosse (de Tours), a adopté le vœu suivant :

« Attendu que les ophtalmies des nouveau-nés suivies de cécité sont surtout celles pour lesquelles le médecin, et particulièrement l'oculiste, est consulté trop tard, le syndicat général des oculistes français émet le vœu que le projet de loi suivant soit soumis au Parlement dans le plus bref délai :

« *Article premier.* — Aussitôt qu'une sage-femme, qu'une nourrice ou que toute autre personne ayant la charge d'un enfant âgé de moins de deux semaines s'apercevra que l'en-

---

1. La préservation de la cécité. Discussion du rapport de M. Cosse (*Bulletin officiel du syndicat général des oculistes français*, juillet 1909, p. 71).

fant a les yeux ou un œil enflammés, elle devra faire appel par écrit, dans les six heures, à un docteur en médecine ou à un officier de santé, et particulièrement à un médecin oculiste s'il réside un spécialiste dans la localité.

« *Article* 2. — Toute contravention à l'article précédent sera puni d'une amende de 1 à 100 francs et en cas de récidive d'un emprisonnement de 1 à 6 mois. »

Les soins tardifs sont en effet, dans la majorité des cas d'ophtalmie des nouveau-nés, la grande cause des cécités incurables.

B. *La loi Roussel.* — La loi du 23 décembre 1874, relative à la protection des enfants du premier âge, et en particulier des nourrissons, dite *loi Roussel*, porte dans son article premier : « Tout enfant âgé de moins de deux ans qui est placé, moyennant un salaire, en nourrice, en sevrage, ou en garde hors du domicile de ses parents, devient par ce fait l'objet d'une surveillance de l'autorité publique ayant pour but de protéger sa vie et sa santé. »

Dans un article paru dans les *Annales d'hygiène publique et de médecine légale*, en juillet 1909 [1], nous avons fait ressortir les bénéfices qui pourraient être retirés de l'application de la loi Roussel.

Protéger la santé de l'enfant, cela est écrit dans la loi, et cela permet et même fait un devoir à l'autorité d'intervenir ; car, ainsi que l'expliquait le rapporteur de la loi Roussel : « La séparation de la mère et de son enfant nouveau-né et la réunion de celui-ci à une femme mercenaire sont considérées comme des actes dont la société s'inquiète, que la loi surveille et dont elle exige la constatation. » Protéger la santé de l'enfant, ce terme est pris dans le sens le plus général ; il ne commande pas de veiller uniquement à l'alimentation

---

1. La prévention de la cécité infantile par l'application de la loi Roussel (*Annales d'hygiène publique et de médecine légale*, juillet 1909).

raisonnée du nourrisson ; il exige encore qu'on s'assure du fonctionnement normal de tous les organes, et qu'au moindre trouble signalé, à la moindre manifestation pathologique, on porte secours au petit malade. Les affections oculaires comme les autres sont comprises dans le principe général de la loi ; car, comme les autres, elles compromettent la santé de l'enfant. Au moment où, conformément aux articles 7 et 9 de la loi du 23 décembre 1874, une déclaration est faite par « une personne qui veut recevoir chez elle un nourrisson ou un enfant en sevrage ou en garde », l'attention de cette personne devrait être attirée sur les dangers des affections oculaires infantiles. Dès que l'œil de l'enfant est rouge, devrait-on lui dire, vous devez immédiatement prévenir le médecin inspecteur. Ce conseil serait un ordre. L'article 11 de la loi stipule que si, « par suite de la négligence de la part d'une nourrice ou d'une gardeuse, il est résulté un dommage pour la santé d'un ou de plusieurs enfants, la peine d'emprisonnement de 1 à 5 jours peut être prononcée » ; et d'autre part, une circulaire du ministre de l'Intérieur du 15 juin 1877[1] recommande à « la vigilance des préfets l'application rigoureuse du pouvoir discrétionnaire qui leur est confié et qui leur permet de refuser l'autorisation ou de la retirer ».

Enfin, il pourrait être établi dans chaque département une inspection médicale spéciale des enfants en nourrice. Aux termes de l'article 5 de la loi précitée : « Dans les départements où l'utilité d'établir une inspection médicale des enfants en nourrice, en sevrage ou en garde, est reconnue par le ministre de l'Intérieur, un ou plusieurs médecins sont chargés de cette inspection. La nomination de ces inspecteurs appartient aux préfets. » Sans diminuer en rien la valeur professionnelle de nos confrères en médecine générale, il est bien certain que les affections oculaires nécessitent des

1. *Bulletin officiel.* Ministère de l'Intérieur, 1877, p. 324 à 376.

soins spéciaux, et que le concours d'un oculiste est le plus
souvent nécessaire. La création de médecins oculistes inspecteurs des enfants en nourrice, en sevrage ou en garde,
serait, pensons-nous, une innovation des plus profitables.
Ah ! nous savons bien qu'on nous objectera que la loi Roussel, excellente dans son principe, n'a pas donné les résultats
pratiques qu'on était en droit d'espérer d'elle. En attendant
que les propositions de loi de M. le sénateur Labbé [1], de
M. le Dr Faivre [2], de M. le sénateur Strauss [3] aient modifié
la loi du 23 décembre 1874, nous pensons que la législation
actuelle et les règlements en vigueur sont des armes puissantes entre les mains des pouvoirs publics pour la lutte
contre la cécité infantile.

C. *Inspection oculistique des écoles.* — L'utilité, nous
pourrions presque écrire la nécessité de l'inspection médicale des écoles a été affirmée par de nombreux auteurs. Son
importance est telle que M. le professeur Truc [4] (de Montpellier) a pu la qualifier de « grande idée sociale ».

Une circulaire ministérielle adressée le 14 novembre 1878
par Jules Ferry aux préfets, ordonne l'organisation de cette
inspection afin « de remédier à un état de choses qui ne peut
durer plus longtemps ». L'article 9, chapitre II, de la loi du
30 octobre 1886 sur l'enseignement primaire prescrit que
« l'inspection des établissements d'instruction primaire
publics ou privés est exercée : 1° au point de vue médical,
par les médecins inspecteurs communaux ou départementaux »; enfin, le décret du 17 janvier 1887 précise que les
« médecins inspecteurs communaux ou départementaux

1. Projet de loi présenté au Sénat.
2. Rapport sur la proposition de la loi présentée par le comité supérieur de
protection du premier âge.
3. Procès-verbal de la séance du Sénat, du 17 janvier 1902.
4. *Bulletin du Syndicat général des oculistes français*, juillet 1908, p. 87. Discussion sur le rapport de M. Farnarier « L'inspection oculistique des écoles, son
organisation au point de vue déontologique ».

n'auront entrée dans les écoles qu'après avoir été agréés par le préfet, que leur inspection ne pourra porter que sur la santé des enfants, la salubrité des locaux et l'observation des règles de l'hygiène scolaire ».

Mais il y a loin de la théorie à la pratique. Ainsi que le fait très justement remarquer Arnould[1] : « C'est encore là une loi de l'exécution de laquelle personne ne se soucie... » Dans la séance de la Chambre des députés du 26 janvier 1901 M. Édouard Vaillant[2] faisait ressortir en ces termes l'importance de l'inspection médicale des écoles : « Tout le monde est d'accord pour considérer que l'inspection médicale collective et individuelle des écoliers est le moyen le plus pratique, le plus efficace, de faire de l'école même un milieu de défense et de préservation sanitaire de l'enfant. Par elle se fait avec certitude une différenciation par catégorie, une sélection entre les divers éléments de la population scolaire pour la surveillance hygiénique, les soins, les conditions du travail scolaire, pour la séparation des anormaux et des normaux. Cette question est si urgente que toutes les objections sont tombées les unes après les autres et que l'opinion ne comprendrait plus que, sous quelque prétexte que ce fût, il y eût encore des résistances ou des retards. »

En réponse à cette interpellation de M. Édouard Vaillant, M. Doumergue, alors ministre de l'Instruction publique fit la promesse de s'intéresser à la question, et le 23 mars 1910, le Gouvernement déposa un projet de loi « pour assurer l'inspection médicale dans les écoles primaires publiques et privées ».

L'article 2 de ce projet fixe les attributions et le but de l'inspection médicale qui doit porter :

1. ARNOULD, Nouveaux éléments d'hygiène, 1907 (*Inspection sanitaire des écoles*).

2. Chambre des députés, 1re séance du 26 janvier 1910 (*Journal officiel*, 27 janvier 1910).

1º Sur les locaux scolaires et sur le mobilier scolaire, soit des internats, soit des externats. A ce titre, l'inspection médicale est appelée à donner son avis sur le choix des emplacements, sur les plans et aménagements des établissements, sur le choix du mobilier scolaire ;

2º Sur le régime scolaire des établissements ;

3º Sur l'état sanitaire des élèves.

Le médecin inspecteur procède au moins deux fois par an, aux époques fixées par le règlement arrêté par l'article 1er de la loi, à l'examen individuel des élèves. Les résultats de cet examen, qui doit porter notamment sur l'état des voies respiratoires, du système cutané, sur les organes de la vue et de l'ouïe, la dentition, etc., sont consignés sur les carnets scolaires dont il a la responsabilité ;

4º Sur l'observation des conditions imposées au personnel des écoles en matière d'hygiène par les règlements ;

5º Sur les mesures hygiéniques spéciales relatives à la tuberculose et aux maladies contagieuses...

Renvoyé à la Commission de l'enseignement ce projet fit l'objet d'un rapport de M. Ferdinand Buisson. Repris par la Chambre le 23 juin, il fut soumis à la Commission d'hygiène qui le modifia et le compléta.

En avril 1912, M. le Dr Doizy, député, a déposé au nom de la Commission d'hygiène un nouveau projet sur la question.

Qu'adviendra-t-il de ce projet ?

En tout cas, il ne nous paraît pas douteux que l'inspection médicale des écoles doive comprendre, sans risque d'être incomplète et sans effet, l'inspection oculistique.

M. le Dr Jeanne (de Meylan), qui a écrit sur l'*hygiène scolaire départementale en Seine-et-Oise* un excellent rapport [1],

____

1. *Hygiène scolaire départementale en Seine-et-Oise* (Communication faite à l'assemblée générale de l'Union des délégations cantonales de Seine-et-Oise, le 7 février 1904).

place en première ligne la myopie scolaire et les affections des yeux.

Par un vote formel dans sa séance du 5 mai 1908[1], le *Syndical des oculistes français* en a proclamé la nécessité.

La question de l'*inspection oculistique des écoles* fut jugée de telle importance qu'elle fut mise à l'ordre du jour du Syndicat des oculistes français en 1908.

Notre confrère F. Farnarier, secrétaire de l'Association syndicale des oculistes de Marseille, a présenté sur ce sujet, à l'assemblée générale du Syndicat général du 5 mai 1908, un rapport [2], suivant la juste appréciation du professeur Truc, « très bien ordonné, très remarquablement pensé et écrit ». Ce rapport a donné lieu à une très intéressante discussion. Mais la question a été surtout envisagée au point de vue déontologique et des intérêts professionnels.

En fait, non encore réglementée par une loi, l'inspection oculistique des écoles est depuis plusieurs années pratiquement organisée dans plusieurs villes de France. En 1882, à Angers, le professeur Motais, en 1889, à Lille, le professeur Baudry avaient organisé l'inspection oculaire des écoles. En 1889, une inspection sanitaire et médicale des écoles avait été créée à Bordeaux et l'inspection spéciale des yeux avait été confiée à M. le professeur agrégé Lagrange (Rapport du maire au conseil municipal, 1889, p. 138). Mais ces organisations étaient tombées dans l'oubli ou avaient été abandonnées. A M. le professeur Truc revient le mérite d'avoir véritablement institué à Montpellier, « d'une façon méthodique et administrative l'inspection oculaire des écoles et des

1. *Bulletin officiel du Syndicat général des oculistes français* (Assemblée générale. Séance du 5 mai 1908, p. 98).

2. F. FARNARIER, L'inspection oculistique des écoles. Son organisation au point de vue déontologique (*Bulletin officiel du Syndicat général des oculistes français*, avril 1908, 223).

3. Assemblée générale du Syndicat des oculistes français (*Bulletin officiel*, juillet 1908, p. 71).

lycées » dont M. le professeur Imbert avait jeté les premières bases. Depuis lors, la création originale du professeur de clinique ophtalmologique de Montpellier a fait école : l'inspection fonctionne un peu partout, à Brest, à Bourges, à Tours, à Nancy, à Marseille. A Bordeaux, en 1904, M. de la Ville de Mirmont, adjoint au maire, et le Dr Lamarque conseiller municipal, ont fait ressortir l'absolue nécessité de l'organisation de l'inspection oculaire (conseil municipal de Bordeaux, 20 décembre 1904, 15 novembre 1906), et le service a été institué par arrêté du 12 juillet 1907 (*Bulletin administratif de la ville de Bordeaux*, juillet 1907, p. 190-196).

L'inspection oculaire a été également créée à Paris en 1910. La petite ville de Bègles, près Bordeaux, elle-même a jugé utile de l'instituer.

La question a pris aujourd'hui une telle importance qu'elle a inspiré de nombreux travaux. Leprince et Bérard ont fondé une *association des oculistes inspecteurs des écoles*. L'inspection a sa publication spéciale : *La Revue internationale d'hygiène et de thérapeutique oculaires*. Vergne à Paris [1] et Vernier à Nancy [2] en ont fait l'objet de leur thèse inaugurale. Enfin *l'Hygiène oculaire et l'inspection des écoles* de MM. Truc et Chavernac [4] est une merveilleuse mise au point de la question.

Organisation de l'inspection oculistique. — L'organisation de l'inspection oculistique des écoles a donné lieu à de nombreuses discussions et controverses.

Si l'utilité de l'inspection oculistique des écoles est aujourd'hui assez généralement admise, il n'en est pas de même de la nécessité de la spécialisation dans l'inspection.

---

1. Vergne, De l'inspection oculaire des écoles (*Thèse de Paris*, 1909).
2. P.-L. Vernier, Inspection oculaire des écoles à Nancy. Essai d'hygiène scolaire locale. Lumière naturelle et artificielle. 12.678 mesures photométriques (*Thèse de Nancy*, 1901.)
3. Truc et Chavernac, *Hygiène oculaire et inspection des écoles*, 1911.

Certains ont prétendu qu'il était inutile d'avoir recours à un oculiste et que la sélection des normaux et anormaux visuels pouvait être faite par les médecins généraux, même par les instituteurs. Nous allons examiner cette importante question.

Inspection par les instituteurs. — Ce mode d'examen a été préconisé pour la première fois par MM. Binet, Simon et Vaney [1].

Voici d'après la description qu'ils en ont donnée les principes généraux de la méthode :

L'échelle se compose de trois séries de lettres ; une série de petites lettres ayant 7 millimètres de côté, qu'on doit lire à 5 mètres, si on a une vision normale ; au-dessus, une série de lettres de 14 millimètres, qu'on doit lire à 10 mètres ; et tout en haut une série de lettres de 28 millimètres qu'il faut lire à 20 mètres. Cette échelle est fixée sur un mur vertical, à la hauteur de la tête des élèves et bien tendue au moyen de punaises afin d'éviter les plis. Elle est recouverte d'une feuille blanche, afin qu'aucun élève ne puisse lire avant le commencement de l'expérience. L'essai de lecture ne se fera pas dans une chambre, mais de préférence dans le préau de l'école, à ciel découvert. Des conditions de lumière y sont plus uniformes que dans un appartement clos. Peu importe le temps qu'il fait. A moins de brouillard ou de pluie, la clarté du dehors est toujours suffisante, de 10 heures à 4 heures, même en décembre, pour produire un éclairage suffisant du tableau, à la distance que nous indiquons. Il ne faut pas croire du reste que la lisibilité des caractères soit proportionnelle à l'intensité de la lumière ; dès que l'éclairage est bon, cela suffit.

1. BINET, SIMON et VANEY, Recherches de pédagogie scientifique (*Année psychologique*, 1905. *Bulletin de la Société libre pour l'étude psychologique de l'enfant*, février 1906, 7ᵉ année, nᵒ 29).

On mesure ensuite sur le sol, à partir du mur, une distance de 5 mètres, et à cette distance on marque à la craie une grande ligne ; c'est sur cette ligne que vont s'aligner les élèves pour lire l'échelle.

Les enfants appelés à l'exercice sont au nombre de 4 ou 5. On les place sur la même ligne côte à côte, en veillant à ce qu'ils ne dépassent pas la limite. Chacun tient à la main un crayon, une feuille de papier sur laquelle il a déjà écrit son nom et un petit livre pour servir de support. Quand ils sont devant le tableau, on les invite à copier les lettres ; si le tableau est composé de lettres de grandeur inégale, ils commenceront par les plus grandes ; sinon, ils copieront la seule grandeur de lettres qu'on leur offre, celles de 7 millimètres. Ils copieront avec leur propre écriture en cursive. Une surveillance discrète évite les tricheries. Les enfants peuvent se servir des deux yeux ou d'un seul, et on ne fait pas ôter les lunettes à ceux qui en portent habituellement.

MM. Binet, Simon et Vaney expliquent ainsi pourquoi il y a avantage à faire écrire les lettres au lieu de les faire épeler d'abord on gagne du temps parce que cela permet un examen collectif ; ensuite, on évite des erreurs d'audition ou d'articulation.

L'épreuve terminée, chaque sujet remet sa copie au maître. Pour juger, il faut se rapporter à la dernière ligne de la copie et s'assurer si elle est une reproduction exacte du modèle. Tout à fait exacte, elle ne l'est pas toujours. Bien des enfants sont de petits étourdis ; ils peuvent oublier une lettre ou intervertir l'ordre de deux lettres voisines, ou ajouter une lettre qui n'existe pas au tableau. Toutes les erreurs sont soulignées sur le tableau ; mais il faut admettre que du moment qu'un élève a lu correctement et figuré à leur vraie place trois lettres de la dernière ligne, il est normal comme vision ; en effet, le hasard opérant tout seul ne pourrait tomber juste trois fois sur huit lettres dont chacune représente 24 possibilités.

Les normaux une fois déterminés, les anormaux de la vision sont connus par prétérition ; ce sont ceux qui n'arrivent pas à lire dans les conditions susdites de la dernière ligne de l'échelle.

Si on le juge nécessaire, il est facile d'établir entre eux un classement, suivant les lignes dont ils lisent trois lettres, et c'est tout.

L'examen terminé, il ne reste plus à l'instituteur qu'à classer les élèves suivant les indications fournies par cet examen ; on s'arrangera pour réunir sur les bancs les plus voisins du tableau noir tous ceux qui ont une vision plus courte que la normale.

Telle est exposée, dans ses grandes lignes, la méthode de lecture-écriture préconisée par MM. Binet, Simon et Vaney.

MM. Péchin et Ducroquet ont également préconisé dans les *Archives d'ophtalmologie*, en 1908, une méthode analogue à celle de Binet, Simon et Vaney. Voici en quels termes ils s'exprimaient : « A propos de l'examen de la vision dans les écoles, nous signalerons à l'administration l'inutilité de la création de places d'inspecteurs oculistes des écoles, et nous lui proposons un moyen d'inspection qui aura le triple avantage d'assurer efficacement, et non administrativement seulement, l'examen de la vision des élèves, de ne pas créer de places au moins inutiles et de ne pas faire un monopole au profit d'un médecin en lésant les intérêts des autres confrères de la région. Au commencement de l'année scolaire, dans chaque classe, l'instituteur ou l'institutrice dans les écoles, les principaux dans les collèges, les médecins dans les lycées, feront lire aux élèves, à une distance de 5 à 6 mètres,

---

1. Péchin et Ducroquet, Rôle de l'écriture au point de vue ophtalmologique et orthopédique (*Archives d'ophtalmologie*, 1903, p. 639). -

une échelle optométrique quelconque (Snellen, Jager, de Wecker, Monoyer, Landolt, Armaignac, etc.), peu importe le modèle, et l'on avertira les parents de tout élève qui lira d'une façon défectueuse ces optotypes, qu'ils aient à le faire examiner par tel oculiste de leur choix. Qui ne comprend qu'en faisant ainsi, on obtiendra des résultats satisfaisants pour l'hygiène oculaire, parce qu'on fera appel à des sentiments qui ne feront jamais défaut, les sentiments qui inspirent aux parents la sollicitude qu'ils ont pour leurs enfants, et les sentiments du devoir qu'a tout médecin envers ceux qui viennent le consulter... Quelle meilleure garantie peut-on souhaiter ? »

M. le professeur Truc paraît assez favorable à cette manière de procéder : « Dans les endroits où il ne se trouve pas d'oculiste, a-t-il dit au Syndicat des oculistes français (discussion du rapport Farnarier), le triage des normaux et des anormaux peut être fait par l'instituteur qui ne s'en tire pas mal... »

Même opinion est exprimée par Truc et Chavernac dans leur *Hygiène et inspection des écoles*. A Bourges, Leprince [1] l'a ainsi mise en pratique : « A l'aide d'une échelle optométrique scolaire, indiquant la façon de procéder, et distribuée dans toutes les écoles du département, les maîtres peuvent prendre l'acuité visuelle de leurs élèves, et les fiches concernant chaque élève sont centralisées à l'inspection académique... Chaque enfant présentant une acuité visuelle défectueuse est muni d'une ordonnance délivrée par l'instituteur, indiquant son acuité visuelle, et lui permettant de se rendre à la clinique où il est examiné au point de vue ophtalmoscopique. » Leprince [2] dit avoir ainsi obtenu les meilleurs

---

1. LEPRINCE, L'acuité visuelle de l'écolier (*Revue d'hygiène et de thérapeutique oculaires*, décembre 1907).

2. LEPRINCE, Myopie scolaire. Traitement, hygiène et prophylaxie (Rapport au 3ᵉ Congrès international d'hygiène du 2 au 6 août 1910).

résultats. D'après l'enquête faite à ce sujet par Marnarier, les choses ne se passent pas différemment dans les Bouches-du-Rhône ; à Brest, à Lyon, et à Toulouse. Le Congrès de l'*Union des associations d'anciens élèves des lycées et collèges français* tenu à Belfort en juin 1906 a, sur notre proposition, adopté le vœu que « l'acuité visuelle des élèves soit chaque année très soigneusement recherchée par les professeurs à l'aide d'échelles optométriques et que des mesures prophylactiques soient prises pour enrayer le développement des affections oculaires et en particulier de la myopie ». Avec notre confrère C. Fromaget, nous avons également imaginé une échelle optométrique scolaire.

Mais depuis lors, notre pratique nous a démontré que la méthode Binet-Simon-Vaney, préconisée également par MM. Péchin et Ducroquet, n'était pas exempte d'inconvénients. Il n'est pas si facile qu'on veut bien le dire de constater par la lecture d'une échelle optométrique l'acuité réelle d'un sujet : faute d'habitude, on risque de s'exposer à d'importantes erreurs. Aussi, le Dr Leprince a-t-il dû, dans des conférences pratiques, faire d'abord l'éducation de ses instituteurs. Et, de plus, est-il suffisant de connaître uniquement l'acuité visuelle d'un écolier pour être assuré de l'intégrité de ses fonctions visuelles ? Une acuité visuelle parfaite peut souvent cacher des vices de réfraction cliniquement appréciables, de l'hypermétropie, de l'astigmatisme parfois même assez élevés pour provoquer des phénomènes d'asthénopie accommodative.

Au Congrès d'éducation sociale tenu à Bordeaux en octobre 1908, notre confrère Aubaret[1] a très judicieusement fait ressortir les imprécisions de la méthode de Binet.

---

1. AUBARET, La question des anormaux au point de vue sensoriel. Les visions anormales et l'éducation sociale (*Congrès d'éducation sociale*, Bordeaux, octobre 1908).

Les recherches de contrôle d'Aubaret ont porté sur quatre écoles, soit sur un total de 1.690 enfants.

	Total des élèves de l'école	Élèves examinés après expérience Binet	Nombre anormaux visuels
École Saint-Charles (garçons).....	401	127	62
— (filles)..........	375	224	96
École de la rue Henri IV (garçons).	400	63	43
— des Ayres (filles)..	514	74	49
Total..................			250

Sur ces 1.690 enfants, Aubaret a pratiqué l'examen de contrôle sur 488 d'entre eux ayant commis un nombre variable d'erreurs à la lecture de l'échelle d'acuité.

Sur ces 488, il a trouvé 250 anormaux visuels se décomposant en :

Anormaux par lésions diverses de l'œil.............. 36
Anormaux par anomalies de réfraction............ 214
   Anormaux par lésions diverses :
Taies de la cornée................................. 28
   Lésions diverses profondes :
Cataractes, amblyopies, lésions du fonds de l'œil.. 8
   Anormaux par anomalies de réfraction :
Astigmie hypermétropique...................... 75
   — myopique 69
Myopie forte.................................... 1
   — moyenne (de 3 D à 6 D)............... 15
   — légère 40
Hypermétropie................................. 14

La technique du procédé a suscité à Aubaret les justes réflexions suivantes :

1° L'échelle du type Snellen que M. Binet a fait tirer est défectueuse. Outre la défectuosité des lettres, elle présente un groupement de caractères qui mériterait d'être amélioré. Voici pourquoi les enfants qui lisent ces lettres commettent deux espèces d'erreurs de lisibilité :

a) Des erreurs variables dues soit à l'attention, soit à la déformation de l'image rétinienne ou cérébrale.

b) Des erreurs constantes dues à des confusions de lettres de formes générales semblables.

2º Aubaret préfère l'éclairage artificiel intense ; à la lumière du jour, sous le préau des écoles, on peut avoir des variations considérables d'éclairage.

3º Dans la rédaction des fiches, l'enfant est livré à lui-même, commet des erreurs par inattention ou étourderie.

Et de plus, que d'anomalies risque de laisser ignorées un examen qui se bornerait à la simple recherche de l'acuité visuelle ? Par un procédé aussi sommaire, nous ne connaissons ni la puissance d'accommodation nécessaire pour la vision de près, ni l'état du sens chromatique. Et n'est-ce pas d'une importance capitale de connaître l'état réel de cette dernière fonction, quand on sait que la dyschromatopsie, le plus souvent ignorée de celui qui en est atteint, peut suffire à interdire l'admission dans bon nombre d'emplois et à briser une carrière ?...

A chacun son métier... Laissons à l'instituteur la pédagogie et à l'oculiste l'examen des yeux. Farnarier dans son rapport a parfaitement mis en lumière tout ce côté de la question. « ... Nous ne pensons pas, a-t-il dit avec juste raison, qu'ainsi comprise l'inspection oculistique des écoles remplisse vraiment son but, qui est la prophylaxie des anomalies de la vision et des affections oculaires transmissibles... A qui fera-ton admettre que l'instituteur soit à même de dépister un trachome au début ?... »

Adoptant la manière de voir de Farnarier, le *Syndical des oculistes français* dans sa séance du 5 mai 1905 a voté la conclusion suivante qui nous paraît être une exacte mise au point de la question :

« Dans les villes où il paraîtrait impossible d'organiser l'inspection par les oculistes... il suffira à l'autorité compétente de rappeler aux instituteurs qu'ils doivent signaler aux parents les élèves dont la vision paraît défectueuse, en leur conseillant de consulter un oculiste... »

Inspection par des médecins généraux. — Sans recourir au concours des instituteurs, d'autres moins exclusifs ont prétendu qu'il n'était pas besoin de s'adresser aux oculistes et que la sélection des normaux et des anormaux pouvait être pratiquée par les médecins généraux. M. le professeur Truc partage cet avis, du moins dans une certaine mesure. Dans la discussion du rapport Farnarier au Syndicat des oculistes français, il a exprimé son opinion en ces termes : « Doit-on considérer l'inspection oculistique comme détachée, ou, au contraire, comme n'étant qu'une partie de l'inspection médicale générale ? J'estime que nous devons être, au point de vue des écoles, ce que nous sommes à l'égard de la médecine et de la chirurgie au point de vue professionnelle. Nous faisons partie d'un tout et ce tout quel est-il ? C'est, pour les écoles, l'inspection générale de l'enfant, car s'il a des défauts ou des vices cachés de la vue, il peut en avoir également au point de vue des poumons, de l'oreille et du nez. Par conséquent, ce qu'il faut, c'est que tout enfant qui arrive à l'âge de 6 ou 7 ans soit examiné de pied en cap et qu'on ne l'admette à l'école non pas seulement avec un certificat partiel mais avec une fiche sanitaire. Qui cela regarde-t-il ? Est-ce l'instituteur, l'inspecteur d'Académie ? C'est le médecin général, sous forme de médecin scolaire ou de fonctionnaire. Le médecin général, délégué sous quelque titre que l'on voudra, examine l'enfant de pied en cap : s'il est normal à tous les égards, au point de vue oculaire également alors, il n'en est plus question, la famille est documentée et, d'autre part, le directeur de l'école, sous le secret professionnel, est renseigné sur l'état sanitaire de l'enfant. Voilà l'idéal ; nous devons nous y conformer, et chercher toujours à faire notre fiche oculistique sous le secret professionnel, à un point de vue social souvent plus qu'elle ne le demande... J'estime que lorsque le système de la fiche sanitaire fonctionnera, dans 90 p. 100 des cas, le médecin général sera très suffisant pour examiner l'enfant au point de vue de la vision. Dans les cas où le médecin général ne sera pas assez compétent, il se rabattra sur l'oculiste, de même que pour les maladies d'oreilles, il se rabattra sur l'auriste. »

La question : *par qui doivent être faits dans les écoles les examens médicaux des organes spéciaux ?* a été discutée à la troisième section du *Congrès international d'hygiène scolaire* en 1910. Après avoir pris connaissance du rapport de M. le Dr Stackler, représentant des médecins inspecteurs de Paris, examiné les vœux de MM. Truc, Moure et Cruchet demandant que les « examens des organes spéciaux soient confiés aux spécialistes », le Congrès parut se ranger à l'avis que l'inspection ou du moins le triage des élèves ayant besoin de soins spéciaux devait être fait par le médecin inspecteur général.

A Paris, l'organisation de l'inspection médicale des écoles ne prévoit pas les spécialités, mais les médecins inspecteurs sont nommés au concours et le programme comprend l'examen des yeux. Si, dans les petites villes ne possédant pas d'oculistes, il peut être soutenable d'avoir recours à un médecin général, est-il possible de l'admettre dans une ville comme Paris qui compte tant d'ophtalmologistes distingués? Dans un style pittoresque, Chevallereau [1] a fait la critique de pareil système : « S'il s'agit simplement d'éliminer temporairement des écoles les enfants atteints d'affections ocu-

---

1. CHEVALLEREAU, *Manuel général de l'instruction primaire,* janvier 1908.

laires contagieuses, c'est facile et cela se fait habituellement ;
mais, pour examiner les yeux au point de vue de leur valeur
fonctionnelle, il faut un ensemble de conditions qu'il est à
peu près impossible de trouver réunies : beaucoup de temps,
chaque enfant demandant en moyenne une dizaine de mi-
nutes, même pour un homme habitué ; un local approprié,
la chambre noire étant indispensable ; enfin, une compétence
spéciale ; or, avec le développement de la science, et la division du travail, les Pic de la Mirandole et même les Rabelais
sont devenus impossibles ; le médecin le plus instruit sur les
maladies du cœur ou des poumons peut être tout à fait
ignorant des maladies oculaires ou inversement. » Ainsi que
le dit très justement notre confrère Caillaud [1] dont on côn-
naît la compétence en la matière : « ... Il faut s'adresser aux
spécialistes et non aux médecins inspecteurs des écoles...
Sans enlever aucune valeur à la science et au talent des médecins inspecteurs, nous sommes convaincus qu'ils seront
les premiers à se rendre compte de la difficulté de l'examen
oculaire. »

*Dans quelles écoles doit être pratiquée l'inspection oculis-
tique ?* — L'exposé qui précède semble avoir surtout eu en
vue les *écoles primaires ;* en créant le principe de l'obligation, l'État n'a-t-il pas assumé une sorte de responsabilité à
l'égard des enfants dont il a pris la garde pour les instruire ?
Si cependant l'inspection oculistique est utile dans les écoles
primaires, on peut affirmer qu'elle est de primordiale nécessité dans les établissements d'enseignement secondaire
(lycées et collèges). Est-il besoin de rappeler que le nombre
des myopes augmente à mesure qu'on s'élève dans les classes ?
Aussi, l'inspection oculistique des lycées et collèges est-elle
universellement demandée par les hygiénistes et les ophtal-

---

1. CAILLAUD, L'inspection oculistique des écoles municipales à Paris (*Revue
internationale d'hygiène et de thérapeutique oculaires,* octobre 1911, p. 153).

mologistes. Au Congrès du Syndicat général des oculistes français, tenu à Paris en mai 1908 [1], il y a eu sur ce point unanimité parfaite. C'est ainsi que Leprince (de Bourges) déclara, que « dans les écoles primaires, il y a 25 p. 100 de vues défectueuses et dans les établissements secondaires, il y en a 50 p. 100. J'estime que, par l'inspection, nous éduquons les parents et que, dans les collèges, nous rendons de sérieux services aux enfants. En outre, l'inspection du lycée aura beaucoup plus d'efficacité parce qu'elle s'adressera à des jeunes gens plus aptes à comprendre son but ; elle leur apprendra à ne pas prendre des verres convexes alors qu'ils sont astigmates ». M. Sauvineau considère que, « s'il est intéressant de faire nommer des inspecteurs pour les écoles primaires, il est intéressant de s'occuper aussi des établissements d'enseignement secondaire, composés de jeunes gens qui représenteront l'élite de la nation... » M. le professeur Motais (d'Angers) formula ainsi son opinion : « C'est dans les lycées et collèges qu'elle est le plus nécessaire, parce que c'est là que les yeux souffrent le plus, c'est là que nous voyons le plus de myopies, c'est là que nous sommes le plus utiles... » On rencontre rarement semblable unanimité. Comment donc expliquer que cette inspection oculistique des lycées et collèges, dont la nécessité est ainsi universellement reconnue, puisse encore rencontrer une indifférence manifeste, pour ne pas dire une hostilité mal déguisée de la part de ceux qui, par leurs hautes fonctions, ont la lourde charge de veiller à l'hygiène des établissements secondaires ? En 1908, M. le professeur Motais, agissant en sa qualité de président du Syndicat des oculistes français, rendit visite au directeur de l'enseignement secondaire d'alors, M. Rabier. Il lui demanda que l'inspection oculistique fût étendue à

---

1. *Bulletin officiel du Syndicat général des oculistes français*, juillet 1908, p. 71-114).

tous les collèges et tous les lycées de France. M. Rabier répondit qu'il y avait à ce moment au Parlement un projet de loi sur l'inspection médicale des écoles. Cela se passait en 1908... Depuis lors un autre projet a été déposé... Espérons qu'il deviendra bientôt réalité. En ce qui concerne les lycées et les collèges il n'est point besoin cependant, semble-t-il, d'attendre le vote d'une loi nouvelle pour assurer l'inspection oculistique. Les établissements secondaires sont pourvus du personnel et de l'outillage nécessaires. Il suffit d'un peu de bonne volonté ou, pour mieux dire, de moins de mauvais vouloir pour l'utiliser. Au mois de décembre 1911, M. Auguste Borderie, député de la Gironde, posait à ce sujet une question écrite au *Journal officiel* à M. le ministre de l'Instruction publique ; il demandait que l'inspection oculistique soit régulièrement pratiquée dans les lycées et collèges. M. le ministre de l'Instruction publique fit à M. Borderie cette réponse qui mérite d'être reproduite dans son texte [1] : « Il est attaché à chaque établissement secondaire de garçons et de jeunes filles un médecin, et, parfois, un médecin adjoint, *qui font des visites régulières aux élèves*, surveillent l'alimentation, procèdent régulièrement à des inspections d'hygiène portant sur tous les services (classes, études, dortoirs, réfectoires, cuisines). Cette mesure prévient, autant qu'il est possible de le faire, les maladies d'yeux comme toutes autres pouvant s'attaquer aux enfants... » La surveillance de l'alimentation, voilà qui constitue à n'en pas douter *le nec plus ultra* de la prophylaxie oculaire. A quoi bon déranger l'oculiste quand la cuisine suffit à la tâche : à bon estomac, bon œil. Il ne subsiste pas moins des déclarations ministérielles qu'il doit exister dans

---

1. Réponse de M. le Ministre de l'Instruction publique à la question n° 1135 posée par M. Borderie, député, le 1ᵉʳ décembre 1911 (*Journal officiel* du mardi 12 décembre 1911, p. 3867).

tous les lycées et collèges un service régulier de visites médicales des élèves ; que partout ce service doit fonctionner et que là où il ne fonctionne pas, il appartient à l'autorité académique d'en assurer le fonctionnement. Il est attaché, ou du moins il doit régulièrement être attaché à chaque établissement secondaire un médecin oculiste et même un médecin oculiste adjoint. Pour assurer l'inspection oculistique des lycées et collèges, il n'est donc pas utile de créer une organisation nouvelle. Il suffit d'utiliser ce qui existe ou d'établir ce qui doit exister. A Montpellier, M. le professeur Truc établit la surveillance continuelle et complète de toute la population scolaire. A Bourges, le Dr Leprince a également organisé une inspection très suivie des élèves du lycée de garçons et du collège de jeunes filles. Il en est de même à Perpignan où le Dr Espinouze a trouvé auprès de M. Benoit, recteur de l'Université de Montpellier, une bienveillance qui pourrait servir d'exemples dans d'autres académies. Il est incompréhensible et regrettable que l'inspection oculistique des lycées puisse encore rencontrer une résistance opiniâtre de la part des hautes dignités universitaires. Dans certains lycées de première importance, l'examen oculistique des élèves — cependant régulièrement obligatoire — ne se pratique pas. Au lieu d'organiser, on détruit ce qui existe. A Bordeaux, un matériel tout spécial (optomètre, ophtalmoscope, etc.) fut acheté il y a quelque vingt ans à la demande du professeur Rool, oculiste de Lycée ; il dort dans un grenier, inutilisé. Le nombre de ces élèves était en 1907 de 1.700 ; pour exercer leur surveillance oculistique, il fut adjoint au titulaire un deuxième oculiste. En 1920, le nombre des élèves du même lycée dépasse 2.000 ; en bonne logique, et comme conséquence de cette augmentation, l'autorité académique a supprimé le poste d'oculiste adjoint jugé par elle inutile.

MM. Truc et Chavernac ont même proposé d'étendre *aux écoles* privées l'obligation de l'inspection oculaire ; car, disent-ils, « en raison de sa portée hygiénique, les avantages paraissent évidents tandis que les inconvénients restent insignifiants... » Ainsi que le dit en excellents termes Farnarier dans son rapport : « Si nous avions à répondre à cette question au point de vue politique, c'est par la négative que nous nous inclinerions ; respectueux avant tout de la liberté de l'individu, nous ne pensons pas que l'ingérence de l'autorité publique soit des plus légitimes en matière d'hygiène privée ; à chacun de prendre de sa santé les soins qu'il croit nécessaires et de recourir à l'oculiste de son choix quand il en éprouve le besoin. Mais c'est en tant que médecins que nous avons à nous prononcer ; or, à envisager les choses au point de vue strictement médical, il ne nous paraît pas contestable que l'inspection oculistique des écoles soit de nature à rendre de réels services aux enfants qui y sont soumis... »

Règles du fonctionnement de l'inspection oculistique. — Le fonctionnement de l'inspection oculistique doit être envisagé à un double point de vue technique et déontologique.

Truc et Chavernac, dans l'*Hygiène oculaire et inspection des écoles*, ont donné une parfaite description de l'organisation type de l'inspection oculistique.

Cette inspection comprend :

1º L'*inspection des écoles* (bâtiments, mobiliers, méthodes et programmes) ;

2º L'*inspection des écoliers.*

I. *Inspection des écoles.* — Les bâtiments (orientation, disposition intérieure, éclairage) sont examinés au début une fois pour toutes. Le mobilier est également mesuré dans ses divers types et ses parties fondamentales : hauteur du banc, tablette, casier, distance ou différence. Les fournitures (livres, cartes, tableaux, etc.) sont examinées au point de vue caractères, lignes, interlignes, etc. Les *programmes* enfin sont soigneusement étudiés afin d'éviter le surmenage scolaire.

II. *Inspection des écoliers*. — La première inspection doit porter sur tous les enfants de l'école. Ensuite, sont seulement examinés chaque année les *nouveaux* (entrants) dans toutes les classes et les *anciens* (sortants) dans les premières classes et les écoles supérieures.

Chacun de ces élèves est examiné individuellement à l'école même : toutes les malformations ou lésions externes, les blépharites, les conjonctivites, les kératites, les troubles lacrymaux et le strabisme sont d'abord recherchés.

L'acuité visuelle est prise exactement et successivement pour l'*œil droit* et pour l'*œil gauche* à l'aide d'une échelle d'acuité en pleine lumière, en classe, sous le préau ou dans la cour. L'éclairement du local doit être de 10 à 15 bougies au moins.

Si l'acuité est égale à 1, l'élève n'est plus examiné jusqu'à sa sortie de l'école, à moins qu'il ne survienne une affection intercurrente. Si l'acuité visuelle est inférieure à la normale, il est procédé à un examen plus complet.

L'inspection ainsi pratiquée est longue et minutieuse. Elle nécessite beaucoup de temps ; et c'est même là un des reproches qui lui ont été adressés ; à cause de cela, on l'a prétendue inapplicable. Le Dr Clavelier, oculiste inspecteur à Toulouse, évalue à 4.000 le nombre des enfants qu'un oculiste consciencieux peut examiner dans son année. Le Dr Bérard (d'Angoulême) adopte le même chiffre. Le professeur Truc estime que « 3.000 enfants est un maximum » (Discussion du rapport Farnarier). On ne saurait donc être trop surpris des statistiques véritablement merveilleuses de certaines inspections pratiquées avec une rapidité troublante. Aubaret et Brunetière [1] ont rapporté à la réunion des

---

1. Aubaret et Brunetière, L'inspection oculistique des écoles telle qu'elle doit être faite à Bordeaux (*Bulletin officiel du Syndicat des oculistes français*, juillet 1908, p. 227).

médecins oculistes de Bordeaux en 1908 le cas d'un inspecteur d'école qui, dans un rapport officiel publié dans les journaux politiques locaux, a affirmé avoir examiné pendant un semestre (1907-1908) un total de 10.000 enfants. Aubaret et Brunetière en concluent : ou bien ce chiffre a été exagéré à plaisir, ou bien en ne contestant pas cet examen rapide et vraiment surprenant de 10.000 enfants en six mois, on est bien obligé de reconnaître que l'inspection a été faite à la hâte et d'une façon par trop superficielle. Aussi, pour ces raisons et aussi pour des raisons déontologiques, le Syndicat des oculistes français dans sa séance du 5 mai 1908 a-t-il établi la règle suivante :

« L'inspection doit être faite par tous les oculistes membres du Syndicat qui veulent s'en charger. Le nombre des élèves sera divisé en autant de parties égales qu'il y aura d'oculistes désireux de participer à cette inspection. »

L'inspection oculistique des écoles est également soumise à d'autres règles nettement formulées par le Syndicat des oculistes français.

I. — *L'inspection doit avoir lieu à l'école même.* Le Syndicat a voulu éviter que l'inspection oculistique des écoles soit transformée en un but de réclame au profit d'un ou de quelques-uns. Aussi le Syndicat a-t-il établi cette règle déontologique : « l'inspection doit avoir lieu à l'école même ».

II. — Pour les mêmes raisons, *les avis adressés aux familles doivent être anonymes, et ne porter aucune indication de nature à influer sur le choix de l'oculiste traitant.*

Farnarier a proposé d'envoyer aux familles intéressées des lettres circulaires ainsi conçues :

« L'oculiste-inspecteur des écoles a l'honneur de vous informer que l'élève X... est atteint d'une (maladie oculaire ou anomalie de la vision) pour laquelle les soins d'un oculiste sont nécessaires.

(Daté, mais non signé.)

III. — Pour les mêmes raisons encore, *l'oculiste-inspecteur doit s'abstenir de tout acte thérapeutique dans l'exercice de ses fonctions et se borner à signaler aux parents, par l'intermédiaire des maîtres, les enfants qui ont besoin des soins d'un oculiste.*

En un mot, l'inspection oculistique des écoles doit respecter le libre choix du médecin. Est-ce à dire qu'elle doit abandonner tous ses droits au risque de perdre tous ses effets ? Nous ne le pensons pas. L'examen terminé, l'inspection oculistique peut et doit tirer de son examen toutes les conséquences profitables ; alors commence le rôle social de l'inspecteur oculiste ; il lui appartient de veiller sur l'avenir de l'enfant et de le conseiller afin qu'il règle sa vie professionnelle suivant ses aptitudes visuelles.

M. le professeur Truc a fait dresser à cet effet un tableau des professions en rapport avec la vision constatée. Ce tableau est envoyé aux parents des enfants dont la vision a été reconnue défectueuse.

Quels sont les résultats obtenus par l'inspection oculistique là où elle a été organisée. — Malheureusement, il faut bien le reconnaître, on ne rencontre le plus souvent que la complète indifférence de la part des parents qui ne tiennent aucun compte des avertissements qu'on leur adresse : « Je sais bien, disait en 1908 M. le professeur Truc, qu'on ne peut pas faire boire un âne qui n'a pas soif et obliger une famille à faire soigner son enfant. On l'avertit charitablement de la situation oculaire d'un enfant, c'est elle qui en reste responsable ; si elle ne veut pas le faire soigner, tant pis pour l'enfant, nous aurons fait notre devoir d'informateurs. » A notre avis, cette indifférence des parents tient à des causes d'ordre économique et social. En 1889, dans son rapport au conseil municipal [1], M. le maire de Bordeaux le constate : « Malheu-

1. *Rapport présenté au conseil municipal par le maire de la ville de Bordeaux* 1889, p. 138.

reusement, dit-il, le rôle de MM. les médecins-inspecteurs est absolument limité à des conseils, leur intervention demeurant le plus souvent lettre morte devant l'obligation des familles, peu aisées, de faire les frais de la médication. Il serait à désirer qu'un arrangement permît de faire délivrer par le bureau de bienfaisance les médicaments nécessaires aux enfants dont les parents sont inscrits au bureau de bienfaisance. » L'achat d'une lunette correctrice diminue les revenus minimes de la famille ; c'est un peu moins de bien-être à la maison de l'ouvrier. Sur ce point, M. le Dr Clémenceau, alors président du Conseil des ministres, dans une circulaire du 27 avril 1909, a pris soin d'attirer l'attention de MM. les préfets en leur rappelant « que les verres constituent à n'en pas douter un élément de traitement et doivent être fournis aux malades conformément à la loi du 15 juillet 1893 sur l'assistance médicale gratuite ».

D. *Inspection ophtalmologique du travail.* — Dans une note présentée au comité permanent des aveugles et de la préservation de la cécité, le professeur Motais a réclamé la création d'une *inspection ophtalmologique du travail.* M. Motais faisait remarquer que les inspecteurs du travail sont chargés de constater l'état hygiénique des ateliers, et, au besoin, d'exiger les réformes nécessaires.

En ce qui concerne l'hygiène oculaire des ateliers, le paragraphe 5 de l'article 5 du décret du 29 novembre 1904, en exécution de la loi du 12 juin 1893, est ainsi conçu :

« Ils seront munis de fenêtres ou autres ouvertures à châssis mobiles donnant directement sur le dehors... les locaux, leurs dépendances et notamment les passages et escaliers seront convenablement éclairés... »

De cette rédaction, par trop vague pour être efficace, il ressort cependant clairement que les inspecteurs du travail sont d'ores et déjà chargés de la surveillance de l'hygiène oculaire dans les ateliers.

Il suffirait donc de préciser les instructions sur lesquelles ils doivent s'appuyer. Le professeur d'Angers proposait de compléter le texte précité du décret du 29 novembre 1904 par le texte suivant :

« Pour l'éclairage naturel, les ateliers sont munis de fenêtres ou autres ouvertures à châssis mobiles donnant directement sur le dehors. Les dimensions et, autant que possible, l'orientation de ces fenêtres seront établies selon les prescriptions du règlement de 1881 concernant les écoles primaires.

« En rapport avec cet éclairage, les métiers, machines, etc., seront disposés de telle sorte que la lumière vienne aux ouvriers latéralement et principalement du côté gauche. »

E. *Nomination d'oculistes dans les conseils départementaux d'hygiène.* — Sur la proposition de Cosse (de Tours), le Syndicat des oculistes français, dans sa séance du 5 mai 1909, a émis le vœu qu'« il soit adjoint un médecin oculiste au conseil d'hygiène ». Cette réforme est déjà réalisée dans le département de la Gironde où deux oculistes, MM. G. Martin et Ginestous, sont membres du conseil d'hygiène.

F. *Commission de préservation de la cécité.* — En 1909, il fut créé au ministère de l'Intérieur un comité de préservation de la cécité et d'assistance aux aveugles. Dans plusieurs départements, il fut également institué des commissions départementales. Il est regrettable que ces assemblées, dont les conseils étaient cependant utiles, aient pour la plupart cessé de se réunir.

CHAPITRE II

LES MESURES ADMINISTRATIVES
CONTRE LA PROPAGATION DES MALADIES OCULAIRES

Les pouvoirs publics doivent prendre toutes mesures utiles afin d'éviter la propagation des maladies oculaires. L'action administrative peut être particulièrement efficace contre les affections épidémiques et contagieuses.

La loi du 15 février 1902 sur la protection de la santé publique, dans ses articles 4 et 5, a consacré le principe de la déclaration à l'autorité des maladies contagieuses et transmissibles, principe déjà contenu dans la loi du 30 novembre 1892 sur l'exercice de la médecine. De plus, par son article 7, la législation de 1902 a complété le texte de 1892 en ajoutant, comme conséquence de la déclaration, la *désinfection obligatoire*.

Le décret présidentiel du 10 février 1903, rendu après avis de l'Académie de médecine et du comité consultatif d'hygiène publique de France, a arrêté la liste des maladies auxquelles sont applicables les dispositions de la loi précitée. Parmi celles-ci, nous relevons :

L'*ophtalmie des nouveau-nés*, pour laquelle la déclaration et la désinfection sont obligatoires.

La *conjonctivite purulente* et l'*ophtalmie granuleuse*, pour lesquelles la déclaration, conséquence de la désinfection, sont simplement facultatives.

Si nous ajoutons à cette nomenclature la *conjonctivite diphtérique* implicitement contenue dans le mot diphtérie, dont la déclaration est légalement obligatoire, nous aurons établi une liste complète des affections oculaires soumises aux prescriptions de la loi du 15 février 1902.

La déclaration légalement obligatoire est-elle régulièrement faite ? — Pour la conjonctivite diphtérique, il est difficile de répondre d'une manière précise ; car, dans les relevés administratifs, les cas signalés sont confondus avec les autres manifestations diphtériques sous la dénomination générique de diphtérie. En ce qui concerne l'ophtalmie des nouveau-nés, nous pouvons affirmer que la déclaration n'est généralement pas faite, qu'elle est même exceptionnelle. Cela résulte très clairement des renseignements qui nous ont été fournis à ce sujet par les bureaux d'hygiène des grandes villes de France. Pour Paris et sa banlieue (communication de la préfecture de police, service des épidémies, 27 août 1907), sous l'empire de la loi de 1892, les statistiques portent par année pour l'ophtalmie des nouveau-nés :

	PARIS		BANLIEUE
1895	46		6
1896	41		8
1897	41		6
1898	43		8
1899	223		9
1900	17		7
1901	15		6
1902	5		6

Depuis cette époque, le décret du 10 février 1903 ayant compris sous le même numéro l'infection puerpérale et l'ophtalmie des nouveau-nés, il n'a pas été possible de recueillir des données précises, ces deux maladies étant confondues dans les relevés administratifs. A Lille (communication de la mairie de cette ville du 10 août 1907), la déclaration de l'ophtalmie des nouveau-nés est chose très rare.

A Lyon (communication du 20 août 1907), à Rouen (communication du 28 août 1907), il en est de même.

Pour le département de la Gironde, voici les statistiques recueillies par l'administration de 1895 à 1910 :

1895	5
1896	6
1897	3
1898	1
1899	2
1900	2
1901	1
1902	3
1903	8
1904	6
1905	3
1906	2
1907	5
1908	3
1909	8
1910	14

Il n'est pas besoin, croyons-nous, d'insister davantage pour démontrer que l'ophtalmie des nouveau-nés n'est généralement pas signalée à l'autorité ainsi que le prescrit la loi.

Faut-il rendre le corps médical responsable de cette résistance aux obligations légales ? Nous ne le pensons pas. Ainsi que le fait très justement remarquer le Dr Bourgeois (de Reims) [1] : « Qui est-ce qui fera la déclaration ? Sera-ce l'ophtalmologiste ? On ne peut jamais répondre, car l'ophtalmie des nouveau-nés est toujours en pleine évolution quand il est consulté. Sera-ce la sage-femme ? C'est elle qui le plus souvent assiste au début de la maladie... » En

____

(1. BOURGEOIS (de Reims), Les maladies des yeux dans la loi du 15 février 1902 *Annales d'oculistique*, 1903, t. I, p. 449).

réalité, chacun laisse au voisin le soin d'avertir l'autorité de la constatation. C'est là une des causes qui empêchent la déclaration. Il en est d'autres plus sérieuses que nous exposerons par la suite.

Quant à l'*ophtalmie granuleuse* et à la *conjonctivite purulente*, le corps médical ne fait qu'un bien rare usage de la faculté qui lui est laissée de les déclarer. Dans le département de la Gironde, on est encore à attendre la première déclaration et à Paris, la préfecture de police n'en a enregistré que 3 cas en 1906 et 2 en 1907. Cette abstention ne nous étonne pas. Que signifie, en effet, *conjonctivite purulente*. Il s'agit de s'entendre sur les termes employés. Où commence la purulence et où finit-elle ? Peut-être au point de vue histologique est-il possible de fixer ses limites, mais en clinique l'appréciation est essentiellement variable ; nombreuses sont les affections conjonctivales qui provoquent des sécrétions plus ou moins abondantes, et ce serait aller véritablement un peu loin que de déclarer à l'autorité toutes les conjonctivites aiguës à bacilles de Weeks, subaiguës à diplobacilles de Morax, qui cependant sont nettement contagieuses.

Donc, d'une manière générale, qu'il s'agisse de maladies oculaires à déclaration obligatoire ou facultative, nous pouvons conclure de ces premières constatations que la déclaration ne se fait pas dans la majorité des cas.

Mais, supposons l'exception. La déclaration est reçue par l'autorité. *Quelles sont alors les mesures prophylactiques prises par l'administration ?* Il faut désinfecter, ordonne la loi, et l'administration désinfecte. Pour elle, désinfection et prophylaxie sont devenues deux termes synonymes. Coûte que coûte, — à Bordeaux 2 1 /2 p. 100 de la valeur locative — la désinfection officielle est assez simpliste. Pour les maladies de la troisième catégorie, *celles se manifestant principalement par des symptômes affectant la peau ou les muqueuses des voies respiratoires, oculaires ou génitales »*, le procédé est toujours le même. Le voici d'après une note que nous a remise à ce sujet l'administration préfectorale de la Gironde : les linges ayant servi au malade sont plongés dans des récipients remplis d'eau additionnée d'une solution désinfectante ou soumise à l'ébullition prolongée. — Crémation des linges sans valeur ou des pansements. — Enfin, une fois le malade évacué ou guéri, désinfection totale du local, objets de literie, linges, vêtements, etc., ustensiles de cuisine, petits objets, livres, jouets.

Les locaux sont désinfectés aux vapeurs de formol ou, quand cela est impossible, à la chaux pour les murs, au crésyl pour le sol. Les linges, la literie, les vêtements sont passés à l'étuve au formol.

Ainsi donc, qu'il s'agisse de conjonctivite diphtérique, d'ophtalmie des nouveau-nés, de conjonctivite dite purulente ou d'ophtalmie granuleuse, voilà quelles sont pour le malade, sa famille et son entourage les conséquences de la déclaration, et nous comprenons très bien que l'oculiste hésite avant de livrer son client aux engins modernes et perfectionnés de l'aimable armée des désinfecteurs. Nous abandonnons la prophylaxie de la conjonctivite diphtérique aux appréciations de nos confrères en médecine générale : c'est là matière au-dessus de notre compétence. Mais en ce qui concerne les autres affections oculaires contagieuses, nous estimons que c'est véritablement dépasser les bornes que d'exiger la désinfection au formol d'un local où a séjourné un nouveau-né dont la conjonctive suppure, ou de la literie sur laquelle a couché un granuleux.

La déclaration des maladies oculaires contagieuses pourrait avoir son utilité si elle était suivie de mesures autres que celles dont fait actuellement usage l'administration. En 1903, le Dr Bourgeois (de Reims) écrivait avec raison : « Pour ce qui est de l'ophtalmie des nouveau-nés, *déclaration obligatoire* doit signifier *soins obligatoires*. » Peu importe, en effet, à l'administration que le nouveau-né reçoive ou non des soins, pourvu qu'elle désinfecte. La sage-femme considère trop facilement la sécrétion conjonctivale comme sans importance et chose plus grave elle se passe trop aisément du secours de l'oculiste. L'action de l'autorité serait utile, si elle mettait en garde, parents, sage-femme, entourage, contre les dangers de l'ophtalmie, si elle faisait connaître ses moyens de guérison en faisant distribuer par toutes les mairies, ainsi que l'a proposé M. le professeur Pinard et comme cela se pratique déjà dans certaines villes, avec l'acte de naissance une courte notice à ce sujet.

Contre l'ophtalmie granuleuse, une thérapeutique bien comprise n'est-elle pas encore la meilleure des prophylaxies ?

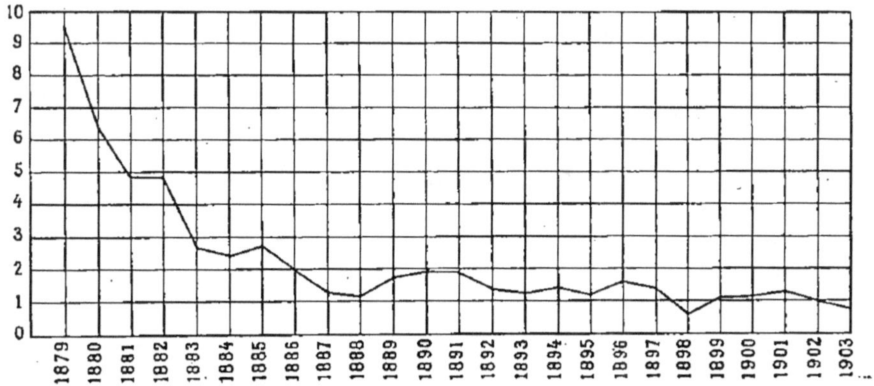

Fig. 56. — Courbes de l'ophtalmie granuleuse à Bordeaux de 1879 à 1903, (d'après les statistiques recueillies dans le service du professeur Badal clinique ophtalmologique de la Faculté de médecine de Bordeaux).

Supprimer le mal est le plus sûr moyen de mettre le voisin à l'abri du contage. Dans une courbe que nous avons établie à ce sujet, nous avons démontré que depuis 1879, date de la fondation de la clinique ophtalmologique du professeur Badal à la Faculté de médecine, jusqu'à 1903, le pourcentage de l'ophtalmie granuleuse à Bordeaux était tombée de 9,54 à 0,72 p. 100 (*fig.* 56).

Donnez au miséreux un logis habitable, assainissez les quartiers et maisons insalubres, et vous aurez plus fait, non seulement contre l'ophtalmie granuleuse, maladie des pauvres, mais contre la cécité en général, que par toutes les lois coercitives.

CHAPITRE III

ORGANISATION DES SOINS OCULISTIQUES

Un des meilleurs moyens dont disposent les pouvoirs publics pour prévenir la cécité consiste dans l'organisation méthodique et sagement établie des soins oculistiques ; partout, en effet, où les malades peuvent trouver à leur portée le secours thérapeutique que nécessite leur état, la cécité diminue.

Comment donc sont organisés les soins oculistiques ? Quelles sont en la matière les garanties assurées par les pouvoirs publics ?

L'exercice de l'ophtalmologie est régi en France par la loi du 30 novembre 1892 sur l'exercice de la médecine... Nul ne peut exercer la médecine en France, s'il n'est pourvu du diplôme de docteur en médecine... Mais, cela, c'est la théorie, et que d'infractions à la loi. En 1907 s'est tenu à Paris un congrès contre l'exercice illégal de la médecine. M. le Dr Péchin a fait adopter par le Congrès un remarquab'e rapport sur l'exercice illégal de l'ophtalmologie par les pharmaciens, les infirmiers, les charlatans, rebouteurs et autres guérisseurs. Cosse est revenu sur la question à l'assemblée générale du Syndicat des oculistes français en 1909 [1]. Son rapport est une très juste mise au point de la question. « L'oculistique, dit Cosse, a le triste privilège d'être exploitée non seulement par des guérisseurs non diplômés, mais encore par des char-

---

1. Cosse, La préservation de la cécité (*Bulletin du Syndicat des oculistes français,* avril 1909, p. 383).

latans sans scrupules, possesseurs de diplômes officiels et réguliers. Qui de vous n'a lu ces annonces impudentes que les journaux insèrent si fréquemment :

« .M. X..., demeurant ..., aveugle depuis de longues années et soigné partout sans résultats, vient de guérir grâce aux remèdes végétaux du célèbre ... »

« Ou encore :

« Mme Y... atteinte de cataracte vient de guérir sans opération grâce au procédé du savant ... »

« C'est là ce que l'on appelle le truc de l'oculiste américain.

« Tout d'un coup, sans que nul ne s'y attende, les journaux d'une région avoisinant une grande ville se mettent à publier à bonne place, au milieu des faits divers, entre un mouvement préfectoral et le crime du jour, une annonce dans le genre de celle que je viens de signaler... Malheureusement de pauvres diables se laissent prendre. Les uns sont opérés de cataracte à leur insu et perdent l'œil comme la bonne dame qui s'est, l'an dernier, adressée à notre Syndicat pour poursuivre son inhabile et peu scrupuleux opérateur. Les autres reçoivent des soins dérisoires pour une affection qui, bien soignée, eût guéri, mais qui, dans ces conditions, deviendra rapidement incurable !

« Mais ce n'est pas tout. Des malades qui avaient peu de chose, des conjonctivites banales, une hypermétropie légère, ont contracté dans ces établissements de graves maladies... »

Cosse fait un tableau saisissant de la technique de ces charlatans exotiques : « Autour d'une grande salle, les malades sont assis sur des banquettes. Au milieu de la pièce se trouve le maître devant une petite table chargée de flacons de toutes couleurs. Les malades viennent à lui, les uns après les autres. Armé d'un pinceau qu'il trempe dans un flacon, il badigeonne les paupières retournées. Le pinceau est toujours le même, le liquide du flacon nullement antiseptique et... une ophtalmie blennorragique ou granuleuse vite attrapée... »

Il y a là un danger social.

Aussi le Syndicat des oculistes français, dans sa séance du 5 mai 1909, a-t-il voté le vœu suivant :

« Le Syndicat général des oculistes français attire avec la plus grande insistance l'attention des pouvoirs publics sur le danger considérable que font courir à la santé publique les oculistes dits « américains » ou autres charlatans qui, munis des diplômes nécessaires, exercent sous l'anonymat ou sous le pseudonymat, annoncent dans les journaux des guérisons miraculeuses qui n'ont jamais existé et promettent sans opération la guérison de maladies, comme la cataracte, ne pouvant, en l'état actuel de la science, être guéries que par une opération. Devant les risques très sérieux de cécité qu'ils font courir aux malades qui ont recours à leurs soins, le Syndicat général des oculistes émet le vœu que le Comité permanent de préservation de la cécité fasse auprès de M. le ministre de la Justice de pressantes démarches pour que des instructions soient données aux parquets les invitant à poursuivre en escroquerie, conformément à l'article 405 du Code pénal, tout individu qui se sera rendu coupable de pareils agissements... »

La réglementation de la vente des lunettes. — Le commerce de l'optique est libre en France. Peut vendre des verres de lunettes qui veut sans qu'il soit exigé de lui aucune référence. C'est là une question très importante qui n'a pas manqué de préoccuper le corps médical ophtalmologique. Le verre de lunette est un véritable médicament oculaire ; l'opticien est le pharmacien de l'œil. Un verre mal choisi, non approprié à la réfraction du sujet, est susceptible de provoquer les plus graves désordres et d'entraîner des lésions irréparables. Alors qu'un pharmacien ne peut pas délivrer sans ordonnance la moindre dose d'un produit médicamenteux, n'est-il pas anormal qu'un brocanteur quelconque, sans instructions et sans expérience, puisse, sans garantie aucune, choisir, conseiller et vendre les verres guérisseurs de maladies de l'œil ? L'art de l'opticien est absolument sans aucun contrôle, et le danger est d'autant plus grand que, pour un nombre d'opticiens vraiment compétents et expérimentés, il existe un nombre considérable de charlatans, d'ignorants, d'incapables qui exercent cette profession. Il n'y a pas de profession plus exploitée que celle de la vente des lunettes ; les horlogers, les couteliers ajoutent au commerce de leurs ressorts ou de leurs lames tranchantes celui des lorgnons et des pince-nez ; les bazars et les galeries plus ou moins nouvelles ont leur rayon d'optique ; les colporteurs et les camelots vendent sur la place publique avec boniment et accords de grosse caisse les verres régénérateurs de la vue. Et ceux-là encore ne sont pas, nous ne dirons pas les moins dangereux, mais les plus répréhensibles. La vente des lunettes n'est le plus souvent que la couverture de l'exercice illégal et de l'escroquerie. Cosse, dans un rapport présenté au *Comité de préservation de la cécité et de l'assistance aux aveugles*, au nom du Syndicat des oculistes français, en avril 1913, a démasqué les procédés de tous ces charlatans de l'optique, de ces forbans de la lunetterie. Citer tous les faits et gestes de ces détrousseurs de la crédulité publique nécessiterait plusieurs ouvrages. Nous nous bornerons à en rapporter quelques-uns.

Le Dr Bourgeois (de Reims) a signalé le fait suivant : « Un nommé B... se présente chez Mme V..., à B... (Marne). Il fait le simulacre d'examiner ses yeux avec une loupe, puis lui délivre une paire de lunettes et un pince-nez contre facture de 80 francs. Il lui offre même de lui rendre la vue normale moyennant un prix à forfait de 200 francs. Or, le Dr Bourgeois a fait estimer les fournitures remises à Mme V..., les lunettes valaient exactement 3 fr. 50, et le pince-nez

4 francs. D'autres faits analogues ont été rapportés, notamment celui d'une institutrice atteinte d'astigmatisme myopique qui paya 300 francs deux paires de lunettes et un pince-nez.

Dans le numéro d'avril 1911 de la *Revue française d'optique et de lunetterie*, nous relevons entre autres le fait suivant : « Dans l'Orne, une dame, parente d'un oculiste distingué, reçoit la visite d'un marchand de lunettes. Celle-ci présentait une diminution de la vue, due à un début de cataracte, dont elle était prévenue. Le marchand sut si bien l'ensorceler qu'elle se décide à essayer des verres de sa pacotille. Aucun verre ne la satisfit, naturellement. Cependant, devant les belles paroles de son hôte, elle choisit une belle paire de lunettes qui, parmi tout le stock, lui paraissait la mieux adaptée à sa vue. Contre la somme de 5 francs, elle eut les lunettes miraculeuses. Mais le lendemain elle s'aperçut qu'elle avait acheté une monture nue, dans laquelle aucun verre n'était encerclé !... »

En 1907 se tenait à Bordeaux l'Exposition de la Ligue maritime française. Dans le stand du grand palais de cette exposition, étaient installés plusieurs marchands à accent plus ou moins exotique qui accrochaient ostensiblement tous les visiteurs dont ils examinaient la vue à l'aide de l'ophtalmoscope et dont ils détroussaient régulièrement et consciencieusement le porte-monnaie par la vente à prix élevé de lunettes à verres américains.

Le Syndicat des oculistes français a réuni un nombre considérable de réclames charlatanesques que Cosse reproduit dans son rapport de 1913. En voici quelques-unes prises au hasard :

Attention aux yeux.

« Notre très grande pratique de la vue nous oblige à pousser « ce cri d'alarme. Combien de cataractes avons-nous vues se

« développer grâce au port de lunettes mal appropriées. Avec
« le Congrès d'ophtalmologie, nous disons : Méfiez-vous des
« colporteurs et des marchands de lunettes, hâbleurs et igno-
« rants. Ils vous causent un mal irréparable. Toujours avant
« de prendre des lunettes ou pince-nez, faites-vous examiner
« les yeux gratuitement chez... »

On pourrait croire que ce prospectus est édité par une
assemblée d'oculistes voulant prévenir le public des dangers
que peut présenter la vente libre des lunettes... C'est l'histoire du voleur criant au voleur pour échapper aux pour-
suites des volés.

Autre exemple :

« Spécialité pour le redressement de la vue des enfants qui
« louchent par le nouveau verre médical...
« Nouveau système de pince-nez en verre médical ayant
« l'avantage de tenir mieux sur le nez... Voici quelques aper-
« çus de ce que nos appareils peuvent guérir immédiatement :
« vues brouillées au loin, vues qui ne voient presque plus pour
« se conduire. cataracte incomplète ; vue voyant voltiger des
« points noirs ; écoulement de la vue ; rougeur des yeux ;
« taches sur la cornée ; vues dont les paupières tremblent de
« faiblesse ; vues dont les yeux sont inégaux...

Le mal est tel que d'après l'Union centrale des opticiens
détaillants, à Paris seulement, pour 80 opticiens spécialistes,
on compte 800 horlogers, sans compter les couteliers, herbo-
ristes, pharmaciens, bazars et magasins de nouveautés, ven-
dant accessoirement la lunetterie.

La gravité de pareils abus devait nécessairement émouvoir
le monde ophtalmologique.

En avril 1906, pour la première fois, la Société d'ophtalmologie de Paris fut appelée à s'occuper de la question par

la discussion du rapport de M. Péchin au Congrès de l'exercice illégal de la médecine. Dans ses séances des 28-30 mai 1906, ce Congrès adopta le vœu suivant :

« Sera considéré comme exerçant illégalement la médecine, toute personne qui, non munie du diplôme de docteur en médecine, conseillera ou facilitera habituellement le choix de verres convexes, concaves ou cylindriques ou sphéro-cylindriques par l'une quelconque des méthodes employées pour l'examen de la réfraction. »

Devant ce même Congrès, le D^r d'Ayrenx, après lecture d'un rapport détaillé sur la question, fit également adopter les vœux suivants :

« 1° Dans l'intérêt de la santé publique, il semble nécessaire de comprendre dans les réformes de la loi de 1892 un projet de réglementation des produits touchant à l'optique médicale, branche importante de la thérapeutique ;

« 2° Qu'il soit interdit aux opticiens, sous peine de commettre le délit d'exercice illégal, de vendre sans ordonnance médicale, des verres simples ou composés. »

La question vint en discussion devant le syndicat général des oculistes français en mai 1908. Le D^r d'Ayrenx y présenta un nouveau rapport auquel le Dr Bourgeois ajouta une importante addition. A la suite de ces rapports, le Syndicat des oculistes français émit les vœux suivants :

« Dans l'intérêt de la santé publique, il semble nécessaire de comprendre dans les réformes de la loi de 1892 sur l'exercice de la médecine un projet de réglementation touchant à l'optique médicale branche importante de la thérapeutique. »

« Toute personne qui non munie d'un diplôme de docteur en médecine fera le choix de verres convexes, concaves, cylindriques, ou sphéro-cylindriques par l'une quelconque des méthodes employées pour l'examen de la réfraction sera considérée comme exerçant illégalement la médecine. Il est

interdit aux opticiens, sous peine de commettre le délit
d'exercice illégal de la médecine, de vendre, sans ordonnance
médicale, des verres simples ou composés. »

A la suite d'une entrevue en février 1911 des délégués de
l'Union centrale des opticiens détaillants et de ceux du Syndicat des oculistes français, un courant s'est établi en faveur
de la réglementation de la vente des lunettes ; mais, en
même temps, est apparue la nécessité d'assurer, aux futurs
opticiens appelés à bénéficier de cette réglementation, l'instruction théorique et pratique.

Aussi aux projets de réglementation viennent s'ajouter le
projet de création d'un diplôme garantissant la compétence
du titulaire et en même temps l'organisation de centres d'enseignement où les candidats pourront acquérir les connaissances nécessaires à l'obtention du diplôme.

Les oculistes. — D'après le recensement fait en 1919 par le
Syndicat des oculistes, 509 médecins en France, 351 en Corse,
Algérie, Tunisie et Maroc exercent en qualité d'oculistes.
Ainsi répartis dans toute la France, ces praticiens suffisent
amplement à assurer les soins oculistiques. On a même pu
affirmer qu'il y a pléthore. Aubineau en 1912 a pu dire au
Syndicat des oculistes que « la pléthore oculistique est si prononcée et le nombre des oculistes s'accroît dans de telles
proportions que si l'on envisage la crise médicale seulement
au point de vue de la pléthore, l'ophtalmologie est peut-être
moins favorisée que la médecine générale ». N'est pas oculiste qui veut et cependant il suffit à tout médecin de se pro-
clamer compétent pour pouvoir se livrer à la spécialité.
L'ophtalmologie exige des connaissances approfondies non
seulement en anatomie, physiologie et pathologie spéciales,
mais encore en anatomie, physiologie et pathologie générales ; l'optique ne doit pas avoir de secrets pour l'ophtalmologiste qui ainsi doit être tout à la fois médecin, chirurgien
et physicien accomplis. Cependant, Trousseau a pu dire au

Congrès de la Société française d'ophtalmologie, en 1902 :
« On embrasse trop facilement la spécialité ophtalmologique ;
tous les oculistes ne sont pas dignes de ce nom ; n'y aurait-il
pas quelques mesures de garantie à prendre qui permettent
l'affirmation de la compétence. » Fieuzal avant d'être
nommé aux Quinze-Vingts, poste qui lui fut confié par Gam-
betta, était simplement médecin de quartier, ne connaissait
des yeux que ce que tout médecin instruit avait appris à
cette époque de l'ophtalmologie. Ce ne fut qu'après sa nomination qu'il fréquenta un an et demi journellement la clinique de de Wecker où il apprit les maladies des yeux. Le
fait a été publiquement affirmé par de Wecker.

Aussi s'est-on préoccupé avec raison d'assurer par des
garanties la pratique de l'ophtalmologie.

En mai 1907, dans son Congrès annuel, le Syndicat des
oculistes français a adopté à l'unanimité la proposition de
M. Sauvineau ainsi conçue :

« Le Syndicat ne considère pas comme oculistes les doc-
teurs en médecine qui ne peuvent justifier d'un stage minimum de deux années dans des services de spécialités. »

Mais le Syndicat n'est pas obligatoire.

*Comment est organisé en France l'enseignement de l'ophtal-
mologie ?* La question a fait l'objet d'un lumineux rapport
de Morax au Congrès des praticiens au nom de la Société
d'ophtalmologie de Paris. En 1907 cette question de l'enseignement doit être envisagée à un double point de vue :

1º Pour les médecins praticiens.

2º Pour les spécialistes.

En ce qui concerne les premiers, Morax a pu écrire avec
raison : « Sans faire preuve de pessimisme exagéré, il ne me
semble pas contestable que l'organisation des études médicales concernant l'ophtalmologie n'ait pas encore suivi
l'exemple qui lui a été donné par d'autres spécialités, l'obstétrique en particulier. Le plus grand nombre des élèves de la

Faculté de médecine de Paris reçoit son diplôme de docteur sans avoir acquis les moindres connaissances d'ophtalmologie. Lorsque je vous aurai dit que, sur une moyenne de 3.000 élèves, 40 seulement peuvent actuellement suivre l'enseignement officiel, vous comprendrez quelle est l'importance de l'enseignement ophtalmologique non reconnu par la Faculté. » Actuellement, les étudiants en médecine doivent passer un trimestre dans un service d'ophtalmologie... et, paraît-il, la réforme des études médicales doit nous garantir dans l'avenir des méprises funestes des praticiens incompétents. Acceptons-en l'augure.

Quant au spécialiste, il est certain que l'instruction ophtalmologique exigée du médecin praticien doit être pour lui considérablement étendue et approfondie. L'enseignement complet d'un ophtalmologiste de carrière ne peut pas rentrer dans le cours des études générales. Un supplément d'études spéciales est nécessaire. M. le professeur Motais [1] s'est prononcé pour un stage de deux ans, et le Syndicat des oculistes français a adopté cette limite. Mais il est certain qu'il ne peut s'agir là que d'un minimum et que davantage vaut encore mieux.

A l'enseignement des spécialistes est intimement liée la question de l'agrégation d'ophtalmologie. Nous nous garderons de donner à ce sujet une impression personnelle. Nous laisserons à la compétence éclairée du Dr Morax le soin d'émettre un avis : « On ne peut pas nier, écrivait-il en 1907, que les concours d'agrégation tels qu'ils existent jusqu'à ce jour ne soient vivement attaqués et non sans motifs sérieux... Les principaux reproches adressés aux concours actuels d'agrégation sont de deux ordres :

---

1. Motais, *L'enseignement de l'ophtalmologie pour le médecin praticien et pour le spécialiste* (Rapport présenté au Congrès des praticiens au nom du Syndicat des oculistes français, p. 279).

« 1° Le jury est partial ;

« 2° La période des concours qui aboutit à l'agrégation est généralement comprise de 20 à 35 ans. Or, pendant cette période qui, dans sa deuxième partie au moins, devrait être féconde en productions personnelles, le candidat est immobilisé dans un travail de mémoire et de compilation.

« La partialité du jury ne sera pas, hélas! facile à enrayer. Qu'il s'agisse d'un concours ou d'un choix direct des influences extra-scientifiques peuvent toujours s'exercer. Suivant l'expression de M. Helme, à ce point de vue, ce sont les mœurs qu'il faudrait changer.

« Le second reproche ne manque pas de valeur.

« Bien qu'il ne me paraisse pas exact, d'une manière générale, que la période de 25 à 35 ans soit la plus féconde au point de vue des découvertes et de l'affirmation d'une personnalité, elle devrait tout au moins préparer ce résultat qui appartient surtout à l'âge mûr par l'exercice du jugement et d'une critique approfondie plutôt que par un travail de mémoire.

« Pour marcher de l'avant et faire du nouveau, il faut, à la vérité, connaître ce qui fut fait avant nous, et c'est à cela que suffit le concours d'internat, parfaitement à sa place d'ailleurs au cours des études. Mais après l'internat, la vie scientifique personnelle devrait se dessiner... Nous demandons au moins que dans les concours d'agrégation pour les facultés et de suppléance pour les écoles, l'*exposé des titres* prenne le coefficient le plus élevé. »

Les soins oculistiques. — Les malades atteints d'affections oculaires ont toutes facilités pour recevoir des soins. La gratuité est même telle qu'elle a pu être considérée comme un abus.

L'assistance médicale gratuite. — L'article 1er de la loi du 7 août 1851 impose aux hôpitaux l'admission des individus privés de ressources et tombés malades sur le territoire de la commune.

L'article 1er de la loi du 16 juillet 1893 complète l'article précédent en stipulant que : « Tout Français malade privé de ressources reçoit gratuitement de la commune, du département ou de l'État suivant son domicile de secours, l'assistance médicale à domicile, ou, s'il y a impossibilité de le soigner utilement à domicile, dans un établissement hospitalier. »

Mais comment les ophtalmiques sont-ils soignés ? Un malade assisté souffre des yeux. Il s'adresse au médecin chargé du service d'assistance et celui-ci le soigne pendant un temps plus ou moins long. Si l'affection est bénigne, elle guérira. Mais si le médecin traitant déclare que le malade est atteint d'une affection oculaire qui nécessite les soins d'un spécialiste, que se passe-t-il ? Le malade est envoyé par le maire à la clinique ophtalmologique la plus proche où il est hospitalisé aux frais de la commune. L'hospitalisation est le seul mode d'assistance. En 1911, le *Comité permanent d'étude pour la préservation de la cécité*, sur rapport de Cosse, au nom de la première sous-commission, a demandé que les malades puissent être adressés en consultation à l'oculiste le plus proche de sa résidence.

Les hôpitaux et cliniques ophtalmologiques. — Il suffit de se reporter à *la carte* établie par le Syndicat des oculistes français pour constater que de nombreux hôpitaux et cliniques ophtalmologiques permettent d'assurer en France les soins aux malades atteints d'affections oculaires. Dor (de Lyon) [1] a fait en 1907 une étude générale des services ophtalmologiques. Les malades atteints de maladies des yeux sont soignés lorsqu'ils sont hospitalisés :

---

1. Don, Réglementation de l'admission des malades dans les services d'ophtalmologie (*Bulletin du Syndicat des oculistes français*, avril 1907, p. 127).

1º Dans les services généraux de chirurgie, par un chirurgien ;

2º Dans des services généraux, de médecine par un médecin ;

3º Dans des services spécialisés, par un oculiste ;

4º Dans un hôpital national ;

5º Dans des maisons de santé ou cliniques privées.

Il est d'une évidence qui ne se conteste pas que les malades ont intérêt à être soignés par un spécialiste. Un oculiste s'intéressera toujours davantage à l'ensemble de ses malades qu'un chirurgien ou un médecin. Morax, dans une communication à la Société d'ophtalmologie en 1902, considère comme très amplement suffisants des services de 20 à 30 lits. Dor propose le chiffre de 50 lits comme une moyenne idéale d'un service bien compris.

Clinique nationale des Quinze-Vingts. — L'assistance nationale était une exception dans notre législation. La clinique des Quinze Vingts ouvrit ses portes en décembre 1880. Son but était de guérir les *aveugles curables*. Mais bientôt la clinique nationale attira vers elle tous les malades qui avaient le moindre trouble de la vue. En 1903, le Dʳ Golesceano [1] a écrit un ouvrage où il expose les méthodes thérapeutiques des oculistes des Quinze-Vingts. Les statistiques suivantes publiées par Dor dans son rapport de 1907 démontrent toute l'importance des services de la clinique nationale : 2.000 malades opérés par an et 50.000 constatations.

Les Centres militaires d'ophtalmologie. — Le service de santé de l'armée, dans ses plans de mobilisation, n'avait pas prévu cependant l'organisation des services spéciaux d'ophtalmologie et l'utilisation des compétences. Pendant plus de sept mois de guerre, les blessés ocu-

---

1. GOLESCEANO, *La clinique nationale ophtalmologique*, 1902.

laires· reçurent les soins des chirurgiens généraux, et les ophtalmologistes de carrière menèrent dans les ambulances d'armée inutilisées une vie errante de bohémiens ou traitèrent. dans les hôpitaux les fièvres typhoïdes. En mars 1915 seulement [1], sur un rapport de M. Joseph Reinach, présenté à M. le ministère de la Guerre, au nom de la Commission supérieure du service de santé, les avantages de l'utilisation des compétences spéciales furent reconnus. Sur l'intelligente initiative de M. le médecin-major de 1re classe Lamoureux, la 7e direction (service de santé) au ministère de la Guerre créa dans chaque région un ou deux *centres d'ophtalmologie*. Ces organisations nouvelles, dont la direction fut confiée à des ophtalmologistes de carrière, permirent : 1º d'assurer un meilleur traitément des blessés et malades oculaires ; 2º de permettre un examen précis et complet des fonctions visuelles.

Les · ophtalmologistes dans les conseils de révision. — Dans différentes circonstances, le médecin militaire est appelé à procéder à l'examen de l'œil et à conclure sur l'aptitude d'un sujet au service militaire. Le cas le plus fréquent se présente dans les conseils de révision. A ce sujet, Chavasse et Toubert [2] disent : « Nous ne saurions admettre une méthode spéciale pour l'examen de la vision des conscrits devant les conseils de révision. L'écueil est de trop simplifier, ce qui peut entraîner des erreurs dont nous avons vu de nombreux exemples. On ne doit pas, ainsi que cela a été parfois conseillé, se borner à constater simplement l'acuité de 1 /2 à 1 /20. Il faut plus de précision et tout sujet dont l'acuité n'est pas de 2 /3 au moins doit subir un examen complet qui permettra, assez souvent, de reconnaître les affections des membranes profondes n'ayant pas atteint

---

1. *Journal officiel*, 10 mars 1915, p. 1264.
2. CHAVASSE et TOUBERT, *Diagnostic des maladies des yeux considérées surtout dans leurs rapports avec le service militaire*, Préface, p. 1.

la macula, mais néanmoins incompatibles avec le service. »
Il est donc nécessaire que le médecin militaire expert dans
les conseils de révision soit un ophtalmologiste. Or, que se
passe-t-il le plus généralement dans les conseils de révision ?
Le même médecin chargé de mesurer le fameux « indice » a
également pour mission de s'enquérir sur l'aptitude visuelle.
L'enquête est rapide : « Y voyez-vous ? » est-il demandé au
conscrit, et si la réponse est positive, à moins qu'il ne soit
retenu pour une autre cause, l'homme est déclaré bon pour
le service...

Que de troubles cachés doivent ainsi à jamais demeurer
ignorés ! Si, au contraire, le conscrit formule une réclamation
quant à sa vue, alors l'examen se poursuit ou du moins doit
se poursuivre. Aux termes du règlement, dans chaque mairie, il doit être aménagé à la disposition du conseil de révision une chambre noire. « Dans certaines grandes villes,
disent Chavasse et Toubert, à Paris en particulier, le matériel comporte une chambre noire démontable, mais le plus
souvent, le médecin est dans l'obligation d'improviser une
chambre tout au moins obscure... » Et quelle chambre
obscure ! ! ! parfois c'est la chambre à coucher du secrétaire
de la mairie, ou le placard des instruments de la fanfare.
Dans ces locaux obscurcis, à la lueur d'une lampe souvent
fumeuse, le malheureux médecin expert est appelé à formuler son avis : suivant son tempérament et l'étendue de ses
connaissances spéciales en ophtalmologie, forcément il est
enclin à dicter une décision qui risque de pécher ou par
excès d'indulgence ou par excès de sévérité. Il est vrai que
l'instruction sur l'aptitude physique au service militaire
prévoit que « dans les cas douteux, le médecin peut demander de suspendre son avis, soit jusqu'à la fin de la séance,
soit jusqu'à une autre séance, afin de lui permettre de procéder à un examen plus approfondi, qui pourra être fait dans
un hôpital. « Mais généralement il n'est pas fait recours à

cette faculté de complément d'examen et les décisions prises sont tout aussi rapides que les opérations du conseil de révision. Par une note de service en date du 5 mai 1916, M. le directeur du service de santé de la 9e région me chargea « de l'examen, au centre ophtalmologique d'Angers, des hommes exemptés ou ajournés des classes 1915-16-17 présentés au conseil de révision des départements des Deux-Sèvres et de Maine-et-Loire qui auraient besoin d'être examinés par un spécialiste des maladies des yeux ». Aucun conscrit du département des Deux-Sèvres ne m'a été adressé. Par contre, le département de Maine-et-Loire m'adressa 47 conscrits, ce qui, sur un total de 4.106 conscrits, donne une proportion de 1,1 p. 100, réclamant pour vision défectueuse. Les résultats ont été les suivants : sur les 47 examinés : 22 remplissaient les conditions réglementaires du service armé, 18 remplissaient les conditions réglementaires du service auxiliaire ; au total, faute d'examen suffisant dans les conseils de révision précédents, 40 conscrits avaient bénéficié d'ajournements ou d'exemptions injustifiés.

CHAPITRE IV

L'ASSISTANCE AUX AVEUGLES

Le praticien moderne ne recule plus devant l'incurabilité. Le thérapeute se double d'un éducateur : il supplée aux défauts de la nature. Le dégénéré, le retardataire, l'arriéré sont appelés à remplir leur rôle social, et tout sens supprimé est remplacé par la suppléance d'un autre. Le muet parle ; la vue chez le sourd remplace l'audition. Le chirurgien n'abandonne pas l'amputé à son sort misérable : il lui enseigne à se servir de son appareil prothétique.

L'oculiste pourrait-il donc se désintéresser du sort de l'aveugle ?

« L'oculiste est un typhlophile de profession ; c'est le typhlophile par excellence, pratiquant journellement le patronage et la propagande », a dit avec juste raison le professeur Truc [1] à la Société Française d'ophtalmologie dans son rapport sur les *Aveugles en France...*

L'aveugle est émancipé... Il n'est plus, comme à Sparte, abandonné ou jeté dès sa naissance dans le goufre de Baraton... Ainsi que le dit très justement M. le vicomte de Broc, dans son bel ouvrage les *Aveugles célèbres*, le malheur n'a pas de sélection. De tout temps, il s'est trouvé des élites parmi les aveugles. Est-il besoin de tous les citer ? La liste complète en serait trop longue. Homère, Didym, Nicaise de Malines, Huber, Milton et tant d'autres ; de nos jours, M. Villey, docteur ès lettres, est professeur à la Faculté de Caen et à

---

1. Truc, Des aveugles en France (*Société française d'ophtalmologie*, 6 mai 1902).

Bayonne, avec une maîtrise qui fait l'admiration des inspecteurs universitaires les plus difficiles, M. Albert Léon, agrégé et docteur ès lettres, professe au lycée l'enseignement de la philosophie. Tout cela justifie bien cette réponse de l'aveugle Lenôtre à Diderot qui lui demandait s'il serait content d'avoir des yeux : « J'aimerais bien autant avoir les bras longs ; il me semble que mes mains m'instruiraient mieux de ce qui se passe dans la lune que vos yeux et vos instruments. »

Les aveugles mendiants. — « Ayez pitié d'un pauvre aveugle. » C'est le cri plaintif qui retentit à nos oreilles, interrompu par le bruit saccadé que produit sur la sébile le tintement métallique du sou de la dernière aumône.

Oui, plaignez le pauvre aveugle. Mais plaignez-le comme on doit le plaindre, pour l'assister comme on doit l'assister. Suivant une juste formule de M. Thiers : « La charité exercée sans prudence engendre la mendicité. » La vraie générosité ne doit pas, il est vrai, connaître l'hésitation. « Sa beauté est précisément dans sa liberté » ; mais la facilité de l'aumône en fait le péril. Il est plus facile qu'on ne le suppose, au bout de quelques jours d'apprentissage, d'ouvrir de grands yeux tout blancs, de parer ses paupières d'une croûte rouge ou, au contraire, de les cacher sous d'épaisses lunettes à gros verres noirs ; tel ce prétendu aveugle... de profession... qui, après avoir, pendant bon nombre d'années, apitoyé sur un des cours les plus fréquentés de la ville les Bordelais par sa cécité, les avoir charmés par un dressage habile de jolis chiens moutons, se déclara un jour subitement guéri par les remèdes merveilleux d'un célèbre oculiste exotique.

D'après M. Ferdinand Moine, « le métier d'aveugle est même le plus simple de tous ». Un professionnel exercé sait bien vite, d'un *coup d'œil* instantané, dévisager et analyser le passant qui s'approche et modifier en conséquence son appel à la charité publique. Selon qu'il a deviné sous la redingote noire un militaire en retraite, un ingénieur, un médecin, il met en avant l'explosion d'une poudrière, d'une chaudière ou l'ophtalmie purulente ; la justesse de ses prévisions a une heureuse influence sur la recette.

Jean Richepin a publié ce curieux souvenir de jeunesse : « J'habite, dit-il, au haut de la rue Saint-Jacques et je devais chaque jour, pour gagner mon misérable pain, me rendre au haut de la rue des Martyrs. Régulièrement, en arrivant un peu avant neuf heures, je trouvais près d'une porte cochère, à droite, précédant la devanture du crémier, un mendiant à qui je donnais un sou d'un geste machinal. Je ne chercherai pas à m'expliquer pourquoi brusquement, un beau jour, je remarquai que le mendiant de la rue des Martyrs était borgne de l'œil gauche, et que celui de la rue Saint-Jacques l'était de l'œil droit.

« A partir de ce jour, les deux mendiants m'intéressèrent et, en leur jetant à chacun leur sou quotidien, je me pris à les examiner curieusement. Je n'eus pas à m'en repentir car cet examen bientôt me passionna. Il y avait de quoi, comme vous allez le voir. Imaginez-vous, en effet, ma surprise quand je m'aperçus que ces deux mendiants offraient à la fois des ressemblances et des dissemblances étranges. Tous deux avaient un visage absolument identiques, au point que l'on eût dit les deux frères et même deux jumeaux. J'en conclus tout d'abord qu'ils devaient être en effet deux jumeaux, et le hasard me parut ainsi un singulier farceur d'avoir fait ces deux jumeaux borgnes, l'un à droite, l'autre à gauche.

« Mais un examen plus minutieux ne tarda pas à me persuader qu'il y avait dans cet apparent mystère un unique farceur, lequel était tout bonnement le seul et même mendiant, installé le matin rue des Martyrs et l'après-midi rue Saint-Jacques, sous deux costumes différents, et changeant d'œil sa borgnerie. On ne pouvait s'y tromper avec un peu d'attention, à l'attitude, au geste, à la voix, et surtout, surtout au regard de l'œil ouvert. C'était un regard extraordinaire, jeté par une prunelle vitreuse, couverte d'une taie blanchâtre, dans un globe proéminent. Que ce fût la prunelle gauche ou la droite, l'expression demeurait immuable, une expression sournoise et moqueuse. Évidemment l'œil de la rue des Martyrs et l'œil de la rue Saint-Jacques constituaient une paire d'yeux où habitait une seule âme.

« Que ce prétendu borgne fût un faux borgne, un rusé simulateur, voilà qui ne faisait pas de doute... Mais quelle raison avait-il ce borgne alternatif pour changer de mauvais œil ?... « Et alors, dis-je au mendiant, donnez-moi enfin le mot de cette énigme?...— Monsieur, me répondit-il, vous m'avez tout l'air d'un bon « zig » qui ne voudra pas faire du tort à mon industrie. Je ne serai pas cachottier avec vous. Voici la chose. Dans notre partie, *voyez-vous*, c'est comme dans toutes les autres : avec de la pratique on prend de l'expérience, on s'instruit en observant. Or, j'ai observé d'abord que le métier d'aveugle est moins bon que celui de borgne. Pourquoi ? Je n'en sais rien ; mais c'est comme ça. Ensuite, j'ai observé qu'il y a des gens plus charitables pour les borgnes de l'œil gauche. Pourquoi ? Je n'en sais rien non plus, mais c'est encore comme ça. Enfin, et c'est là où j'ai été plus malin, j'ai découvert ceci, dont le pourquoi m'échappe encore plus que tous les autres : c'est que les borgnes de l'œil droit font de meilleures affaires sur la rive gauche, et les borgnes de l'œil gauche sur la rive droite. Cherchez-en la raison si vous avez le temps et si vous vous croyez capable de la trouver. Moi, j'y ai renoncé ; je me contente de mettre à profit ma découverte en faisant le borgne de l'œil droit rue Saint-Jacques et le borgne de l'œil gauche rue des Martyrs. »

Paulian, dans son remarquable ouvrage *Paris qui mendie*, et M. le député Berry [1] ont dévoilé tous les « trucs » de ces professionnels de la mendicité qui, prenant pour eux le bien

---

1. *Journal officiel*, 20 mars 1899.

qui appartient aux pauvres, justifient cette parole du spiri-
tuel Alphonse Karr dans les *Guêpes* : « Le mendiant tue le
pauvre ». Loin de nous cependant la pensée de vouloir
étouffer une des plus belles aspirations de l'âme humaine :
la commisération en face des misères d'autrui. La personne
charitable qui verse son obole dans la main penchée vers
elle est vraisemblablement animée des meilleures inten-
tions. Mais aussi n'est-il pas trop souvent démontré que la
charité la mieux intentionnée secourt qui ne le mérite pas et
que, distribuée sans contrôle et sans méthode, elle va à l'encontre du but qu'elle veut atteindre ?

Nous avons fait à Bordeaux une enquête sur les *aveugles
qui mendient*. Nous en avons compté plus de trente, et
certainement nous sommes au-dessous de la vérité. D'où
viennent-ils, comment vivent-ils, quel profit tirent-ils de la
mendicité ? Nous avons réuni onze dossiers complets sur des
aveugles connus comme mendiant journellement dans
les rues de Bordeaux. Ces onze aveugles se répartissent
ainsi :

1º *Quant à leur âge* : 4 sont âgés de plus de 60 ans ; 4 de
40 à 60 ans ; 3 de 26 à 40 ans ;

2º *Quant à leur sexe* : 10 hommes, 1 femme ;

3º *Quant à leur état civil* : 4 sont mariés, 3 sont veufs,
2 sont divorcés ; 2 sont célibataires ;

4º *Quant aux causes de leur cécité* : 5 sont devenus aveugles
par suite de traumatisme ; 4 de paralysie ; 1 est aveugle par
suite d'une affection congénitale (albinisme) ;

5º *Quant à leurs ressources*, autres que celles provenant de
la mendicité, 5 touchent par la loi d'assistance le secours
mensuel total de 20 francs, 2 touchent le secours réduit à
15 francs 2 touchent le secours réduit à 10 francs (comme
ayant des parents légalement tenus de leur venir en
aide).

Enfin, parmi ces 9 bénéficiaires de la loi d'assistance,

7 cumulent les secours du bureau de bienfaisance et la rente prévue par la loi ;

6° *Quant à leurs antécédents judiciaires* : 7 n'ont jamais été arrêtés, ni condamnés ; 2 ont été arrêtés une fois et relaxés ; 2 ont été arrêtés plus de 10 fois ; l'un d'eux arrêté 15 fois a été condamné 3 fois pour mendicité.

Ce sont là de simples constatations statistiques... Les autres renseignements qui touchent à la vie plus intime de l'aveugle sont plus difficiles à recueillir. Leur moralité encore passe... elle peut être de notoriété publique, comme telle connue par une simple enquête frappant à la bonne porte. Mais la difficulté se présente dans toute sa rigueur dès qu'il s'agit de chercher à connaître, avec des données précises, le gain journalier que peut retirer l'aveugle de la mendicité. Ainsi que le dit M. Ferdinand Moine [1] : « La recette quotidienne du mendiant est très variable, suivant les lieux et suivant le genre de mendicité. » On rencontre même le mendiant propriétaire, et M. Georges-Berry est arrivé à cette conclusion que la mendicité est généralement un métier fort lucratif. A Bordeaux, nous n'avons pas rencontré l'aveugle mendiant devenu propriétaire par le résultat de la mendicité, mais nous avons trouvé l'aveugle mendiant qui vit, sinon largement, mais se procure du moins par l'aumône le moyen de mener une existence aisée et même de satisfaire ses vices. Et, ce qui est surtout attristant, c'est de constater que la mendicité mise au service d'une oisiveté à tous égards funeste, est plus lucrative pour l'aveugle que le travail. L'aveugle mendiant récolte à Bordeaux des sommes qui varient de 1 franc, de 2 fr. 50 et même 4 francs par jour. Si nous ajoutons à ces gains journaliers obtenus par la mendicité la rente allouée par la loi du 14 juillet 1905 et les ressources provenant du bureau de bienfaisance, nous arrivons à cette conclusion que le budget des recettes de l'aveugle mendiant serait très largement suffisant pour répondre aux nécessités d'une bourse d'apprentissage dans un atelier spécial dont nous parlerons plus loin. Il en résulte donc que l'aumône telle qu'elle est pratiquée isolément, sans précaution et sans garantie, ne donne pas le rendement maximum qu'on pourrait attendre d'elle.

En droit, la mendicité est interdite par le Code pénal. L'article 274 dit, en effet, que « toute personne qui aura été trouvée mendiant dans un lieu pour lequel il existera un établissement organisé afin d'obvier à la mendicité sera punie de 3 à 6 mois d'emprisonnement, et sera, après l'expiration de sa peine, conduite au dépôt de mendicité ». En fait, la mendicité pour l'aveugle est sinon autorisée, du moins tolérée. A Bordeaux, les infirmes de cette catégorie sont nantis d'une permission de colporteur et autorisés à stationner sur les points désignés où ils vendent de menus objets tels que crayons, papier à lettre, etc. En réalité, la marchandise couvre la profession, bien qu'en droit le délit de mendicité existe aussi bien quand il « se dissimule sous l'apparence d'un acte de commerce qui n'a rien de sérieux, ni de réel » (Paul Texier... De la mendicité. Dangers et remèdes. — Thèse pour le doctorat en droit. — Poitiers, 1907, p. 87).

Mais vraiment serait-on en droit de l'interdire? Il importe pour que la justice puisse accomplir son œuvre, qu'à la réponse invariable des délinquants valides : « Je n'ai pas de travail » on puisse répondre : « En voici ». Dans l'état actuel de l'organisation de l'assistance aux aveugles, est-il possible de faire pareille réponse? Nous l'examinerons plus loin. Mais dès maintenant, nous pouvons dire : il y aurait intérêt à mieux faire l'aumône, à donner aux œuvres existantes ou en formation et non à des isolés, aveugles paresseux ou simulateurs. Les fonds ainsi recueillis recevraient une destination meilleure : les enténébrés auraient leurs écoles, leurs ateliers et leurs asiles ; ainsi disparaîtrait la mendicité, « cette plaie dégradante » suivant l'expression de M. le conseiller Pasteau.[1] ; car, alors, suivant la maxime de Beccaria « le délit serait punissable par le fait qu'il serait évitable ».

Éducation et instruction des aveugles

La mendicité est pour l'aveugle la pire des solutions. Comme le clairvoyant, il peut et il doit trouver dans le travail ses moyens d'existence. Sa devise doit être celle inscrite sous la statue de Valentin Haüy par Latronchère dans la cour d'entrée de l'Institution nationale « Tu trouveras la lumière dans l'instruction et dans le travail ».

Mais, tout d'abord, une question se pose : *l'aveugle est-il éducable ?* Le Dr René Dejault a fait de cette question une étude très consciencieuse dans sa thèse inaugurale [2] (Bordeaux, 1911). Dejault fait avec raison remarquer qu'une distinction doit être établie entre les aveugles. Certains ne sont aveugles que parce qu'il y a lésion du nerf optique ou du globe oculaire ou des nerfs de l'œil, sympathique, moteur oculaire, etc. Chez bon nombre d'autres, au contraire, ce n'est pas l'appareil de la vision seul qui est atteint, mais le cerveau tout entier présente des anomalies ; il y a des lésions de tout l'encéphale, plaques de sclérose, atrophies cérébrales, et alors, il convient de dire que notre aveugle ne sera pas seulement aveugle, mais qu'il présentera aussi tous les troubles que peuvent engendrer ces malformations, épilepsies, paralysies, atrophies musculaires, idiotie, nanisme, etc.

De plus, notre confrère admet une division entre les aveugles de naissance qui eux n'ont jamais extériorisé leurs

---

1. PASTEAU, *Considération sur les délits de vagabondage et de mendicité* (Discours à l'audience solennelle de rentrée de la cour d'appel de Bordeaux).

2. René DEJAULT, État actuel de l'éducation et de l'instruction des aveugles (*Thèse de doctorat*, Bordeaux, 1911).

sensations par la vue et les aveugles par accidents, qui habitués quelquefois pendant très longtemps à se servir de leurs yeux et se trouvent privés de cet organe, doivent se refaire une éducation nouvelle avec leurs autres sens persistants.

Dejault en arrive ainsi à diviser les aveugles en trois catégories :

1º Aveugles accidentés, nés et élevés clairvoyants ;

2º Aveugles nés dont l'infirmité s'accompagne, le cas est fréquent, d'autres accidents physiques, joints à un affaiblissement plus ou moins considérable de l'intelligence ;

3º Aveugles nés, dont la cécité constitue la seule infirmité, et qui d'autre part, sont pourvus d'une intelligence normale égale à celle de leurs camarades clairvoyants.

A chacune des catégories correspondrait une méthode de travail différente. La vérité est que l'aveugle n'est ni plus ni moins intelligent qu'un autre. La cécité n'augmente ni ne diminue ses capacités intellectuelles. De même au point de vue moral, il en est parmi les aveugles comme parmi les clairvoyants, d'honnêtes et de malhonnêtes. Un aveugle célèbre qui vivait en 1805, Bérenger, bien connu de tout Paris sous le nom d' « aveugle de bonheur » tua par jalousie celle qu'il voulait comme femme ; il mourut sur l'échafaud. En janvier 1910, la chronique du crime nous a rapporté qu'au nº 16 de la rue Morand, à Charonne, un aveugle Alexandre Graux a tué chez elle une femme de 22 ans, à coups de poinçon.

Abandonnez le clairvoyant à lui-même, aussi bien doué qu'il puisse être, il ne profitera pas de ses qualités innées ; livré à ses passions, il les écoutera toutes. L'instruction et l'éducation sont nécessaires. Cette loi est vraie pour l'aveugle comme pour le voyant.

Vie et psychologie des aveugles. — Les aveugles ont inspiré plus d'un poète, attiré l'attention observatrice de plus d'un psychologue, excité la pitié de nombreux philanthropes.

Diderot en 1749, pendant sa détention à Vincennes, écrivit sa célèbre *Lettre des aveugles ;* Alfred de Vigny n'a pas dédaigné s'intéresser à eux dans *Stello ;* Guilbeau aveugle a reçu l'inspiration poétique de ses *Chants et légendes de l'aveugle ;* Descaves leur a consacré un de ses plus beaux romans d'observation psychologique, *les Emmurés.* M. Brieux, de l'Académie française, a écrit pour les aveugles de la guerre ses *Lettres aux soldats blessés aux yeux* et s'est consacré avec tout son dévouement, à l'œuvre de leur rééducation. En 1902, la Société française d'ophtalmologie a mis à l'ordre du jour de son congrès annuel la question des aveugles. M. le professeur Truc (de Montpellier), un excellent typhlophyle a présenté sur le sujet un rapport des plus complets. Émile Javal, devenu brusquement aveugle à l'âge de 62 ans, apporta lui-même la part contributive de sa triste observation personnelle développée en 1903 dans un livre merveilleux dont on ne saurait trop recommander la lecture « aux personnes qui viennent de perdre la vue »: « *Entre aveugles* [1] ». Nous emprunterons à cet éminent auteur les quelques considérations qui vont suivre. D'après une opinion très répandue, la perte d'un sens aurait pour effet d'augmenter l'acuité des autres : rien n'est plus faux. Il est contraire à la théorie des sensations, et contraire à l'expérience d'espérer par exemple, qu'un aveugle, à force d'exercice finira par entendre une montre de plus loin qu'il ne l'entendait au moment où il a perdu la vue. Cependant, toutes les personnes qui ont observé des aveugles avec soin savent que parmi ceux-ci il en est de complètement aveugles qui ont, plus ou moins développé, ce qu'ils appellent le *sens des obstacles.* On voit des enfants aveugles marcher ou même courir dans la cour de récréation sans se heurter aux arbres.

---

1. Émile JAVAL, *Entre aveugles. Conseils à l'usage des personnes qui viennent de perdre la vue* (Masson et Cie, éditeurs, Paris, 1903).

Cette faculté existe même chez eux dans une localité où ils se trouvent pour la première fois. L'idée originale de Javal a été de rapporter cette faculté d'éviter les obstacles *au sixième sens*. « Les physiologistes modernes, écrit-il, savent que l'homme possède six sens et non pas cinq. Il n'est pas du tout légitime de comprendre le *sens calorique* dans l'ensemble désigné sous le nom de sens tactile...

« Il faut le contact de corps pondérables pour faire naître en nous les sensations auditives, puisque le son ne se transmet pas à travers le vide. Il en va probablement de même pour les odeurs ; et le toucher proprement dit, ainsi que son nom l'indique, ne s'exerce que par contact. Il en est tout autrement de la vue qui rend perceptibles les vibrations d'une certaine partie du spectre. Or, notre peau est affectée par des parties invisibles du spectre...» Question troublante de haute psychologie qu'il ne nous appartient pas de chercher à résoudre. Javal a donné également d'excellents conseils aux aveugles sur leur manière de vivre, et leur hygiène.

Habitation des aveugles. — Dans la vie de tous les jours, recommande Javal, il faut respecter rigoureusement l'adage de Franklin : « Une place pour chaque chose et chaque chose à sa place. » Cela permet à l'aveugle de retrouver ainsi facilement tout objet. Il faut aussi que dans la demeure de l'aveugle les portes soient ouvertes ou fermées afin d'éviter les chocs sur les portes entr'ouvertes. Enfin Javal conseille d'établir des repères, des chemins en tapis dans la maison, de tendre une ficelle dans les jardins afin de circuler comme un tramway guidé par son trolley.

Repas. — Il est très important pour l'aveugle de s'appliquer à manger proprement. La première précaution à prendre est de fixer une serviette sur la poitrine afin de l'abriter des taches. L'opération la plus difficile est celle de manger proprement le potage. On y arrive en inclinant un peu la cuiller avant de la porter à la bouche, de manière à ce qu'elle ne soit pas trop pleine.

Promenades et voyages. — Javal recommande aux aveugles de ne pas perdre l'habitude de circuler à pied. Il fournit à ce sujet des indications utiles. La promenade doit avoir lieu sans préoccupation de sa part et tout en causant avec son conducteur. A cet effet, il est préférable que l'aveugle passe son bras sous celui de son guide, ce qui lui permet d'être un peu plus en arrière. A chaque fois qu'il faut lever le pied, par exemple pour monter sur un trottoir, le conducteur lève brusquement son avant-bras d'une petite quantité : à ce signal l'aveugle lève le pied pour ne pas buter, et au besoin il se sert d'une canne pour préciser la position de l'obstacle à franchir. Au contraire, pour signaler la descente, le guide serre son bras contre son corps, comme s'il voulait empêcher l'aveugle de tomber dans un trou.

Des aveugles circulent seuls et se guident à l'aide d'un bâton. Javal doute qu'une personne devenue aveugle sur le tard ose jamais circuler seule. Cependant il est utile de signaler ce que les aveugles nés sont capables de faire à cet égard. Joseph Birrer exerçait le métier de colporteur en allant de village en village.

Javal, lorsqu'il eut perdu la vue, voulut trouver « un exercice physique assez énergique pour répondre aux exigences de son tempérament ». Il adopta le *tricycle tandem*, et après deux ans de pratique il lui rendit « plus qu'il n'espérait ».

Javal enfin donne des conseils pratiques aux aveugles qui ont la passion des voyages, ou qui voyagent pour gagner leur vie : choix des hôtels, etc.

Malheureusement tous ces bons conseils d'Émile Javal s'adressent-ils surtout aux aveugles riches, et il est à redouter que la dépense empêche beaucoup de ses compagnons d'infortune de les mettre à profit.

La lecture et l'écriture. — La lecture et l'écriture sont pour l'aveugle une de ses plus douces consolations ; car, dans une certaine mesure, elles lui permettent de se dégager de la dépendance d'autrui qui, même bienveillante, pèse sur lui.

La question de l'écriture se présente pour celui qui devient aveugle, sous un aspect tout autre que pour l'aveugle de naissance. Pour ce dernier, il est presque impossible d'apprendre l'écriture usuelle, tandis que, pour qui a beaucoup écrit, il n'est pas malaisé de continuer malgré la privation de la vue. Pour faciliter à l'aveugle la pratique de l'écriture ordinaire, Émile Javal a imaginé une planchette scotographique dont il a donné la description dans la *Nature* en mai 1901 et qu'il a présentée à l'Académie de médecine le 23 avril 1901.

L'adjudant Verdon-Richard, du 71e régiment territorial d'infanterie, a imaginé un guide ingénieux d'écriture qui nous a donné les meilleurs résultats au centre ophtalmologique d'Angers où nous l'avons mis en usage. En voici la description :

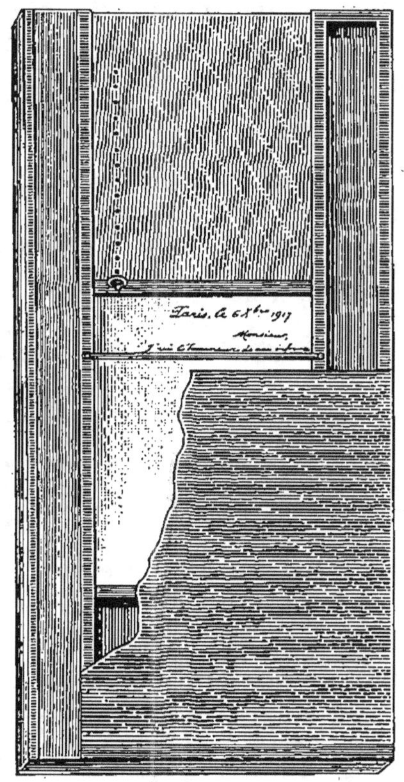

Fig. 57. — Guide-main Verdon-Richard pour écriture des aveugles.

La tablette se compose d'une partie fixe et d'un cadre mobile muni d'un curseur.

Ce cadre contient un bloc de papier à lettre que l'on aura

eu soin de placer à l'envers, c'est-à-dire que le talon du bloc
sera la partie qui pénètre la première sous la planchette.

Ceci est important pour éviter que les coins des feuilles ne
se retournent en passant sous la tringle.

Pour les aveugles ayant perdu la main gauche, la tablette
peut être fabriquée en établissant le fonctionnement du curseur à droite, il serait alors manœuvré avec la main droite.

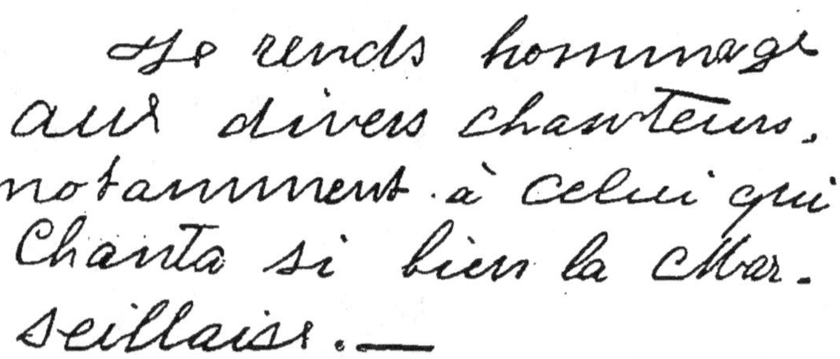

Fig. 58. — Écriture d'un aveugle de guerre (Centre d'ophtalmologie d'Angers)
avec le guide-main Verdon-Richard.

Pour utiliser la partie droite de la tablette qui se trouve
en avant et sous la planchette support du bras droit, les
deux baguettes ont été réunies aux deux extrémités formant
ainsi une case où l'aveugle place ses crayons.

Lorsque l'on relève la tablette, les crayons glissent sous
la planchette et ne peuvent tomber (*fig.* 57 et *fig.* 58).

Usage

Étant assis, placer la tablette sur une table, ou sur les
genoux l'extrémité supérieure appuyée au bord d'un lit ou
d'une table.

Le cadre mobile est placé sous la planchette, la pointe du
curseur dans le premier trou.

1º Maintenir le cadre en saisissant le curseur entre le pouce et l'index de la main gauche, cette main appuyée sur le bord de la tablette et contre la petite règle.

2º Tenir le crayon entre les deux premiers doigts et le pouce de la main droite, aussi verticalement que possible, mais suffisamment incliné de façon que la distance entre la tringle et la pointe du crayon permette de faire les lettres descendantes. Le crayon peut être entouré d'un caoutchouc pour indiquer l'emplacement des doigts ;

3º Placer les deux derniers doigts de la main droite entre la tringle et le bord de la planchette, les tenir constamment dans la même position en écrivant ;

4º Au cours d'une ligne, déplacer le bras droit chaque fois que cela est nécessaire mais sans déranger la main et la pointe du crayon de l'endroit où elles se sont arrêtées ;

5º Lorsque la ligne est terminée, déplacer le cadre mobile avec la main gauche en plaçant la pointe du curseur dans le trou suivant ;

6º Lorsqu'une page est terminée, avancer le cadre mobile jusqu'à ce qu'il dépasse un peu la tablette et que l'on puisse saisir la feuille de papier par les côtés pour la détacher du bloc. Si l'on veut écrire au verso, il suffit de la retourner et de la replacer dans le cadre. Par précaution, lorsque le bloc n'est pas assez entamé on maintiendra plus sûrement cette feuille en y piquant une épingle.

L'écriture du mot *fa* répétée pendant quelque temps est un exercice suffisant pour acquérir une bonne habitude et régler les positions du crayon, des doigts, de la main et du bras. Si la ligne va en montant, c'est que l'on n'aura pas déplacé suffisamment le coude en écrivant.

Se faire lire à haute voix est une des plus grandes ressources de l'aveugle ; mais, rien ne vaut pour lui la lecture personnelle. Pour la permettre, l'impression en relief est nécessaire : le toucher supplée à la vue.

L'écriture Braille — plus brièvement le Braille — est aujourd'hui universellement adoptée ; mais la méthode fut précédée par d'autres qui eurent leur temps d'utilité et de célébrité. Parmi les aveugles de Diderot, Mlle de Salignac avait appris à lire l'écriture et la musique avec des caractères découpés. Mais c'était là un procédé rudimentaire, qu'il était nécessaire de perfectionner. Ce fut Valentin Haüy qui en juin 1784 trouva avec son élève aveugle Le Sueur l'*écriture en relief*.

Il imagina de faire fondre des caractères en relief qu'il disposa dans une case, par ordre alphabétique. Il fit faire une planche percée d'entailles, dans lesquelles la queue du caractère s'engageait ; alors, il fit reconnaître à Le Sueur par le toucher chacun des caractères isolément. Il lui fit lire ensuite des mots puis des phrases.

En « Valentin Haüy » furent imprimés la grammaire de Vailly, le catéchisme de Paris, et en caractères de musique le *Salularis* de M. Gobert.

Cependant la méthode d'imprimerie de Haüy, si ingénieuse, si pratique qu'elle fût, avait des inconvénients sérieux. Les caractères d'impression étaient trop volumineux ; les lettres à queue atteignaient jusqu'à 1 centimètre ; il en résultait pour l'aveugle une lenteur de lecture considérable. De plus, ces caractères rendaient les livres excessivement volumineux.

En 1825, le capitaine Barbier eut l'idée géniale de transformer un alphabet destiné à la télégraphie en alphabet à l'usage des aveugles. Il pensa que le doigt, à l'inverse de l'œil, analyse mieux les points que les lettres. Mais il eut le tort de croire que l'orthographe était inutile aux aveugles et de faire un alphabet sonographique.

Barbier n'en fut pas moins le véritable précurseur de Braille. En 1829, Braille fit paraître la première édition de son livre intitulé : *Procédé pour écrire les paroles, la musique et le plain-chant au moyen de points.*

L'alphabet Braille est très complet, simple et excessivement méthodique. Le signe le plus complexe *é* = :: ne dépasse pas six points rangés sur deux colonnes verticales, la hauteur de ces colonnes verticales ne dépasse pas $0^m,0075$. Les caractères Braille sont d'une clarté parfaite au toucher. Grâce à leur diversité, ils ne sont jamais confondus par l'aveugle qui peut lire très couramment après un temps d'étude relativement court.

Pour en faciliter la connaissance rapide, nous avons fait

Fig. 59. — Tableau pour apprentissage du Braille.

construire un tableau de bois, sur lequel sont placées en relief toutes les lettres de l'alphabet ordinaire, et au-dessus de chacune d'elles, la lettre correspondante de l'alphabet

Braille. Ce tableau est placé entre les mains de l'aveugle qui insensiblement, après avoir reconnu les lettres de l'alphabet ordinaire, apprend par la même recherche, et même sans s'en douter, la perception du caractère Braille. Cette méthode d'éducation nous a donné les meilleurs résultats au centre ophtalmologique d'Angers (*fig.* 59).

M. Charles Dominique, ancien économe de l'Institut départemental des aveugles (école Braille, à Saint-Mandé), directeur des hospices d'Angers, a également imaginé un système de lecture-écriture qui facilite la rééducation de l'aveugle et les progrès de l'élève. Le système Charles Dominique consiste en une tablette et en une série de poinçons ; le tout est renfermé dans une boîte peu encombrante. La tablette, grâce à la disposition d'une grille, permet à l'aveugle d'écrire de manière rectiligne. Le poinçon porte, dans sa partie supérieure, les points Braille et, immédiatement dessous, la lettre correspondante en romain.

L'aveugle, en posant le poinçon successivement dans les

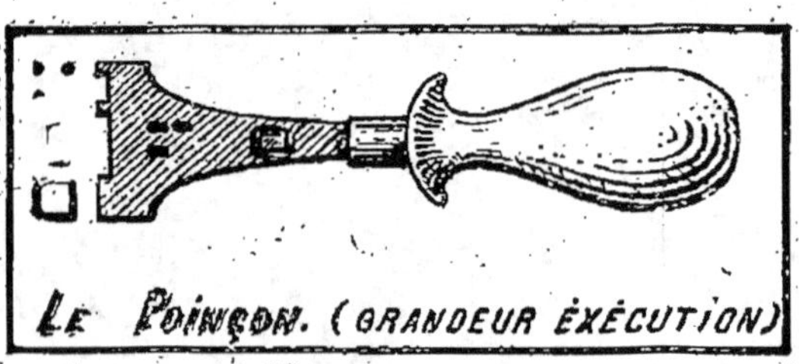

FIG. 60. — Méthode Dominique.

cases de la « grille », arrive à obtenir un relief qui lui permet de se relire, puisque sa copie est faite en caractères voyants. En relisant son texte en romain, l'aveugle se rendra compte, pour ainsi dire malgré lui, des signes Braille correspondants et il les apprendra inconsciemment, facilement (*fig.* 60-61).

Cependant, dans la séance de l'Académie de médecine du

30 novembre 1915, M. le professeur Monprofit (d'Angers) a préconisé, pour la rééducation des aveugles de la guerre, la méthode de lecture-écriture de Mlle Mulot, basée non sur l'impression en points, mais sur l'impression en relief des

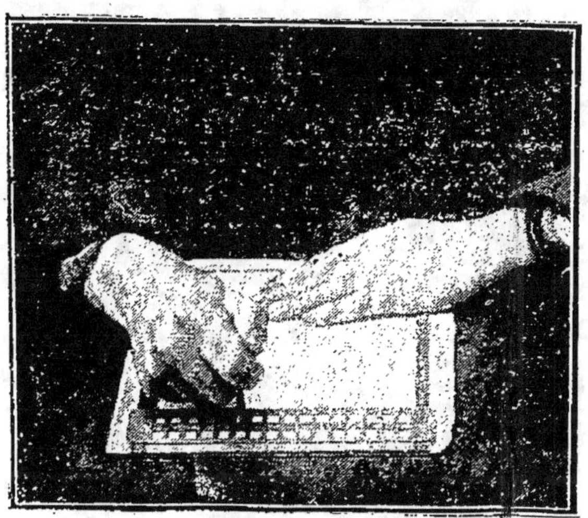

Fig. 61. — La grille méthode Dominique.

caractères vulgaires. A l'aide d'un guide, la méthode de Mlle Mulot permettrait de tracer les lettres ordinaires avec une rapidité et une facilité surprenantes. Le guide Mulot est constitué par une tablette de cuivre percée d'un grand nombre de fenêtres ou cases d'une hauteur d'environ 8 millimètres, toutes semblables les unes aux autres. La case présente sur ses côtés des saillies et des dépressions qui forment pour le stylet de l'aveugle autant de points de repère ; allant d'une dépression à une autre, guidé par telle ou telle saillie, il peut, avec une aisance et une régularité merveilleuses, tracer des lignes horizontales, verticales, obliques, et comme résultat les lettres de notre alphabet vulgaire. Prenant un buvard épais et dépressible, l'aveugle le recouvre

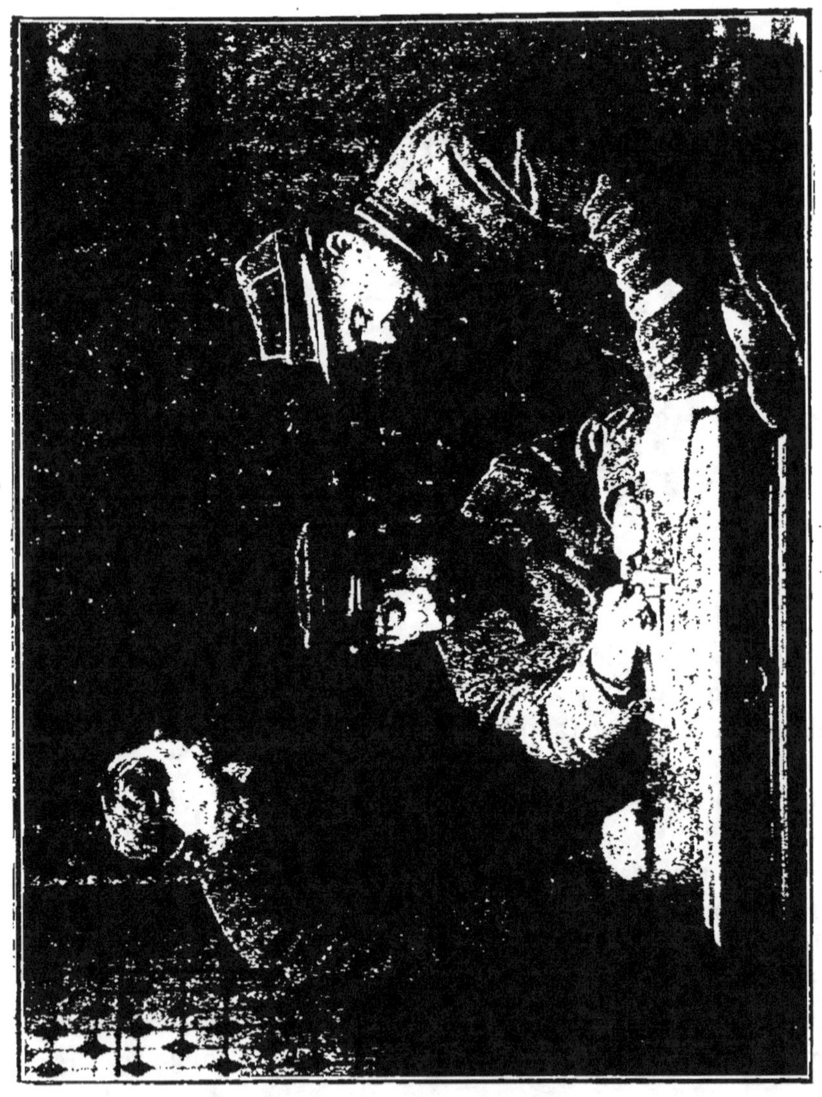

Fig. 62. — L'apprentissage du Braille par la méthode Dominique.

d'une feuille de papier blanc et place par-dessus le tout la tablette du guide Mulot ; il prend alors la petite tige métallique à extrémité légèrement émoussée qui lui sert de stylet et, cherchant la case, il trace une lettre, une autre dans la case suivante et enfin une phrase. Le papier se déprime sous la pression du stylet, grâce au buvard placé au-dessous, et reproduit en relief la phrase tracée. Si l'aveugle veut rendre son écriture encore plus facilement lisible aux voyants, il lui suffit d'interposer entre son papier et son buvard une feuille recouverte d'une matière colorante qui teintera ses lettres en bleu ou en noir.

Mais la méthode Mulot, ainsi que toutes les autres méthodes similaires, n'a pas prévalu. Ainsi que l'a fait ressortir M. le lieutenant-colonel de Castries [1], « le Braille utilise le relief du point, les autres méthodes utilisent le relief du trait... Tous les aveugles vous diront qu'il y a pour leur toucher un abîme entre la sensation du point et la sensation du trait. La première est nette et précise, la seconde est toujours incertaine ; elle comporte un tâtonnement pour la recherche des extrémités du trait. Alors que des livres écrits en Braille, il y a plus de 50 ans, irritent encore la pulpe des doigts d'un lecteur aveugle, une page d'écriture tracée en caractères ordinaires, d'après l'une quelconque des autres méthodes, devient d'une lecture difficile au bout de très peu de temps... »

Il existe en France une demi-douzaine d'impressions qui produisent des livres en Braille. L'Association Valentin Haüy imprime régulièrement, à l'aide de types mobiles, 50.000 pages par mois avec une presse Marinoni qui peut tirer 3.000 pages par heure.

Il y a cependant pénurie des livres à l'usage des aveugles. M. Maurice de la Sizeranne [2] reproduisant les arguments de

---

1. De Castries, *Pour la rééducation des aveugles* (Lettre publiée dans le *Journal des Débats*, 21 décembre 1915).

2. Maurice de la Sizeranne, *La question des aveugles*, 1910, p. 153.

M. Perouze [1] en attribue la cause essentielle au prix élevé du livre en Braille qui tient elle-même à l'espace occupé par les signes, à la qualité et à l'épaisseur du papier, au petit nombre d'exemplaires, à la reliure souvent nécessaire. « On ne peut raisonnablement penser, dit M. Maurice de la Sizeranne, qu'un nombre appréciable d'aveugles puissent consacrer une somme de 10 à 15 francs pour acheter un roman, un récit de voyage ou une pièce de théâtre. Il n'y a que les livres de première nécessité que l'on achète à tel prix. » M. Maurice de la Sizeranne préconise, comme pour les clairvoyants, les bibliothèques circulantes.

La rééducation professionnelle et les métiers d'aveugles. — C'est la plus importante de toutes, car elle doit permettre à l'aveugle de vivre du produit de son travail. D'une manière générale, le métier d'aveugle doit répondre à deux conditions essentielles : 1º il doit être d'apprentissage possible et facile ; 2º il doit être suffisamment rémunérateur.

Nous examinerons successivement chacune de ces conditions :

I. *Possibilité et facilité de l'apprentissage.* — Autant que possible, *il faut s'efforcer de replacer l'aveugle dans la situation professionnelle qu'il occupait avant sa cécité*, lui réapprendre son ancien métier.

Javal reproduit, à l'appui de cette opinion, un passage d'une lettre qui lui avait été adressée par M. Riggenbach, aveugle et professeur de théologie à l'Université de Bâle : « J'ai la conviction, écrivait M. Riggenbach à Javal, que l'adulte devenant aveugle, devrait continuer sa profession chaque fois que c'est possible, et ne pas se laisser arrêter par les difficultés du début. S'il est forcé de changer de mé-

---

1. PEROUZE, *L'impression en Braille* (Valentin Haüy, février 1910).

2. Émile JAVAL. Entre aveugles. Conseils à l'usage des personnes qui viennent de perdre la vue. Masson, éditeur, 1903.

tier, il faut qu'il en choisisse un nouveau qui lui impose certaines obligations et qui ne lui laisse pas le choix, à chaque instant, de travailler ou de ne rien faire ». Il est bien certain que, dans certains cas, le problème est insoluble et qu'on ne saurait, par exemple, confier à un aveugle la direction d'une automobile, bien que Javal ait fait du tricycle, son sport favori. A part les cas où la suppléance tactile est impossible, les professions accessibles aux aveugles sont nombreuses. On est véritablement surpris des résultats qu'on peut obtenir à ce sujet. Je connais en ce moment un amateur paysagiste qui, obligé d'abandonner sa palette, se livre comme art d'agrément et avec un succès inattendu pour tous, au modelage. Par la rééducation, j'ai permis à un prêtre-aveugle du diocèse d'Angers, blessé de guerre, de continuer l'exercice de son sacerdoce.

II. *Le travail doit être suffisamment rémunérateur.* — Marcel Bloch résume ainsi les qualités fondamentales qui doivent caractériser les professions convenant aux aveugles : ne nécessiter qu'une adresse et une force musculaire moyennes, un apprentissage court, un outillage simple et peu coûteux et aboutir à l'écoulement facile et certain des produits fabriqués.

Le travail de l'aveugle est tout aussi fini, tout aussi parfait que celui du clairvoyant, mais, aussi pénible que soit cette constatation, il faut bien reconnaître qu'il s'accomplit plus lentement ; d'où infériorité non dans la qualité mais dans la quantité de production.

Ainsi que nous l'écrivions dans un travail précédent [1] « il faut bien se pénétrer de cette idée que l'aveugle doit connaître à fond au moins deux métiers. Il est hors de doute, en effet, que, si, à un moment donné, le chômage se fait

---

1. GINESTOUS et DOMINIQUE L'assistance aux soldats aveugles. (*Archives médicales d'Angers*, 1915.)

sentir pour l'un, il est fort rare que le même fait se produise pour l'autre, et, dans ces conditions, ayant deux cordes à son arc, l'ouvrier pourra continuer à gagner sa vie, en exerçant, suivant le cas, l'une ou l'autre des professions qu'il aura apprises... »

Ernest Vaughan [1] a parfaitement résumé la vraie situation de l'aveugle militaire : « Il pourra, en toute confiance, se marier et ouvrir boutique dans son pays, au milieu de ses amis et de ses parents. Il prospérera... »

Nous n'avons point l'intention, dans cet article de vulgarisation, de passer en revue tous les métiers d'aveugles. Nous nous bornerons à citer les plus connus et à parler aussi de ceux que l'expérience récente permet de recommander comme pratiques et rémunérateurs.

Marcel Bloch classe les métiers d'aveugles en :

1º métiers qui ont fait leurs preuves ;

2º métiers actuellement à l'épreuve ou insuffisamment éprouvés.

Cette classification peut être adoptée ; mais elle est toujours une classification d'attente que modifient l'évolution incessante de nos conditions économiques et sociales, le perfectionnement commercial et industriel, enfin une meilleure compréhension des méthodes d'enseignement et d'adaptation. Telle profession lucrative hier ne le sera plus demain, et telle autre qu'on croyait incompatible avec la cécité est devenue de réalisation pratique et productive.

La *brosserie*, la *chaiserie*, la *vannerie* sont les métiers les plus connus ; ils sont enseignés dans tous les établissements d'aveugles. Ils ont fait leurs preuves. D'après M. Paul Emard, « en quatre mois, l'ouvrier aveugle a appris à fabriquer tous les genres de brosses ». Donc l'apprentissage est rapide et

---

1. Ernest VAUGHAN. Pour nos soldats aveugles et tous les mutilés de la guerre. (*La guerre sociale*, 27 juin, 1915).

facile. L'organisation dirigée par l'abbé Moureau, créateur des ateliers d'aveugles travailleurs du Sud-Ouest, peut être citée comme un exemple du genre. Le métier de brossier n'est pas cependant sans inconvénients. La production a des limites que fixe la consommation et si les 2000 aveugles de guerre confectionnent tous des brosses, il est à craindre que le produit de leur travail ne dépasse les nécessités courantes et ne soit plus rémunérateur. A ce sujet, nous reproduisons un article très judicieux de Mme Crova paru dans un numéro récent (21 avril 1918) du *Journal des Aveugles* [1] : « ... Je trouve, écrit Mme Crova, que l'on a un peu abusé de la brosse, surtout pour les aveugles destinés à vivre à la campagne. Le paysan se sert peu de brosses ; il achète bien quelques balais rustiques faits d'ajoncs et de bruyère qu'il fabrique lui-même. L'aveugle brossier ou rempailleur de chaises risque fort au village de mourir de faim... » Le *cannage* et le *paillage* des chaises sont d'apprentissage assez facile, mais leur exécution est lente et ils ne nourrissent pas leur homme. La *vannerie*, d'après Mme Crova, serait plus productive car, dit-elle : « Il faut beaucoup de paniers à la campagne, et non seulement des paniers et des corbeilles, mais des paillons à bouteilles et à fromages ; des paillons pour préserver les semis de la gelée ou du soleil, des claies d'osiers pour différents usages, etc... »

D'après des estimations puisées à bonne source que nous trouvons consignées dans la thèse de Marcel Bloch : « L'ouvrier aveugle brossier, chaisier ou vannier, arrive à un gain moyen de 2 ou 3 francs par jour, soit environ la moitié du gain du clairvoyant travaillant dans les mêmes conditions. Mais le plus triste (il faut dire la vérité, si pénible qu'elle puisse paraître) c'est que ce maigre salaire de 2 ou 3 francs dont nous parlons est rarement atteint... Nous estimons

---

1. *Le Journal des aveugles*, 2e année, n° 19, dimanche 21 avril 1918.

que si la brosserie la chaiserie et la vannerie peuvent encore constituer la base de l'enseignement professionnel des aveugles, mais étant considérées les conditions et la rémunération de leurs efforts, toute notre énergie doit tendre à faire adopter de nouveaux et plus lucratifs métiers... »

Quels sont ces métiers? Certains avaient été l'objet de tentatives anciennes ; mais la plupart sont d'expérience récente et ont été mis à l'épr uve depuis la guerre.

La *cordonnerie*, ou plus exactement le *ressemelage des chaussures*, est un métier trop méconnu. Déjà mise en pratique à l'Institut Royal de Copenhague ; à Dijon sous la direction de M. Boyer, elle a surtout donné des résultats très concluants à Reuilly. On y fait le ressemelage cloué et le ressemelage cousu et nous dit M. Paul Emard qui en parle par expérience : « Un cordonnier aveugle peut facilement exécuter deux ressemelages par jour. C'est dire que, s'il sait *bien* et *entièrement son métier, il est assuré de gagner convenablement sa vie.* »

Pourquoi donc imposer la brosserie à un ancien cordonnier et ne pas enseigner partout un métier d'apprentissage si facile et de profit si certain?

Il en est de même de la *tonnellerie*.

L'expérience tentée à Reuilly et qui dure depuis mars 1916 démontre surabondamment qu'elle constitue pour les aveugles un excellent métier [1]. Elle est relativement facile et ne nécessite que 12 à 18 mois d'apprentissage.

Aucun chômage n'est à craindre et le métier est des plus rémunérateurs ; un ouvrier exercé réalise un tonneau par jour ; le prix de la façon varie entre 6 et 10 francs par jour. Pourquoi donc la tonnellerie, « excellent métier » d'aveugle n'est-elle pas plus communément enseignée, plus particu-

---

1. Paul ÉMARD, La tonnellerie. (*Le Journal des soldats blessés aux yeux*, n° 17, mars 1918.)

lièrement dans les régions vinicoles de Bordeaux, par exemple, où les nécessités commerciales assureraient l'écoulement facile de ses produits?

Nous pourrions citer encore l'*accordage des pianos* qui, d'après M. de la Sizeranne [1] demeure au premier rang », même l'*ajustage mécanique* et la *taillerie de cristaux*, etc., etc.

Nous n'insisterons pas à leur sujet et nous réserverons nos développements pour la RÉÉDUCATION AGRICOLE, aujourd'hui de première importance.

Dans sa troisième « *lettre aux soldats blessés aux yeux* », M. Brieux écrit : « Si tu étais cultivateur avant ta blessure, il faut rester cultivateur... Tu te demandes s'il est possible, y voyant mal, de travailler à la terre. Plusieurs de tes camarades, qui sont dans ton cas, y travaillent et sont contents...» Et M. Brieux cite comme preuve les exemples de deux aveugles de guerre qui, de retour chez eux, accomplissent les principaux travaux de la ferme. Le zouave Bobb Léon, en religion frère Thomas, a créé à la Trappe de Sept-Fons (Allier) la rééducation agricole de l'aveugle. « *La Croix* » [2] du 26 juin 1916 nous dit ce qu'il a obtenu :

« L'aveugle agricole peut faire tout ce que fait le paysan qui voit... A Sept-Fons, vous trouverez tel aveugle viticulteur qui, par des sentiers difficiles, se rend seul à la vigne, soigne les ceps, les émonde, bourgeonne et vendange. Tel autre s'occupe de bétail, coupe les betteraves, distribue le fourrage aux animaux, les fait boire, panse, étrille et brosse les chevaux. Celui-ci prépare la nourriture des porcs, soigne avec amour les lapins et les volailles, fait la litière. Celui-là trait les vaches, écrème le lait, bat le beurre, fabrique les fromages, etc... Quel horizon autrement immense que les

---

1. Maurice DE LA SIZERANNE. La question des aveugles en 1910. G. Poisson, éditeur, Caen 1910.

2. Pierre L'ERMITE. Les yeux fermés. (*La Croix*, 25-26 juin 1916).

métiers restreints et sédentaires des villes. Et quelle autre existence, plus libre, plus saine!...» Voilà pour la grande culture. Elle est donc réalisable. Mais, sans l'entreprendre, il est possible en faisant plus modeste, d'accomplir œuvre utile. C'est ce qu'a obtenu à Chartres mon ami Cosse en enseignant à ses élèves les travaux du jardin potager. Il est démontré, ainsi que l'écrit Cossé, que « l'aveugle peut se livrer à nombre de travaux agricoles et notre devoir est de l'encourager dans cette voie, qui ramènera à la terre des bras fort utiles... »

Organisation de l'assistance aux aveugles

L'assistance aux aveugles est une question économique autant qu'humanitaire. Le nombre considérable des aveugles de la guerre, de ceux qui ont donné leur vue pour la Patrie, a rendu cette question encore plus angoissante. Cette assistance doit donc être régulièrement organisée.

I. *Du rôle des pouvoirs publics et de la bienfaisance privée dans l'assistance aux aveugles.* — En France l'assistance aux aveugles est une obligation légale, du moins morale, pour l'État, les départements et les communes. En l'espèce, on ne saurait même appliquer la loi qu'a établie Malthus comme conséquence de l'assistance obligatoire, et qui voudrait que « le nombre des indigents tende à augmenter en raison directe des secours qu'on leur assure ». Pour l'aveugle, en effet, ce n'est pas le pousser à l'imprévoyance, bien au contraire, que de l'assister dès son plus jeune âge ; car c'est lui fournir les moyens de pouvoir vivre de son travail, et, par conséquent, de devenir dans la société une force productive au lieu de demeurer une charge.

Comment l'État, les départements, les communes s'acquittent-ils de cette obligation ?

Telle est la question que nous allons tout d'abord examiner.

A. *Rôle des pouvoirs publics.* — Il n'existe pas en France de loi organisant l'assistance aux aveugles ; mais l'État intervient par des subventions, des secours, des bourses aux élèves indigents. La loi du 14 juillet 1905 n'est pas exclusivement réservée aux aveugles ; mais elle les comprend dans sa généralité en accordant l'assistance à tous les infirmes et incurables privés de ressources.

En 1909, le budget des Quinze-Vingts a été diminué de 125.000 francs par les Chambres. Cette diminution a été justifiée par ce fait que, par suite du fonctionnement de la loi sur l'assistance aux incurables, les aveugles indigents, recevant un secours de leurs communes, la pension que leur servait l'hospice national des Quinze-Vingts devait leur être supprimée en totalité ou en partie ; car un aveugle ne pouvait cumuler deux pensions d'assistance. Mais, en même temps qu'elle votait cette diminution, la Chambre des députés adoptait les conclusions de son rapporteur qui ajoutait : « De divers côtés, on a fait valoir auprès de nous l'avantage qu'il y aurait, pour le bien des aveugles, à employer l'économie de 125.000 francs ainsi réalisée, à créer des œuvres de prévention et de travail professionnel d'aveugles. Il est hors de doute qu'il y aurait grand intérêt aussi bien au point de vue humanitaire qu'au point de vue économique proprement dit, à prendre des moyens nouveaux de prévention contre l'ophtalmie, à coordonner l'action des 53 établissements d'aveugles existant, à dresser enfin un plan moderne de l'enseignement des aveugles, et à la réaliser promptement. La Chambre et les pouvoirs publics voudront à coup sûr donner leur concours à ce qui devra être entrepris dans cet ordre d'idées. »

A défaut d'autre avantage, la diminution du crédit de 125.000 francs eut, du moins, celui immédiat de réveiller les bonnes volontés endormies, qui cherchèrent aussitôt les moyens de donner la meilleure attribution disponible à cet argent tombé des hauteurs gouvernementales. M. le Dr Clémenceau, alors président du Conseil, constitua aussitôt au ministère de l'Intérieur, par arrêté du 6 janvier 1909, un *Comité permanent d'études pour l'assistance aux aveugles et la prévention de la cécité*, comité qui avait pour président M. le sénateur Labrousse, pour vice-président M. Mirman, enfin pour membres tous les typhlophyles connus ainsi que deux délégués du Syndicat général des oculistes français.

En même temps, dans chaque département, les préfets étaient invités à instituer des commissions ayant le même but.

La discussion du budget de 1910 a encore donné, dans la séance de la Chambre du 24 novembre 1909, lieu à discussion [1] sur le chapitre relatif aux crédits des Quinze-Vingts. M. Bouveri, appuyé par plusieurs de ses collègues, MM. Quillebœuf, du Halgouet, Defontaine, Paul Bertrand, a demandé que le crédit de 125.000 francs inscrit pour les Quinze-Vingts soit élevé à 500.000 francs en vue de donner la pension de 150 francs que touchaient les aveugles avant l'application de la loi du 14 juillet 1905.

La Chambre fit droit à cette demande, et l'augmentation proposée fut accordée.

L'*École Braille* fondée par M. Pephau est devenue, par décision du 22 novembre 1886 et du 29 mars 1887, école départementale.

Les écoles de province reçoivent de même des subventions des budgets des départements qui leur envoient des boursiers ; mais la plupart ne vivent que par les ressources provenant de la bienfaisance privée.

---

1. *Journal officiel* du 25 novembre 1909. Chambre des députés, 24 novembre 1909.

La rééducation des soldats aveugles

La guerre 1914-1918 a considérablement augmenté le nombre des aveugles, et l'État, aidé par la bienfaisance privée, a dû venir en aide à ces glorieux mutilés, leur assurer les moyens d'obtenir leur rééducation.

Par une circulaire en date du 27 février 1915, M. le ministre de la Guerre prescrivit l'évacuation des soldats aveugles sur l'hospice national des Quinze-Vingts où leur serait donnée l'instruction spéciale. Sous l'impulsion de M. Brisac, directeur de l'Assistance publique au ministère de l'Intérieur, et secondé par la Société des amis des soldats aveugles sous la présidence de M. René Vallery-Radot, il fut fondé à Reuilly une maison de convalescence où devaient passer tous les aveugles de la guerre. En même temps, l'Association Valentin Haüy se mit en rapports directs avec des soldats aveugles. Elle en réunit par roulement une trentaine à la fois dans son atelier de la rue Duroc... Mais ces organisations ne tardèrent pas à être insuffisantes en présence de tout le bien à faire, de tout le mal à réparer. Les soldats aveugles refusèrent généralement leur évacuation vers le centre spécial et unique de rééducation, qu'ils considéraient comme une prolongation de l'hospitalisation. Ainsi que nous l'avons fait remarquer [1], « la centralisation a ses avantages : elle facilite l'organisation des services. Mais, d'autre part, elle présente le sérieux avantage d'ignorer les origines et de continuer l'éloignement du sol natal... La décentralisation aurait l'avantage de permettre de conserver le Girondin à la Gironde, l'Auvergnat à l'Auvergne, l'Angevin à l'Anjou et le Parisien à Paris ». Aussi, d'autres centres de rééducation furent ouverts à Nantes, Toulouse, Marseille, Montpellier,

---

1. GINESTOUS et Ch. DOMINIQUE, L'assistance aux soldats aveugles (*Archives médicales d'Angers*, mai 1915).

Bordeaux, Chartres, Amiens, Caen, Saint-Brieuc, Bayonne, Tours, Clermont-Ferrand, Dijon, Saint-Étienne. Ils permirent d'assurer la rééducation des aveugles de guerre, tout en leur conservant leurs affections familiales.

B. *Rôle de la bienfaisance privée.* — L'*Association Valentin Haüy*, fondée en 1889 par M. Maurice de la Sizeranne, s'est assigné le rôle de coordonner les efforts tentés en vue d'améliorer le sort des aveugles, de les assister par le travail, de les instruire par le livre, le journal et les conférences, enfin de les soutenir et de provoquer en leur faveur un grand mouvement d'opinion. Son action est considérable. Depuis vingt ans, son succès est toujours grandissant ; outre une vingtaine d'employés aveugles et clairvoyants, elle emploie journellement plus de 60 collaborateurs et collaboratrices bénévoles ; 500 membres reçoivent les cotisations ; 1.200 copient les livres en Braille. C'est plus de 2.000 personnes mobilisées pour le bien qui travaillent sans relâche ; deux milliers de fonctionnaires sans appointements sont ainsi à la tâche. En 1909, l'Association Valentin Haüy a dépensé 206.000 francs ; si l'on retranche 185.000 francs de frais généraux—somme bien minime—on voit que 180.000 francs environ sont allés aux mains des aveugles.

II. *L'assistance aux enfants aveugles.* — Pendant les premiers mois de son existence, l'enfant aveugle n'est pas une gêne pour ses parents et son entourage comme l'enfant clairvoyant. Mais la différence s'accuse complète, considérable, au désavantage de l'aveugle, dès que l'enfant est à l'âge où il peut saisir les premiers objets, accorder ses premiers sourires, effectuer ses premiers pas. L'enfant clairvoyant se dégage alors peu à peu de la tutelle continuelle de sa mère ; l'enfant aveugle, au contraire, plongé dans les ténèbres, a encore et toujours besoin de l'aide d'autrui, pour le guider dans un monde que la vue ne peut pas lui apprendre à connaître. La mère du clairvoyant peut confier à un tiers la

garde de son enfant ; elle le conduit à la crèche le matin, l'en
retire le soir et continue dans l'intervalle l'exercice de sa
profession. La mère de l'aveugle ne peut pas bénéficier de
ces avantages ; son enfant nécessite des soins spéciaux, et il
n'est pas admis à la crèche commune. Voilà donc un enfant
privé, parce qu'aveugle, et dès le début de son existence, de
tous les avantages qu'assurent à ses camarades clairvoyants
plus de santé par l'hygiène et plus de bien-être social.

Aussi l'assistance aux aveugles est-elle, dès la première
enfance, un devoir de solidarité sociale.

L'*école Braille* et autres écoles similaires n'acceptent les
enfants qu'à partir de l'âge de trois ans. Il existe à l'école
Braille une école maternelle ; elle recevait il y a quelques
années six garçons et six filles. C'est peu quand on songe aux
sérieux avantages dont peuvent y bénéficier les enfants
aveugles. Dans un rapport présenté au « Comité permanent
d'études pour l'assistance aux aveugles et la prévention de la
cécité » sur l'*instruction générale et technique des aveugles
mineurs* (octobre 1909), M. Jean Dussouchet s'exprime ainsi
au sujet de l'école maternelle: « L'école maternelle, dit-il, en
admettant les enfants dès l'âge de trois ans, les arrache bien
souvent à des parents ignorants ou indignes. Le petit
aveugle est d'ordinaire considéré dans la famille comme un
déshérité, un infirme, et comme destiné à toutes les gâteries,
dispensé de tout mouvement, de tout exercice pratique. S'il
quittait le coin où il végète, il pourrait si facilement se bles-
ser ! Que quelques-uns arrivent jusqu'à dix ans sans savoir
manger et s'habiller seuls ; ils prennent des tics de mauvaises
habitudes et sont d'un caractère difficile. Que dire des parents qui, eux, ne gâtent pas si ridiculement leurs enfants,
mais en tirent un revenu par la mendicité, en ayant bien
soin de ne pas les déclarer lors des recensements. A ce double
point de vue, l'école maternelle est utile et indispensable...
Les maîtresses n'oublieront pas qu'à cet âge, l'enfant vit

autant de caresses que de pain... » L'école spéciale n'est pas, à cet âge, indispensable à l'aveugle. A certains points de vue, l'école commune lui est profitable. Elle l'habitue aux réalités de la vie. Plus que tout autre, l'aveugle a besoin de l'aide d'autrui, et n'y a-t-il pas intérêt à le placer, dès le début de son existence, dans la société où il est appelé à vivre ? De plus le séjour de l'aveugle au milieu des clairvoyants, tout en étant très avantageux pour lui-même, n'est pas inutile à ces derniers. Obligés parfois d'aider l'infirme, d'avoir des égards pour lui, ils apprennent aussi à connaître de la meilleure façon, puisqu'ils la pratiquent, la loi de solidarité sociale. Et, pour arriver à ce résultat, que faut-il ? Que l'inspection académique encourage les directrices d'écoles maternelles à accueillir les jeunes enfants aveugles, à leur accorder plus qu'aux autres, si possible, parce qu'ils sont malheureux et infirmes, une affectueuse sollicitude.

La question ainsi posée ne s'arrête pas à l'école maternelle. Elle subsiste entière, d'une solution plus impérieuse même, lorsqu'il s'agit de l'école primaire. La loi du 28 mars 1882 sur l'instruction primaire n'est pas restrictive en ce qui concerne les enfants aveugles. Bien plus, l'article 4, paragraphe 2, de cette loi dit qu'« un règlement détermine les moyens d'assurer l'instruction primaire, aux enfants sourds-muets et aveugles ». M. Gustave Bagneux, dans la *Revue philanthropique* du 10 février 1905, faisait à juste titre remarquer à ce sujet : « Voilà vingt-deux ans — plus de trente ans pourrait-on écrire aujourd'hui — que cette loi est promulguée et le règlement annoncé n'a jamais été fait... » Dans une communication que mon ami Blanchard et moi nous avons faite au Congrès d'Éducation sociale [1] en 1908, nous disons : « Il est démontré par les faits et par l'expérience que le même enseignement, le même local, la même école peuvent recevoir aveugles et clairvoyants. » M. Méricaut, ancien professeur à l'Institut des aveugles de Toulouse, dans son rapport au

Congrès international de Paris 1900, s'exprime ainsi à ce sujet : « La proposition d'ouvrir aux aveugles les écoles de clairvoyants est très naturelle, et l'application ne soulève pas de difficultés. Je l'ai mise plusieurs fois en pratique à Toulouse, et cela a parfaitement réussi... Cela se fait en Angleterre, en Autriche, en Hollande, en Danemark, en Égypte, etc. Les élèves aveugles suivent avec succès les écoles des voyants... » A Lille, sur la demande du regretté professeur aveugle Sternheim, l'autorité académique admet depuis 1902 les enfants aveugles dans les écoles publiques sans qu'il en résulte le moindre inconvénient. Bien plus, l'inspection primaire n'y trouve que des avantages. Néanmoins, il fallut plusieurs interventions parlementaires pour obtenir l'admission à l'école primaire Solférino, à Bordeaux, du jeune Marc Blanchard aveugle. Nul n'a eu à s'en plaindre, et son instituteur M. Berger nous a adressé à ce sujet la très intéressante note qui mérite d'être reproduite :

« Le 4 avril 1910, le jeune Marc Blanchard, 12 ans, aveugle, pourvu du C. E. P., a été, avec l'assentiment de l'autorité académique de la Gironde, admis à l'école primaire de la rue Solférino, à Bordeaux, et placé au cours supérieur dont je suis chargé.

« Je déclare que l'arrivée d'un enfant aveugle dans ma classe ne m'a nullement déplu. J'ai été, au contraire, enchanté d'avoir l'occasion de me faire une opinion sur une question toute d'actualité et au plus haut point intéressante.

« Afin de pouvoir suivre utilement le travail de mon élève, afin aussi de tenter l'expérience dans des conditions favorables, j'ai appris sans retard la lecture et l'écriture d'après la méthode Braille. Cette étude — je m'empresse de le reconnaître — n'a été ni longue, ni difficile. Je lis aujourd'hui les devoirs de mon aveugle, je les annote, j'y relève les fautes d'écriture.

« Je ne mentionne ce détail que parce qu'il me paraît avoir

de l'intérêt pour ceux de mes collègues qui seraient placés dans les conditions où je me trouve ou qui auraient simplement le désir d'apprendre l'alphabet Braille.

« Je me suis préoccupé, dès le premier jour, des procédés particuliers à employer pour enseigner à mon élève certaines matières du programme dont l'étude paraît offrir à un aveugle des difficultés sérieuses : les mathématiques, la géographie, les sciences (il est de toute évidence qu'il ne saurait être question de lui faire suivre les exercices de dessin et de cartographie).

« La leçon d'arithmétique est faite au tableau noir par le maître ; la classe suit la démonstration d'un théorème ou l'explication d'une question pratique, d'un problème par exemple. Marc écrit sur son *cubarithme* les données, nombres, signes nécessaires à l'intelligence du raisonnement et le cubarithme est son tableau noir où les doigts se promènent avec agilité, où l'esprit se reconnaît, ainsi qu'il est facile au maître de s'en assurer. Marc suit parfaitement les leçons d'arithmétique. Que n'en puis-je dire autant de tous les voyants ?

« Combien je regrette que l'enseignement de la géométrie ne puisse lui être donné dans des conditions aussi favorables ! Ici nous nous heurtons à un écueil presque insurmontable : l'absence d'un matériel spécial. L'école possède bien les principaux solides géométriques que je mets à l'occasion entre les mains de mon élève ; mais c'est là, on le comprend, une bien petite partie du matériel nécessaire. Donc, quand la leçon de géométrie est donnée, Marc n'en peut saisir que des bribes, à son grand désespoir ; à moins pourtant qu'un camarade obligeant — le fait s'est produit quelquefois — n'ait pris soin au préalable de dessiner en relief sur carton les figures géométriques nécessaires.

« Le même inconvénient se retrouve pour l'enseignement de la géographie. Il existe bien, à l'usage des aveugles, des cartes spéciales en relief, mais Marc n'en possède qu'un très petit nombre. Cette nouvelle difficulté a été levée d'une façon bien inattendue. Mes élèves, qui aiment beaucoup leur camarade, ont cherché spontanément un moyen de lui être agréable et utile et ont imaginé de reproduire en relief les cartes de leur atlas ; ils ont ainsi créé le matériel qui nous manquait, matériel primitif.

« Nous avons la bonne fortune de posséder les appareils dont nous avons besoin pour les leçons de sciences. Marc est invité à se familiariser avec eux par le toucher. Ballons, tubes, cornues, passent dans ses mains à chaque leçon ainsi que les produits dont le maniement est sans danger. Il fait connaissance par l'odorat avec les acides, solutions, gaz... Il supplée enfin dans la mesure du possible, à la vue qui lui manque, par une large contribution des autres sens qui, chez lui, sont très développés et il acquiert dans cet enseignement tout ce qu'on peut raisonnablement exiger d'un aveugle.

« Le français, l'histoire, l'instruction civique, la morale ne nécessitent l'emploi d'aucun procédé particulier. J'ai simplement un auditeur de plus, attentif, actif, à l'esprit toujours en éveil, un auditeur qui nous surprend par les manifestations d'un jugement développé et d'une étonnante mémoire.

« Marc brille aux interrogations ; il récite les leçons mieux que la plupart de ses camarades et il a d'autant plus de mérite qu'il ne possède aucun livre d'étude imprimé en Braille. Les ouvrages classiques à l'usage des aveugles ne sont pas très nombreux et ils coûtent très cher. Mon élève apprend ses leçons par audition, mettant à contribution, avec une douce ténacité, sa famille et parfois ses camarades. Je l'ai vu maintes fois employer ses loisirs à recopier en Braille, sous la dictée d'un ami, des chapitres entiers de sciences, d'histoire. Cet enfant a le profond désir d'apprendre. Quand je songe que de si nombreuses qualités d'esprit auraient pu n'être jamais développées, je me réjouis de la décision prise par l'administration académique. Je déclare d'ailleurs qu'elle n'a rien à regretter ; car, non seulement Marc n'occasionne dans ma classe aucune perte de temps, n'est la cause d'aucun désordre, mais il exerce sur ses camarades une heureuse influence. Il se classe parmi les tout premiers élèves de sa division ; il entraîne ses camarades plutôt qu'il ne les suit.

« Par ses qualités de cœur, son excellente éducation, il leur a inspiré une affection quasi-fraternelle qui se manifeste par mille attentions, mille prévenances dont je suis chaque jour le témoin... »

Ma conclusion est que l'expérience tentée à Bordeaux peut se généraliser. J'ai acquis cette conviction : pour qu'un enfant aveugle sachant *convenablement lire et écrire* puisse suivre avec fruit, dans une école primaire, un cours supérieur, un cours moyen, voire même un cours élémentaire, il n'est besoin que de la bonne volonté du maître.

Marc Blanchard continue à tenir ce qu'il a promis. Nous suivons avec intérêt sa carrière scolaire ; elle est brillante. Admis au lycée Rollin à Paris, toujours parmi les clairvoyants, il poursuit actuellement ses études classiques : esprit très personnel, original dans ses reparties, il sait lire et apprécier la littérature latine et la littérature grecque, il étonne maîtres et élèves par son travail soutenu mis au service de sa grande intelligence [1].

Les écoles d'aveugles en France

Dès le jeune âge, il faut songer à donner à l'enfant aveugle l'instruction professionnelle qui lui permettra de vivre du produit de son travail. Il faut qu'il apprenne un métier. Écoles d'instruction primaire et école professionnelle se trouvent de ce fait réunies.

---

1. Au moment de mettre sous presse, Marc BLANCHARD vient d'être reçu en Sorbonne, licencié ès lettres (*Philosophie*).

L'Association Valentin Haüy a dressé la liste de ces écoles françaises. Voici cette liste établie en 1910 :

Alençon, rue de la Poterne (filles).

Amiens, hospice Saint-Victor (garçons).

Angers, rue Toussaint, 53 (garçons-filles).

Arras, 4, rue des Augustines (garçons-filles).

Auray, la Chartreuse (filles).

Bordeaux, 61, rue de Marseille (garçons).

— Talence (filles).

Chilly-Mazarin (Seine-et-Oise) (filles).

Clermont-Ferrand, 1, rue Sainte-Rose (filles).

Dréols (près Châteauroux, Indre) (filles).

Dijon, 9, rue de l'Ile (garçons-filles).

Laon, Institution Notre-Dame (filles).

Larnay (près Poitiers) (filles).

Lille, 131, rue Royale (filles).

— Rouchère (garçons).

Lyon-Vaise, 13, chemin Saint-Simon (filles).

Lyon-Villeurbane, 20, chemin de la Rize (garçons-filles).

Marseille, 2 Montée de l'Oratoire (garçons-filles).

Montpellier, 16, rue Saint-Vincent-de-Paul (garçons-filles).

Moulins, aux Charmettes, Izeure (garçons-filles).

Nancy, maison Saint-Paul (garçons-filles).

Nantes, rue du Frère-Louis (garçons).

Paris, cours d'accord, 27, rue de Poissy.

— — 21, rue des Petits-Hôtels.

— Frères de Saint-Jean de Dieu, 223, rue Lecourbe (garçons).

Paris, Institution nationale, 56, boulevard des Invalides (garçons-filles).

Paris, Sœurs aveugles de Saint-Paul, 88, rue Denfert-Rochereau, (filles).

Poitiers, route de Bordeaux (garçons).

Rouen, 19, rue de Neufchâtel (garçons-filles).

Saint-Mandé (Seine), école Braille (garçons-filles).

Saint-Médard-les-Soissons (Aisne) (garçons).

Toulouse, 35, rue Monplaisir (garçons-filles).

Ecoles de Paris. — L'Institution nationale est la première école d'aveugles qui ait existé dans le monde. Elle peut recevoir 160 garçons et 80 filles ; admis de 10 à 13 ans, ils doivent suivre les cours pendant huit ans ; l'enseignement intellectuel n'est donné que pendant dix ans. Tous les professeurs sont aveugles, les surveillants et administrateurs clairvoyants. La maison est surtout un conservatoire de musique. Tous sont essayés à la musique ; les trois quarts réussissent à devenir de bons théoriciens et de bons instrumentistes. Ceux qui sont reconnus impropres à cette étude passent à l'apprentissage d'un métier : l'accord et la réparation des pianos pour les garçons ; le filet, le crochet, le tricot pour les filles.

L'école Braille, créée en 1883 par M. Péphau, installée depuis 1859 à Saint-Mandé, donne un double enseignement théorique et professionnel. L'éducation physique (gymnastique, hydrothérapie, natation) complète même cet enseignement.

L'asile-ouvroir des sœurs aveugles de Saint-Paul, fondé en 1851, reçoit dès l'âge de 4 ans les petites filles aveugles, leur donne l'enseignement primaire et leur apprend en même temps la musique et le tricot.

Les *frères hospitaliers de Saint-Jean de Dieu* ont ouvert, en 1858, rue Lecourbe, un asile pour les jeunes garçons de la classe ouvrière ou indigente atteints d'infirmités de toutes natures. Depuis 1875, cet asile admet aussi des aveugles entre 5 et 12 ans et leur donne une instruction primaire musicale.

Écoles de province. — *L'hospice Saint-Victor d'Amiens* [1]

---

1. Nous ignorons ce que la barbarie teutonne a laissé subsister de ces établissements de bienfaisance.

comprend une école primaire d'aveugles et une école maternelle d'apprentissage (cannage, repaillage, filet, etc.) sous la direction de professeurs aveugles. Certains pensionnaires reçoivent des bourses de leurs départements. Le plus grand nombre sont à la charge de l'administration hospitalière.

L'*institution des jeunes aveugles d'Arras* reçoit des payants à 500 francs par an et des boursiers du département. Les aveugles y reçoivent également l'instruction primaire et professionnelle (musique et travaux manuels).

A Bordeaux, il existe deux établissements, l'un pour les garçons, l'autre pour les filles. L'*école des jeunes garçons aveugles*, rue de Marseille, est mixte avec les sourds-muets ; elle reçoit des enfants à partir de 8 ans. L'étude de la musique constitue l'enseignement principal.

L'*établissement des jeunes filles de Talence* reçoit les jeunes filles de tout âge ; la plus jeune a 5 ans, la plus âgée 22. L'enseignement est le même que celui de la rue de Marseille, cependant, on apprend en plus la dactylographie. La ville n'entretient à l'école que trois boursières sur 30 élèves et les principales ressources proviennent de la bienfaisance privée.

Commencée en 1872, l'*Institution des jeunes aveugles de Clermont-Ferrand* abritait en 1910 43 enfants, 16 garçons, 27 filles ; 12 boursiers du département du Puy-de-Dôme. Le plus grand nombre est gardé gratuitement ; la charité privée pourvoit à leurs besoins.

L'*institution d'aveugles et de sourds-muets de Dijon*, fondée en 1890 par M. Boyer, comptait, à la fin de 1910, 65 aveugles. Elle reçoit de la ville une subvention de 1.500 francs. Cette institution fabrique elle-même une grande partie de son outillage scolaire, cubarithmes, cartes de géographie et objets en relief, etc. Elle ne s'adonne pas exclusivement à la musique et aux travaux manuels, elle fait avec circonspection une sage sélection de ses élèves selon leurs aptitudes.

A Lille, l'*institution des jeunes filles aveugles*, celle des *sourds-muets et jeunes aveugles* de Rousin ; à Montpellier, rue de Saint-Vincent-de-Paul, 16 ; à Notre-Dame de Larnoy (près Poitiers), l'organisation est semblable à celle des institutions dont nous venons de faire un exposé.

Les jeux et les exercices physiques chez les aveugles

Le besoin d'activité est inné chez l'enfant. Le jeune aveugle ne diffère pas sous ce rapport du petit voyant. Malheureusement, tandis que le petit voyant peut se livrer sans danger aux exercices physiques, l'aveugle paraît condamné par la nature même de son infirmité, à rester en quelque sorte cloué sur place.

L'*institution départementale et régionale des jeunes garçons sourds-muets et aveugles de la Persagotière*, à Nantes, est arrivée sous la direction de M. A. Constantin, et grâce aux aveugles, à profiter des jeux et autres exercices physiques. Non seulement les jeux sédentaires (dames, loto, etc.) sont en honneur, mais encore les jeux *actifs* (renard, chaîne, échasses, etc.), la gymnastique donne les meilleurs résultats. Depuis plus de quinze ans, l'école de la Persagotière n'a pas eu à enregistrer du fait de cette pratique le plus petit accident. Mêmes résultats ont été obtenus à l'École des Aveugles à Angers sous la direction de M. Dominique.

III. *L'assistance aux adultes aveugles.* — S'il est une situation plus particulièrement intéressante, c'est bien celle de l'adulte aveugle, qui doit s'assurer les moyens de subvenir à son existence. Pénible surtout est la condition de celui qui, ayant connu la lumière et ses privilèges, se trouve à l'âge adulte plongé dans les ténèbres. Ainsi que nous l'avons exposé précédemment, l'aveugle peut apprendre un métier ; il peut apprendre à travailler et son travail peut être assez rémunérateur pour lui permettre de vivre. Cette constatation entraîne l'obligation pour la société de fournir à l'aveugle les moyens d'apprendre le métier qui le fera vivre, et même de lui faciliter l'écoulement du produit de son travail. Dans son remarquable ouvrage de sociologie, *Aveugles et Mendiants*, M. le sénateur Strauss dit : « Le jour où vous aurez tari dans sa source cette cause de déchéance, physiologique et morale, où vous aurez restitué à l'atelier, au magasin, à la terre, des travailleurs en état de gagner la vie parce qu'ils auront reçu non seulement les éléments de l'instruction générale, mais encore les premières notions de l'apprentissage professionnel, ce jour-là, vous aurez rendu au pays un service inappréciable, incalculable, qui dépassera de beaucoup la valeur des légers sacrifices d'argent que vous pourrez envisager... »

Les ateliers d'aveugles en France. — Que fait-on en France pour répondre à ce désir de M. le sénateur Strauss ?

Indépendamment des écoles d'aveugles déjà signalées qui sont des écoles d'apprentissage, il existe en France *onze* ateliers d'aveugles, à Bordeaux, à Châlons-sur-Saône, Montpellier, Paris, pour les hommes ; à Argenteuil, Nancy, Paris, pour les femmes ; à Dijon, Marseille, Saint-Mandé, mixtes.

A Paris, *l'école professionnelle de la société des ateliers d'aveugles de la rue Jacquier* est une école d'apprentissage pour les aveugles de 18 à 40 ans. Avec une légère majoration à la journée ou aux pièces, l'aveugle peut largement suffire à ses besoins personnels.

L'asile-ouvroir des sœurs aveugles de Saint-Paul, 88, rue Denfer-Rochereau, possède un ouvroir où on conserve les aveugles adultes qui font toutes sortes d'ouvrages au tricot.

Depuis 1893, *l'école Braille* possède de beaux ateliers qui donnent du travail à 115 ouvriers.

L'institut d'aveugles et de sourd-muets de Dijon comprend également des ateliers importants. On y a expérimenté avec plein succès quelques nouveaux métiers : la fabrication des chaussons de lisière au métier, d'allume-feux, de paillassons pour jardiniers, le tournage des bouchons de liège, la cordonnerie et la bourrellerie. Une quarantaine d'anciens élèves gagnent tous aujourd'hui honorablement leur vie. Plusieurs même se sont établis très heureusement à leur compte et ont obtenu une clientèle qu'envieraient des clairvoyants.

IV. *L'assistance aux vieillards aveugles.* — *Les asiles d'aveugles en France.* — La loi du 14 juillet 1905, dans son article 1ᵉʳ, dit que « tout Français privé de ressources, incapable de subvenir par son travail aux nécessités de l'existence, et soit âgé de plus de 70 ans, soit atteint d'une infirmité ou d'une maladie reconnue incurable, reçoit l'assistance instituée par la présente loi... »

Aux termes de l'article 19 de la même loi, « les vieillards, les infirmes et les incurables ayant le domicile de secours communal ou départemental reçoivent l'assistance à domicile. Ceux qui ne peuvent être utilement assistés à domicile sont placés, s'ils y consentent, soit dans un hospice public, soit dans un établissement privé ou chez des particuliers », etc...

L'assistance à domicile consiste dans le paiement d'une allocation mensuelle, laquelle ne peut être inférieure à 5 francs, ni supérieure à 30 francs. L'assistance dans les établissements, asiles, hospices, etc., ne peut être faite que si l'assisté y consent. Les asiles spécialement réservés aux aveugles sont relativement peu nombreux en France ; il en existe tout au plus 19, à Amiens, Arras, Bicêtre, Chartres, Courbevoie, Déols (Indre), La Forge (Dordogne), Le Mans, Lyon, Marseille, Nancy, Paris, Saintes, Saint-Mandé, Souchez (Pas-de-Calais). Beaucoup plus nombreux — si nombreux qu'il serait difficile d'en donner la liste — sont les asiles et hospices ouverts à tous les vieillards et infirmes, mais non spécialement et uniquement aux aveugles.

Dans une certaine mesure, l'application de la loi d'assistance peut avoir une influence préjudiciable aux intérêts bien compris des aveugles. En effet, pour avoir droit au secours, l'aveugle doit être privé de ressources ; par conséquent, tout revenu, aurait-il son origine dans le travail, est un empêchement à l'allocation de la rente. L'aveugle qui travaille et qui retire salaire de son travail voit de ce fait son secours mensuel ou supprimé ou diminué. Il en résulte qu'au moment où les pouvoirs publics se préoccupent de pousser les aveugles à l'apprentissage professionnel par la loi d'assistance, on semble les en détourner en accordant une prime à celui qui ne travaille pas.

V. *Critique de l'organisation actuelle de l'assistance aux aveugles.* — Il résulte de cet exposé que les aveugles doivent pour la majeure partie à la bienfaisance privée l'assistance qu'ils reçoivent. Mais il faut reconnaître que les ressources énormes recueillies ainsi chaque année pourraient recevoir une affectation plus judicieuse et plus profitable au bien de ceux qu'elles ont pour but de secourir. Que d'argent souvent donné en pure perte aux faux aveugles, gens indignes, voleurs des pauvres, professionnels de la mendicité, et que de bien on pourrait faire si toutes ces ressources recevaient un meilleur emploi.

De ce fait découle la nécessité d'une réorganisation régulière et méthodique de l'assistance aux aveugles. Il ne faut pas, il serait préjudiciable aux intérêts des aveugles de décourager les bonnes volontés, mais, tout en laissant à chacune des œuvres existantes leur autonomie, il est profitable de réunir toutes ces œuvres, nous ne dirons pas sous une direction unique, mais sous le conseil d'un Comité de patronage. C'est ce but que remplit la *Ligue pour le bien des aveugles* fondée à Paris par M. Bonjean.

Que devrait-on faire ? — La première question qui se pose est celle-ci : la direction des services d'assistance aux aveugles appartient-elle au ministère de l'Intérieur ou au ministère de l'Instruction publique? La question paraît sans importance ; en réalité, c'est la base de l'organisation, et elle soulève des discussions ardentes parmi les typhlo-phyles. Les uns avec M. Dussouchet, défendent la théorie de l'*aveugle assisté* et veulent que tout pour lui soit assis-tance depuis l'instruction primaire jusqu'au secours de l'âge ultime ; or, l'assistance ressort du ministère de l'Inté-rieur. Les autres, au contraire, avec MM. Freysinier, Boyer, etc., disent : « Anormaux par la perte de la vue, les aveugles sont normaux pour tout le reste, et réclament l'instruction, le travail comme les voyants. Ce n'est pas l'hospice qu'ils réclament quand l'âme rayonne avec la plé-nitude de ses facultés. Ce qu'ils veulent, c'est une maison d'enseignement largement organisée, professeurs diplômés et capables, unité de méthode, de livres, d'exercice, surtout contrôle supérieur, inspections fréquentes pour coordonner leurs efforts, éclairer ou encourager le personnel. Or, qui dit enseignement, dit ministère de l'Instruction publique. »

La vérité, à notre avis, se trouve entre ces deux opinions extrêmes. L'instruction de l'aveugle doit dépendre de l'Ins-truction publique. L'assistance, au contraire, appartient au ministre de l'Intérieur. Et même, lorsqu'il s'agit de travail professionnel, il est de la compétence du ministère du Tra-vail de le réglementer. D'ailleurs, prolonger plus longtemps ces discussions oiseuses serait sans profit. Ainsi que le disait avec raison M. Gustave Bagner, dans la *Revue philanthro-pique* du 10 février 1905 : « La principale cause de l'inertie semble résider dans le conflit d'attributions qui existent entre le ministère de l'Intérieur et le ministère de l'Instruc-tion publique, ou pour mieux dire entre l'assistance et l'en-seignement... Pourquoi persister dans cette rivalité qui, tout en ayant le bien pour objet n'en est pas moins stérile... »

Le sénateur Labrousse a déposé au Sénat, le 11 janvier

1901, le 12 juillet 1909, une proposition de loi ayant pour objet l'organisation de l'assistance aux aveugles indigènes.

Voici les principaux articles de cette proposition de loi :

Article premier. — Tout Français aveugle privé de ressources a droit à l'assistance de l'État et du département où il a son domicile de secours, tel qu'il est établi par la loi du 15 juillet 1893.

Article 2. — L'assistance comprend : 1º les secours éventuels et viagers ; 2º les soins dans les cliniques ophtalmologiques régionales ; 3º l'éducation, l'instruction primaire et professionnelle dans les écoles et ateliers régionaux ; 4º l'hospitalisation.

Article 3. — Des écoles et ateliers régionaux pour l'éducation des jeunes aveugles et l'instruction professionnelle des aveugles seront ouverts dans les villes qui sont désignées par la loi.

Nous allons conduire l'enfant aveugle de la naissance à l'âge adulte, et voir comment on devrait ou pourrait lui procurer la meilleure assistance.

I. — *Dans la première enfance.* — C'est l'âge de la sollicitude maternelle. Mais à partir de trois ans, il y a intérêt à l'admettre à l'école maternelle. Il est donc nécessaire ou bien de recevoir les enfants aveugles dans les écoles maternelles des clairvoyants, ou bien de créer des écoles maternelles pour les enfants aveugles.

II. — *Instruction primaire.* — En attendant la création d'*écoles régionales* réclamées par le sénateur Labrousse, pourquoi ne pas admettre les enfants aveugles dans les écoles communes ?

III. — *Instruction professionnelle.* — Par le seul fait de son incurabilité et de son indigence, tout aveugle devrait recevoir à partir de 13 ans une bourse lui permettant d'entrer dans une *école spéciale d'apprentissage.* Arrivé à l'âge adulte, l'aveugle pourrait ainsi, suivant ses aptitudes, vivre du produit de son travail professionnel.

IV. — Les *ateliers d'aveugles* assureraient aux aveugles l'exercice de leur profession. Des magasins de vente assureraient l'écoulement des produits. En Allemagne et en Russie, toute la brosserie militaire est confiée aux aveugles. La diète suédoise, conformément à l'opinion émise au Congrès de Stockholm en 1903 et à celui de Bruxelles en 1902, a pris la résolution d'interdire la vente au public des produits fabriqués dans les prisons, afin de prévenir l'influence nuisible de la vente de ces produits sur l'écoulement de ceux des aveugles.

V. — L'Institution nationale deviendrait une école normale supérieure où les sujets d'élite seraient admis après concours et qui formeraient des professeurs.

VI. — Les *vieillards aveugles* seraient admis dans les asiles ouverts aux clairvoyants, et le bénéfice de la loi du 14 juillet 1905 sur l'assistance aux incurables leur serait très largement accordé.

Ces quelques considérations démontrent que la proposition Labrousse gagnerait à être précisée dans ses détails. Sans avoir la prétention de vouloir faire œuvre de législateur, voici quelle serait notre conception de la réforme.

Article premier. — Comme dans le projet Labrousse.

Article 2. — Toute personne aveugle, les parents et tuteurs responsables d'enfants aveugles sont tenus d'en faire la déclaration au maire de la commune dans les trois mois qui suivent l'incurabilité reconnue de la cécité.

Article 3. — La cécité est légalement reconnue par le médecin oculiste inspecteur du département.

Article 4. — Il est créé dans chaque chef-lieu de département : 1º une école primaire pour enfants aveugles ; 2º une école d'instruction professionnelle pour aveugles ; 3º un atelier destiné à l'apprentissage et à l'exercice des métiers que les aveugles sont susceptibles d'exercer.

Article 5. — L'institution nationale est transformée en école normale supérieure des aspirants professeurs aveugles. L'admission dans cette école se fait par voie de concours, dont le programme sera établi par décret.

Article 6. — Tous les enfants aveugles de 7 à 13 ans, quelle que soit leur situation de fortune, sont admis de droit à l'école primaire prévue à l'article 4 (1º).

Article 7. — Les aveugles privés de ressources et âgés de 13 ans au moins et de 20 ans au plus sont admis de droit dans les écoles d'instruction professionnelle prévue par l'article 4 (2º).

Article 8. — Les aveugles adultes, privés de ressources et reconnus capables, après visite du médecin oculiste inspecteur départemental, d'apprendre un métier, sont admis de droit dans les ateliers prévus par l'article 4 (3º) ;

Article 9. — Les aveugles privés de ressources et incapables de subvenir par le travail aux nécessités de l'existence ou bien âgés de plus de 60 ans reçoivent des pensions viagères ou sont hospitalisés dans les asiles prévus par la loi du 14 juillet 1905 sur l'assistance aux vieillards. Il n'est pas tenu compte, dans l'attribution de ces pensions, des ressources provenant de l'application de la loi du 14 juillet 1905, ni des rentes provenant d'incapacités permanentes totales ou partielles résultant de la loi sur les accidents du travail ;

Article 10. — La direction et l'organisation des écoles et ateliers prévus par les articles 4 et 5 de la présente loi dépendent du ministère de l'Instruction publique. La direction et l'organisation de l'assistance prévue à l'article 9 dépendent du ministère de l'Intérieur ;

Article 11. — Il est institué une *commission centrale permanente d'assistance aux aveugles*. Cette commission siège à Paris au ministère de l'Instruction publique. Elle est composée de douze membres. Sont membres de droit : le directeur de l'enseignement primaire, le directeur de l'assistance et de l'hygiène publique au ministère de l'Intérieur, le professeur de clinique ophtalmologique de la Faculté de médecine de Paris, trois membres de l'Académie de médecine désignés par cette assemblée, le président de la Société d'ophtalmologie de Paris. Les cinq autres membres sont directement nommés, trois par le ministère de l'Instruction publique, deux par le ministère de l'Intérieur.

Article 12. — Il est institué dans chaque département une *commission départementale d'assistance aux aveugles*. Elle est composée de douze membres. Sont membres de droit : l'inspecteur d'Académie, l'inspecteur primaire, l'inspecteur divisionnaire du travail, le professeur de clinique ophtalmologique dans les villes qui possèdent soit une faculté, soit une école de médecine, le médecin oculiste départemental, deux membres du conseil général désignés par cette assemblée. Les autres membres de la commission sont directement nommés par le préfet.

Article 13. — Il est nommé dans chaque département par le préfet un médecin oculiste inspecteur départemental chargé de procéder aux examens prévus à l'article 3. Le médecin oculiste inspecteur est également consulté sur toute demande d'assistance formulée en vertu de la loi du 14 juillet 1905 pour cécité incurable ;

Article 14. — La part contributive de l'État, des départements et des communes intéressés dans les dépenses des écoles et ateliers départementaux, de l'hospitalisation et des secours éventuels et viagers dont il est parlé ci-dessus, sera chaque année répartie proportionnellement au nombre des aveugles assistés.

Ainsi serait assurée pour l'aveugle l'instruction pédagogique morale et professionnelle ; il serait garanti contre les incertitudes de l'avenir, contre les misères de l'incurabilité

et de la vieillesse. L'aveuglé ne serait plus dans notre organisation sociale la non-valeur, l'incapable ne vivant que de la
bienfaisance, même de la charité privée. L'État, en accom-
plissant à l'égard de l'aveugle ce devoir de solidarité et de
prévoyance sociales, assurerait, suivant la définition du professeur Proust, « la prospérité de l'individu et de l'espèce, son
amélioration morale et physique ». Il remplirait ainsi le but
élevé de l'hygiéniste, dont « le programme doit se confondre
avec celui qui résume toutes les aspirations de l'humanité,
toutes les tendances vers un perfectionnement continu et
défini et qui se formule par un seul mot : le progrès ».

TABLE DES MATIÈRES

Pages.

PREMIÈRE PARTIE

CONDITIONS GÉNÉRALES DE L'HYGIÈNE OCULAIRE

DEUXIÈME PARTIE

HYGIÈNE OCULAIRE SUIVANT LES AGES

TROISIÈME PARTIE

HYGIÈNE PUBLIQUE ET HYGIÈNE OCULAIRE

TABLE ALPHABÉTIQUE

Tours, imprimerie Deslis Père, R. & P. Deslis

www.ingramcontent.com/pod-product-compliance
Lightning Source LLC
LaVergne TN
LVHW050832060726
842527LV00001BA/199